これでわかる！もう怖くない！

輸液・栄養療法レクチャー

処方から学ぶ must/must not

大阪樟蔭女子大学大学院
人間科学研究科人間栄養学専攻
教授・専攻長
山東勤弥
［著］

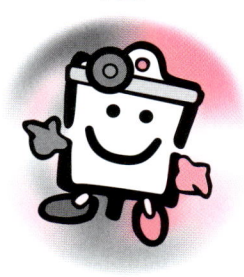

文光堂

序　文

　臨床の現場で避けて通れない医療手段の一つに輸液がある．輸液を受けたことのある人は決して少なくなく，多くの人が輸液を受けるので，医療関係者としては輸液に精通しておかねばならない．特に薬剤師の先生方も最近は，NST（nutrition support team）メンバーの一員として回診に参加し，中心静脈栄養（total parenteral nutrition：TPN）施行患者の輸液メニューを回診中にチェックすることになり，カルテや輸液処方せんを一瞥して瞬間的に評価できないといけない．しかし，輸液の知識を習得することは一見やさしそうであるが，困難でかなりの努力を必要とする．

　輸液のボトルを初めて見たとき，大抵の人は「何でこんなに種類がたくさんあるのだろう？」と疑問に思う．系統立てながら整理して覚えていかないと，数が多すぎて実際にすぐに役立たないことになる．輸液に関しては，簡単明瞭でわかりやすく実践的かつ適切な教科書がなく，また授業もされていないのが，わが国の医療教育の現状である．医学部の学生時代に，海水の成分と身体内の液体の成分を比較した表を見せられて，眠たくなったことを思い出す．また医療現場に配属されてからは，「ゆっくり，きっちり，しっかり」と勉強する時間もなく，やっと時間を見つけ（作って）教科書を読み始めても，「それで，そして，どうすればいいの？」と，イライラがつのるだけで，すぐに役に立つ実践的な教科書もない．

　輸液についてまったく理解していないと，訳がわからなくなり，「輸液は怖い」と避け，ついつい適当に誤魔化して対応することになる．そして，ますます苦手意識をもち，輸液を毛嫌いするようになる．これでは，いつまで経っても適切な輸液の施行ができずに，誤った輸液をしてしまうことになりかねない．しかし，たとえ間違った輸液がなされても，人間のもっている「ホメオスターシス」能力により，身体が勝手に輸液の間違いを是正してくれるという情けないことが起こっている．とはいえ，輸液の「致命的」な間違いは，患者にそれこそ「致命的」な損害を与えかねない．「たかが輸液，されど輸液」である．

　本書は，株式会社じほうから出版されている薬剤師向け月刊誌「月刊薬事」において，平成19年8月号から平成22年4月号まで33回にわたって連載した「処方から学ぶmust/must not 輸液・栄養療法のエッセンス」に加筆修正を加えて単行本化したものである．したがって，本書の原稿はそもそも薬剤師の先生方に向けて書いたものであるが，医師や看護師などNSTを構成するその他の職種の方々にも，また学生諸君にも，十分勉強になる内容となっている．

　まず，輸液を理解するために，「なぜ？（なんで？）」と理由を深く掘り下げ追及し考えることで，エッセンスだけを覚えていただこうと，輸液の基礎についてわかりやすく解説した．その次に，合併症が多いTPNの適切な管理について，EBM （evidence based medicine）に則って作成された「ガイドライン」をもとに，実際に判断する根拠・理由を重点に考え，個々の管理方法を具体的に「must（せなあかん），must not（したらあかん）」で提示するかたちで解説した．それ以降は，輸液を施行することが多い各種疾患などを想定し，具体的な症例を提示しながら輸液処方のポイントを解説した．

　本書を通じて，日頃目にしている輸液メニューの問題を発見し，解説できる能力と同時に，解決までのスピード感を身につけていただきたい．

平成24年2月

山東　勤弥

目 次

Lecture 01 輸液の基礎 ･･･････････････････････････ 1

Lecture 02 ガイドラインに沿った中心静脈栄養の管理
must（せなあかん），must not（したらあかん） ･･････ 17

Lecture 03 胃切除後合併症での食事摂取開始 ････････････ 31

Lecture 04 「温故知新」昔，むかし，その昔… ･･･････････ 37

Lecture 05 たかが輸液，されど輸液 ･････････････････ 43

Lecture 06 だれかが阻止できたはず ･････････････････ 49

Lecture 07 TPN処方を"瞬時に"チェックできますか？ ････ 65

Lecture 08 末期がん患者の輸液管理 ･････････････････ 79
　A 死について（"死に方"について） ･･･････････ 80
　B 終末期医療（ターミナルケア） ･･････････････ 83
　C 栄養管理から皮下持続輸液まで ･････････････ 87
　D オピオイドの使用法 ･･･････････････････････ 91

Lecture 09 肝硬変患者の輸液管理 ･･･････････････････ 101
　A 肝硬変の病態・所見 ･･････････････････････ 102
　B 肝硬変の栄養管理 ････････････････････････ 109
　C 肝性脳症の栄養管理 ･･････････････････････ 115

v

Lecture 10 胃全摘出後合併症により腎不全となった患者の輸液管理 ……… 123
- Ⓐ 症例を理解するための基礎的知識 ……… 124
- Ⓑ 栄養管理について ……… 133
- Ⓒ 腎不全用経腸栄養剤 ……… 139
- Ⓓ 本症例の処方内容と問題点 ……… 144

Lecture 11 褥瘡を有する糖尿病患者の栄養管理 ……… 151
- Ⓐ 糖尿病の基礎的知識 ……… 152
- Ⓑ 褥瘡ケアの基礎的知識 ……… 156
- Ⓒ 褥瘡の栄養療法の基礎 ……… 160
- Ⓓ アルギニンの重要な働き ……… 165
- Ⓔ 本症例のまとめ ……… 172

Lecture 12 食道がん患者の栄養管理 ……… 179
- Ⓐ 病態・治療の理解と術前栄養管理 ……… 180
- Ⓑ 化学療法時の栄養管理 ……… 187

Lecture 13 骨髄移植患者の栄養管理 ……… 193
- Ⓐ 造血幹細胞移植の概要と感染対策 ……… 194
- Ⓑ 造血幹細胞移植後の合併症 ……… 201
- Ⓒ 造血幹細胞移植の栄養療法のまとめ ……… 207

Index（索引） ……… 213

Lecture 01 輸液の基礎

本項では，輸液を理解するにあたり，これだけは覚えなければならないエッセンスを忘れないように，また忘れても思い出せるように理由（理屈）を付けて提示して解説していく．

1. 輸液は「塩」で考える

まず，輸液は「塩」で考える．「塩」すなわちナトリウム（Na）の量から輸液をみる（分類する）ことが重要である．輸液製剤（バッグ）を見たら，必ずNa量をチェックする習慣を付けておく．

2. 等張輸液

代表的な等張輸液は，以下の3つである．

> **代表的な等張輸液**
> - 生理食塩水
>   0.9%塩化ナトリウム水溶液：Na^+ 154，Cl^- 154mEq/L
> - 5%ブドウ糖水溶液
>   詳しい解説は「8. 中心静脈栄養」の項を参照
> - リンゲル液（細胞外液製剤）

塩化ナトリウム水溶液が0.9%濃度（Na^+ 154mEq/L）で等張，すなわち血液と浸透圧が等しいので「生理的」である．このことから生理的食塩水（＝生理食塩水＝生食）とも呼ばれる．したがって「10%塩化ナトリウム水溶液」の製剤を「10%生食」というのは間違いである．

生食はよく，抗生物質の静脈内投与の際に溶解剤として汎用される．例えば，肺炎で入院した高齢者の治療のため抗生物質投与を「生理食塩水（100mL）＋抗生物質」×3回使用すると，塩分は100mL×0.9%×3回＝2.7g投与することになる．高齢患者では高血圧を合併していることが多く，そのため病院入院食は減塩食が出されているのに，点滴から塩分が2.7g投与されるという矛盾が起きることになる．

3. リンゲル液（細胞外液製剤）（Na^+ 130mEq/L）

等張の生理食塩水（0.9%塩化ナトリウム水溶液：Na^+ 154，Cl^- 154mEq/L）は調製

しやすく安価であるが，細胞外液の電解質成分と比較するとNa$^+$，Cl$^-$とも過剰になる．そこで細胞外液とほぼ同じ組成の液（Na$^+$130，K$^+$4，Ca^{++}3，Cl$^-$109mEq/L）を調製し，これをリンゲル液（細胞外液製剤）と呼んだ．陽イオンはNa$^+$130＋K$^+$4＋Ca^{++}3＝137mEq/L，陰イオンは109mEq/Lで，不足している陰イオン28mEq/L分を，有機の陰イオンである乳酸（lactate）もしくは酢酸（acetate）で補っている．どちらも代謝すると重炭酸（bicarbonate）になる．乳酸リンゲル液を別名ハルトマン液という．最近では，Ca^{++}と反応して沈殿するため製品化が困難であった重炭酸で補っている製剤も開発市販された．

細胞外液の例
- 乳酸リンゲル液（ハルトマン液）
  - ソリタ，ラクテック，ラクテックG，ポタコールR
- 酢酸リンゲル液
  - ヴィーンD（Dextrose＝ブドウ糖）　・ヴィーンF（Free＝ブドウ糖が入ってない）
- 重炭酸リンゲル液
  - ビカーボン注

4．維持輸液（Na$^+$30〜50mEq/L）

「生体が絶飲絶食時に生命を『維持』していくのに必要な水分と電解質を含んだ輸液」と定義される．バランススタディによって，それぞれの電解質濃度は例えばNa$^+$35，K$^+$20，Cl$^-$35mEq/Lと決定された．Na$^+$濃度は30〜50mEq/Lとされている．等張輸液のNa$^+$濃度が154mEq/Lであったので，「1/3〜1/5等張ナトリウム」とも表現される．

体重当たりの水分量と熱量は年齢によって決まっている．各年齢における水分量（mL/kg）と熱量（kcal/kg）を表1に示す．

表1　年齢における水分量と熱量

年齢（歳）	水分量（mL/kg）	熱量（kcal/kg）
0〜	100〜200	90〜100
1〜	80〜100	75〜90
3〜	75〜90	70〜80
6〜12	55〜80	50〜70
成人	30〜50	30〜50

○維持輸液使用時の注意点

「循環しているK$^+$量」を計算してみると，まず人の循環血液量は一般に体重の1/13であるので，体重52kgの人の場合4Lとなる．赤血球容積率のヘマトクリット（Ht）は通常

45％であるので，血漿成分は4L×（100－45％）＝2.2Lとなる．循環しているK^+量は2.2L×4mEq/L＝8.8mEqと算出される．

維持輸液製剤（K^+20mEq/L）を500mL点滴静注すると，20mEq/L×500mL＝10mEqが血管内に投与されたことになる．K^+の循環している量は8.8mEqで，そこに10mEqが入ってくることになる．K^+を細胞内に取り込む能力（全身のK^+の約98％は細胞内に存在する）と腎臓から排泄する能力が低下していると高カリウム血症となり，心停止（死亡）することも考えられる．

維持輸液の例
- **4.3％ブドウ糖濃度**
  - ソリタ-T3号　・ソルデム 3A　など
- **7.5％ブドウ糖濃度**
  - ソリタ-T3号 G　・ソルデム 3AG
- **10％ブドウ糖濃度**
  - フィジオゾール・3号（Mg 含有）　・フィジオ 35（Mg，Ca，P，酢酸含有）
  - KN補液 MG3号
- **12.5％ブドウ糖濃度**
  - ソリタックス-H
- **その他**
  - アクチット（5％マルトース）　・トリフリード（10.5％ GFX）
  GFXは，3（tri-）種類の単糖類のブドウ糖（glucose），果糖（fructose），キシリトール（xylitol）を4：2：1の割合で含有している．

5％濃度ブドウ糖が等張輸液だったので，4.3％ブドウ糖濃度の製剤（ソリタ-T3号，ソルデム3A）は低張かというと間違いである．ブドウ糖以外に電解質（Na^+35，K^+20，Cl^-35mEq/L）を含んでいるので低張ではなく，等張になっている．

7.5％以上のブドウ糖濃度の製剤は高張で，特に12.5％のソリタックス-Hは最も高張であるので静脈炎に注意する必要がある．12.5％とされた理由の一つは，ブドウ糖1gは4kcalであるので，100mL×12.5％×4kcal/g＝50kcal，すなわち，0.5kcal/mLと投与した容量の半分量の熱量が投与されるので計算しやすいためという意見もある．

10％ブドウ糖濃度の「フィジオゾール・3号」は高張のため静脈炎による血管痛を訴える患者もいるが，2,000mLで800kcalになり，またMgを含んでいるという特徴もある．医療現場では略して「フィジオ」あるいは「フィジオ3号」と呼ばれ，数多く使用された．その後新たに市販された「フィジオ35」は，この呼び名「フィジオ3号」を継承し，またNa^+濃度の「35mEq/L」をも意味していると思われる．さらにMgのほか，Ca，Pも含み，乳酸ではなく酢酸含有となっているなどの改良がなされている．

5．補充輸液

「通常の経口摂取時あるいは維持輸液投与中に生体で『不足した』成分を含んだ輸液」と定義できる．

表2 不足している成分に対して補充する輸液

<不足している成分>		<補充する輸液>
嘔吐胆汁（−）：胃液（Na$^+$60mEq/L）	⇔	開始液（Na$^+$90mEq/L）
嘔吐胆汁（＋）：胆汁（Na$^+$148mEq/L）	⇔	生食（Na$^+$154mEq/L）
		細胞外液（Na$^+$130mEq/L）
腹水：蛋白質	⇔	PPF
出血：赤血球	⇔	赤血球MAP

不足した成分としては，嘔吐している患者では，透明な場合は胃液だけで，Na$^+$60mEq/Lと考え，Na$^+$が多目だがシンプルなほうがよいので開始液（Na$^+$90mEq/L）で補充する．黄色の場合は胆汁を含んでいるのでNa$^+$148mEq/Lと考え，生食（Na$^+$154mEq/L）あるいは細胞外液（Na$^+$130mEq/L）で補充する．腹水を抜いたら蛋白質製剤（plasma protein fraction；PPF）を，出血なら赤血球MAP（mannitol-adenine-phosphate）を投与する（表2）．

6．輸液処方の考え方

まずとにかく，「維持輸液」で，「必要な量」の「水分」と「電解質」を投与する．「維持輸液」については表1を参照して「自動的」に処方できる．それから不足している成分があれば，「補充輸液」を投与する．すなわち「維持輸液」と「補充輸液」を分けてシンプルに考えて処方を設定する．一度に1つの輸液処方で問題を解決しようとすると，かえって困難なことになる．

7．ソリタシリーズ

ソリタには以下の5つがあり，「ソリタシリーズ」と呼ぶことにしている．
ソリタシリーズのうち，ソリタ（細胞外液補充液）とソリタ-T3号（維持液）はこれまでに解説したので，容易に理解し記憶されているはずである．

	Na$^+$含有量	K$^+$含有量
・ソリタ（細胞外液補充液）	130mEq/L	4mEq/L
・ソリタ-T1号（開始液）	90mEq/L	0mEq/L
・ソリタ-T2号（脱水補充液）	84mEq/L	20mEq/L
・ソリタ-T3号（維持液）	35mEq/L	20mEq/L
・ソリタ-T4号（術後回復液）	30mEq/L	0mEq/L

（1）ソリタ-T1号（開始液）

前項までに説明した輸液製剤中，Na含有量で最大のものは生食（Na$^+$154mEq/L）で，

最小のものは維持液（通常Na$^+$35mEq/L）であった．一般に物事の方針を決定し行うのには「中庸」の方針が当たり障りがなく安全策となる．輸液を開始するにあたっても同様で，最大の154mEq/Lと最小の35mEq/Lの平均94.5mEq/L，すなわち「ソリタ-T1号」の90mEq/Lがそれにあたり，「開始液」と呼ばれている．また点滴を必要とする患者の状態（K$^+$を細胞内に取り込む能力と腎臓機能）が不明なことが多いので，K$^+$フリー（非含有：0mEq/L）となっている．

（2）「ソリタ-T2号」と「ソリタ-T4号」は覚えるな！

Na$^+$含有量について，「ソリタ-T1号（開始液）」の90mEq/Lと「ソリタ-T2号（脱水補充液）」の84mEq/Lは同じ，「ソリタ-T3号（維持液）」35mEq/Lと「ソリタ-T4号（術後回復液）」の30mEq/Lも同じと考える．

つまり，ソリタシリーズのうち，ソリタ（細胞外液補充液），ソリタ-T1号（開始液）とソリタ-T3号（維持液）だけを覚えればよい（ほかに覚えなければならない重要なことがあるので，細かいことはあまり覚えなくてもよい）．

点滴を開始する際に，患者の状態や事情（いつも点滴に来る「お婆ちゃん」など）を把握できている場合，ソリタ-T1号（開始液）ではなく，K$^+$を20mEq/L含んでいるソリタT2号（脱水補充液）を使用してもよく，またソリタ-T3号（維持液）を使用していて腎機能が悪化した場合はK$^+$フリー（非含有：0mEq/L）のソリタ-T4号（術後回復液）を使用することになる．

ソリタ-T2号の「脱水補充液」と，ソリタ-T4号の「術後回復液」も余力があれば覚える程度で極端にいえば覚えなくてもよい．

8．中心静脈栄養（TPN）

維持輸液（Na$^+$30〜50mEq/L）の定義は「生体が絶飲絶食時に生命を『維持』していくのに必要な水分と電解質を含んだ輸液」であり，「カロリー（熱量）まで考えた維持輸液」が中心静脈栄養（total parenteral nutrition；TPN），別名「高カロリー輸液」である．

（1）ブドウ糖について

通常のTPNでは，三大栄養素の炭水化物としてブドウ糖が用いられる．成人が1日に必要な水分量を2,000mL，必要な熱量を2,000kcalとすると，5％ブドウ糖濃度の等張輸液剤を使用すると，「水分優先：2,000mL」では，400kcalしか投与できず，「熱量優先：2,000kcal」では，10,000mL＝10Lの投与になる．体重52kgの人の循環血液量は一般に体重の1/13の4Lであり，10Lの水分投与は明らかな過剰投与である．

5倍の濃度の「高カロリー輸液」を使用すればよいことになるが，濃度の高い輸液は浸透圧が高いので末梢の血管から投与できない．そこでカテーテルの先端を，濃い濃度の輸液がすぐに希釈されるほどの「血流」のある心臓付近の中心静脈（例えば上大静脈）内に留置する中心静脈栄養法が考えられた．

メイラード（Maillard）反応を防止するため，通常，基本液のブドウ糖・電解質液とアミノ酸製剤を使用直前に混合して使用する．メイラード反応とは，アミノカルボニル反応の一種であり，高濃度のブドウ糖とアミノ酸が反応して褐色の化合物（melanoidin：メラノイジン）を生成する反応で，褐変反応（browning reaction）とも呼ばれる．

- アリメール1号（15.0%ブドウ糖，120g/800mL）
- アリメール2号（22.5%ブドウ糖，180g/800mL）
- アリメール3号（31.3%ブドウ糖，250.4g/800mL）
  Na^+含有量は50mEq/800mLである．現在製造販売中止となっている．

- ハイカリック液-1号（17.1%ブドウ糖，120g/700mL）
- ハイカリック液-2号（25.0%ブドウ糖，175g/700mL）
- ハイカリック液-3号（35.7%ブドウ糖，250g/700mL）
  Na^+フリー（非含有：0mEq/L）である（図1）．

- ハイカリックNC-L（17.1%ブドウ糖，120g/700mL）
- ハイカリックNC-N（25.0%ブドウ糖，175g/700mL）
- ハイカリックNC-H（35.7%ブドウ糖，250g/700mL）
  Na^+含有量は50mEq/700mLである．
  NaClを添加したということで「NC」となっている．

- ハイカリックRF（50.0%ブドウ糖，250g/500mL）
  K^+とPはフリー（非含有）．Na^+含有量は25mEq/500mLである（図1）．
  「RF」は腎不全（renal failure）という意味である．

- トリパレン1号（GFXで139.8g）
- トリパレン2号（GFXで175.2g）
  Na^+含有量は35mEq/600mLである．
  「GFX」は，3（tri-）種類の単糖類のブドウ糖（glucose），果糖（fructose），キシリトール（xylitol）を4：2：1の割合で含有している．

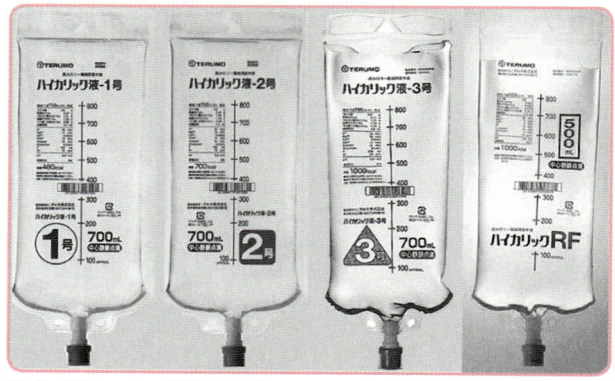

図1 高カロリー輸液基本液　　　　　　　　（2007年8月時点）
（ハイカリック液-1号・2号・3号・RF）

（2）アミノ酸について
　通常のTPNでは，三大栄養素の蛋白質としてアミノ酸が用いられる．
　アミノ酸の定義は「カルボキシル基（-COOH）とアミノ基（-NH_2）を有する炭素骨格からなる化合物」であり，蛋白質の定義は「ひとつのアミノ酸のカルボキシル基と別のアミノ酸のアミノ基から脱水反応でペプチド結合（-CONH）を作り重合した化合物」である．

①窒素係数

　蛋白質は一般に16％の窒素を含有し，1g窒素＝6.25g蛋白質となる．この6.25を「蛋白質の窒素係数」とも呼ぶ．アミノ酸は蛋白質を加水分解して得られ（一般に1.23倍の重量になる），1g蛋白質＝1.23gアミノ酸となる．

　したがって，1g窒素＝1gアミノ酸×（6.25×1.23）となる．この6.25×1.23＝7.69を「アミノ酸の窒素係数」とも呼ぶ．

②アミノ酸の分類

　分類については，次の3つがある．

アミノ酸の分類方法

分類1：分枝アミノ酸（branched chain amino acid；BCAA）
　　　　芳香族アミノ酸（aromatic amino acid；AAA）
　　　　その他
分類2：必須アミノ酸，非必須アミノ酸
分類3：酸性アミノ酸，中性アミノ酸，塩基性アミノ酸

---

③Fischer比

　Fischer比は，Fischer比＝BCAA（モル数）÷AAA（モル数）と定義される．「Fischer比の分子は分枝」と覚える．BCAAはバリン，ロイシン，イソロイシン，AAAはフェニルアラニン，チロシンである．正常値は2〜3である．

④非蛋白カロリー N比

　非蛋白カロリー N比（non-protein calorie / nitrogen ratio：NPC/N比）の意味するところは，「摂取された窒素が有効に消化・吸収・代謝されるには，窒素以外のカロリーを摂取する必要がある」ということである．一般的に150〜250kcal/窒素gである．プロレスラーやボディビルダーが，白身卵丼やプロテインパウダーを飲んで筋肉量を付けようとしても，窒素以外に炭水化物や脂肪も摂取しないと，余分な窒素は尿中に排泄され無意味であるということである．

（3）脂肪について

　栄養学の基本の三大栄養素のうち，「脂肪」は熱量の貯蔵の役目が主で，短期間（4週間以下）のTPNでは投与しなくてもよい．必須脂肪酸欠乏症を防ぐ意味で，4週間以上の長期施行症例では脂肪乳剤の投与が行われる．

9．通常アミノ酸製剤

　BCAA含有率30％以下で，Fischer比は正常値（2〜3）内に調整されている．Na^+を含有している製剤とNa^+フリー（非含有）の製剤があるので注意する．昔のアミノ酸製剤は「Na塩」の形で調整されていたのでNa^+が含まれていた．そのためブドウ糖・電解質液（基本液）は「Na^+フリー」であった．ハイカリック液-1号，2号，3号がその例である．

- プロテアミン 12
    BCAA 含有率 21.3%，Fischer 比 3.08 である．
    Na^+ 濃度は 15mEq/200mL で，言い換えれば，Na^+ フリーのハイカリック液 1 号，2 号，3 号用のアミノ酸製剤である．
- モリプロン F
    BCAA 含有率 22.6%，Fischer 比 3.01 である．
    「F」は「Na^+ フリー（非含有）」の意味である．

10. 病態別アミノ酸輸液

（1）侵襲期

侵襲期では異化亢進時となり，体内のBCAAが消費されるのでBCAA含有率30%以上のBCAA高含有（BCAA rich）アミノ酸製剤の投与が必要である．当然Fischer比は高くなる．

	BCAA 含有率	Fischer 比
・アミニック	36%	6.44
・アミゼット	31%	4.95
・アミパレン	30%	5.23

（2）肝不全

前述のようにFischer比は，Fischer比＝BCAA（モル数）÷AAA（モル数）と定義され，正常値は2～3である．

肝不全の栄養管理では，BCAA（バリン，ロイシン，イソロイシン）を増加しAAA（フェニルアラニン，チロシン）を減少させ，Fischer比を上げた栄養剤を投与する．

	Fischer 比	アルギニン
・アミノレバン	37.05	3.02g/500mL
・テルフィス	37.03	3.02g/500mL

なお，基本液には，肝疾患ではNa^+の貯留（水分貯留）が問題となるので，Na^+フリーのハイカリック液-3号を選ぶべきである．

（3）肝性脳症

高アンモニア血症が原因であり，尿素サイクル（オルニチン回路）でのアンモニアの処理能を上げるために，アルギニンを投与する．

- モリヘパミン
    Fischer 比 54.13，アルギニン 3.07g/200mL と上記のアミノレバンやテルフィスの約 2.5 倍の量が含まれている．

（4）腎不全

腎不全時の栄養管理の特徴は，蛋白質制限，水分制限，KおよびPの制限である．

- アミュー（現在，製造販売中止）
    蛋白質制限の考えから，必須アミノ酸のみを投与する目的に，必須アミノ酸のみを含有する製剤である（表3）．
- ネオアミュー
    BCAA 含有率 42.37％，Fischer 比 5.98 である．
    必須アミノ酸のみを含有する「アミュー」では，アミノ酸インバランス状態になるので，新しく（neo：ネオ）調整された製剤である（表3）．
- キドミン
    BCAA 含有率 45.80％，Fischer 比 7.89 である．
    kidney ＝腎を意味する．

表3　腎不全用アミノ酸輸液製剤のアミノ酸組成

	アミノ酸（g/dL）	アミュー	ネオアミュー
必須アミノ酸	ロイシン	1.125	1.000
	イソロイシン	0.720	0.750
	バリン	0.820	0.750
	メチオニン	1.125	0.500
	リジン	0.820	0.500
	トレオニン	0.515	0.250
	トリプトファン	0.255	0.250
	フェニルアラニン	1.125	0.500
	ヒスチジン（幼児）	0.560	0.250
非必須アミノ酸	アルギニン	－	0.300
	グリシン	－	0.150
	セリン	－	0.100
	アラニン	－	0.300
	プロリン	－	0.200
	グルタミン酸	－	0.025
	アスパラギン酸	－	0.025
	システイン	－	－
	チロシン	－	0.050

（5）小児のアミノ酸製剤の特徴

小児の代謝の未熟性と発育を考慮したアミノ酸製剤がある．

- プレアミン-P 注射液
    小児 TPN 用総合アミノ酸製剤で，「P」は「pediatrics（小児科）」の意味である．
    小児では合成系が未熟であるチロシン，システイン，およびアルギニンを増量し，母乳に多く含有され，新生児・乳児の発育に必要と考えられているタウリンを新たに配合している．
    筋肉内で代謝され，筋蛋白合成を促進する BCAA の配合比を高くしている（39％）．

（6）心臓外科手術後管理用

K制限あるいは負荷，Na（水分）制限をしなければならない．

- 50％ブドウ糖液（500mL），70％ブドウ糖液（350mL）
    基本液は必要な電解質を加えるためにブドウ糖のみとし，また水分制限の目的に高濃度のブドウ糖を使用する．
    50％ブドウ糖液 500mL で「250g」，70％ブドウ糖液 350mL で「245g」と投与するブドウ糖の量はほぼ等しくなっている．

11．TPN 輸液用ダブルバッグ製剤

メイラード反応を防止するため，通常，基本液のブドウ糖・電解質液とアミノ酸製剤を使用直前に混合して使用する．これらの輸液の混合調製は，理想的には中央薬剤室において専任薬剤師が無菌室やクリーンベンチを使用して「完全な無菌操作下」に行うべきである．

しかし，現状は病棟の処置室において看護師が業務の合間に輸液の準備を行っている施設も多い．その場合はダブルバッグ製剤を使用すべきである．これはプラスチックバッグに隔壁をつくり，一方に基本液を他方にアミノ酸液を入れ，使用時に圧迫混合する方式で，無菌操作で瞬時に簡単に調製できる．

- ピーエヌツイン-1号，2号，3号（図2）
    アリメール1号，2号，3号を基本液（800mL）とし，モリプロンF をアミノ酸液とし，ピーエヌツイン-1号では200mL，2号では300mL，3号では400mL にしている．この結果，総量は1,000mL，1,100mL，1,200mL になる．
    「ピーエヌ」は「parenteral nutrition（静脈栄養法）」，「ツイン」は「双子（ダブルバッグ）」の意味．
- アミノトリパ1号，2号
    トリパレン1号，2号を基本液とし，BCAA 高含有（BCAA rich）のアミパレンをアミノ酸液としている．

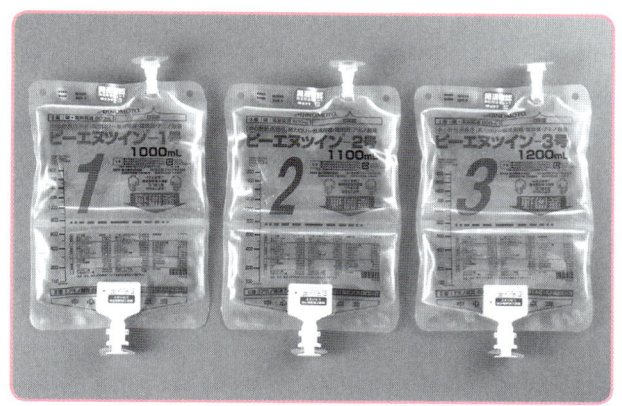

図2 TPN輸液用ダブルバッグ製剤
（ピーエヌツイン-1号，2号，3号） （2007年7月時点）

12. TPN輸液用ワンバッグ製剤

　ダブルバッグ製剤は簡単に無菌操作で調製できるので，爆発的に使用されたが，隔壁を圧迫開通し忘れることがリスクマネジメント上の問題として生じた．このため，液をより酸性にしたり，添加物を使用することでメイラード反応を抑制して，基本液とアミノ酸液をはじめから混合調製したワンバッグ製剤が開発された．

- ユニカリックL，ユニカリックN（図3）
　ユニカリックLは12.5%ブドウ糖（125g/1,000mL），ユニカリックNは17.5%ブドウ糖（175g/1,000mL），いずれもNa$^+$含有量は40mEq/1,000mLである．アミノ酸製剤は，BCAA高含有（BCAA rich）のアミゼット（BCAA含有率31%，Fischer比4.95）を使用している．
　「ユニ」は「一つ」の意味．
　「L」はlow，「N」はneutralを意味する．highの「H」がないのは，ブドウ糖濃度が高くメイラード反応を抑制できなかったためである．

13. 微量栄養素製剤

　TPN輸液には使用直前に微量栄養素のビタミンと微量元素も添加されねばならない．

- ● ビタミン
  - ソービタ（現在，製造販売中止となっている），ビタジェクトなど
- ● 微量元素
　MRIの普及により，TPN施行中に脳内の淡蒼球にマンガンの沈着像（＋）の患者の存在が判明したため，マンガン含有量を初期の1/10にし，また非含有の製剤を作製した．
  - エレメンミック注，ミネラリン注，メドレニック注
　　亜鉛，銅，鉄，マンガン，ヨウ素を配合．

- エレメイト注,パルミリン注
  亜鉛,銅,鉄,ヨウ素を配合し,マンガンを含まない.

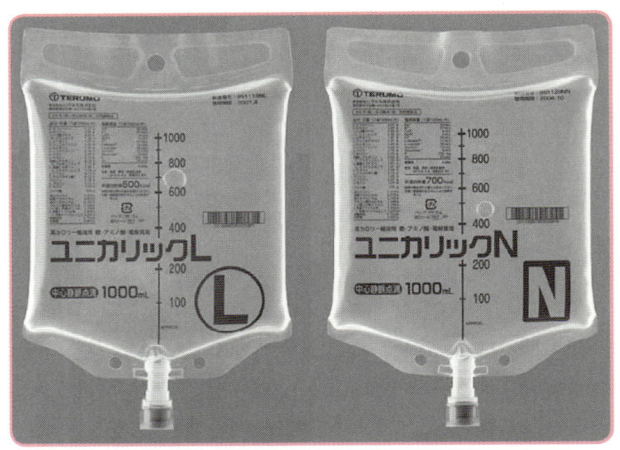

図3 TPN輸液用ワンバッグ製剤
（ユニカリックL, N） （2007年8月時点）

14. プレフィルドシリンジタイプ製剤

　ビタミンと微量元素の添加のほかに，オープンチップタイプのカテーテルでは，カテーテル先端での逆血による血液の凝固を防ぐために，ヘパリン（抗凝固剤）を生食で薄めて，カテーテル内に注入する，「ヘパリンロック」の手法も管理上必要となる．これらの溶解希釈などの調製の手技は不潔作業であり，手間がかかるので，あらかじめシリンジに充填した「プレフィルドシリンジ」タイプの液体製剤が市販されている．これにより溶解吸引の操作が不要となり，薬剤調製の手間が減り，調製時間が短縮され，希釈濃度が一定，誤薬投与の防止（薬剤名が記載されている），薬剤調製時の異物（ゴム片やガラス片など）の混入・汚染防止と針刺し事故防止に寄与し，混合操作がより清潔・安全・迅速・簡便に行えるようになった（図4）．

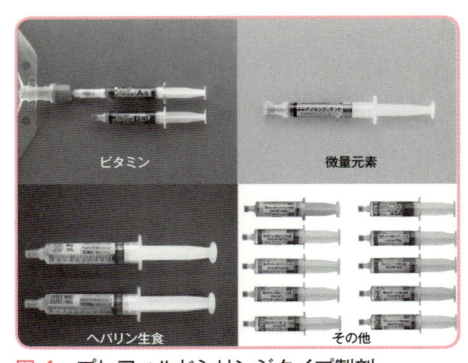

図4 プレフィルドシリンジタイプ製剤

15. TPN 輸液用ダブルバッグ製剤（ビタミン含有，ビタミン・微量元素含有）

総合ビタミン製剤をバッグ内に配合した，無菌調製・混合が可能な新しいダブルバッグ製剤がある．最近，総合ビタミン製剤と微量元素も配合された製品も開発された．

- フルカリック1号，2号，3号（図5，表4）
  大室に基本液とビタミン，中室にアミノ酸液とビタミン，小室にビタミンを配合している．
- ネオパレン1号，2号（図6）
  上室にアミノ酸液，電解質とビタミンを，小室にビタミンを，下室にブドウ糖，電解質とビタミンを配合している．
  アミノ酸液に基本的にアミパレン（ネオパレン1号では2/3の濃度に薄めている）を用いている．混合後は，ネオパレン1号では12.0％ブドウ糖，NCP/N比153，総熱量560kcal，総容量1,000mLである．2号では17.5％ブドウ糖，NCP/N比149，総熱量820kcal，総容量1,000mLである．
- エルネオパ1号，2号（図7）
  上室，小室V，小室T，下室の4室を有し，ブドウ糖，アミノ酸，電解質，ビタミンおよび微量元素を配合している．基本的にはネオパレンに微量元素を小室Tに追加配合した製品と考えてよい．

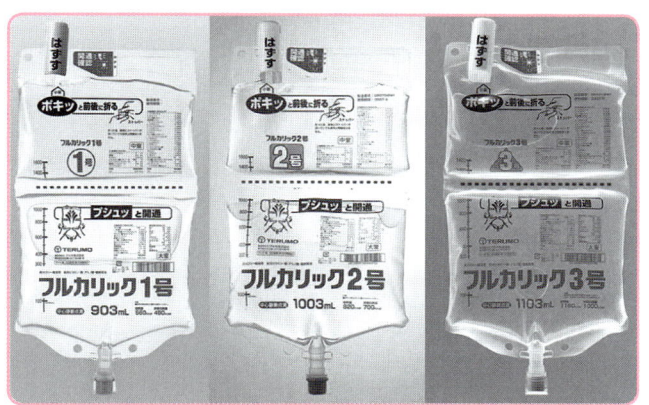

図5　ビタミン含有のTPN輸液用ダブルバッグ製剤（フルカリック液1号，2号，3号）　　（2007年8月時点）

表4 フルカリック1号，2号，3号

	フルカリック1号	フルカリック2号	フルカリック3号
基本液 　ブドウ糖	ハイカリックNC-L（700mL） 120g	ハイカリックNC-N（700mL） 175g	ハイカリックNC-H（700mL） 250g
アミノ酸液 　BCAA含有率 　Fischer比	アミゼット（200mL） 31% 4.95	アミゼット（300mL） 31% 4.95	アミゼット（400mL） 31% 4.95
混合後 　ブドウ糖 　NCP/N比 　総熱量	13.29% 154 560kcal （0.62kcal/mL）	17.45% 150 820kcal （0.82kcal/mL）	22.67% 160 1,160kcal （1.0kcal/mL）

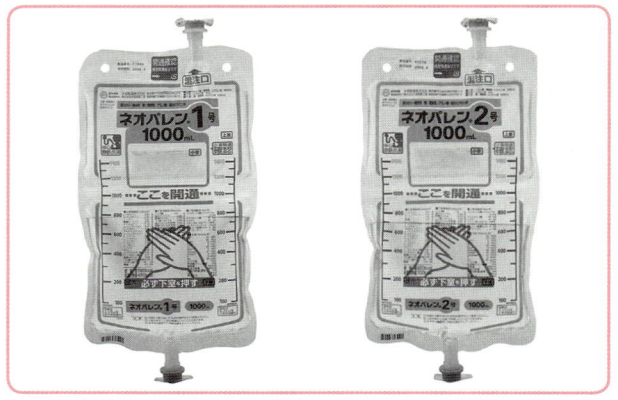

図6　ビタミン含有のTPN輸液用ダブルバッグ製剤（ネオパレン1号，2号）　　　（2007年7月時点）

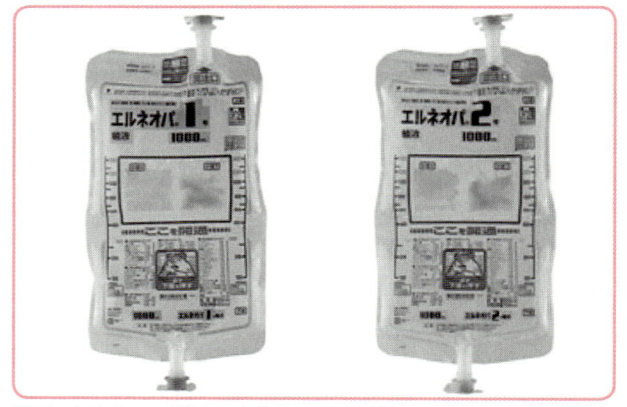

図7　ビタミン・微量元素含有のTPN輸液用ダブルバッグ製剤（エルネオパ1号，2号）

16. 脂肪乳剤

　現在市販されている脂肪乳剤は，10%あるいは20%の大豆油を1.2%の卵黄レシチンで乳化し，2.5%のグリセリンで浸透圧を等張に調整して作られる．長鎖脂肪酸トリグリセリド（long chain triglyceride；LCT）脂肪乳剤で，大部分がn-6系のリノール酸からなる．血栓症，重篤な肝障害，血液凝固異常，脂質異常症，糖尿病ケトアシドーシス時などが投与禁忌となる．

- イントラリピッド 10%，20%
- イントラリポス 10%，20%
- イントラファット注 10%，20%
　　10%と20%の製剤があるが，20%の製剤で熱量が単純に10%の製剤の2倍になっていないことに注意する．
　　脂肪量は10% 100mLなので10g，脂肪は9kcal/gであるから，熱量は90kcalで，これに乳化剤・添加物の20kcalが加わり，総熱量は110kcal（1.1kcal/mL）となる．
　　一方，20% 100mLでは，熱量は180kcalでこれに20kcalを加えて，総熱量は200kcal（1.0kcal/mL）となる．220kcalでないことに注意．

17. TPN輸液用ダブルバッグ製剤（脂肪乳剤含有）

　上室にブドウ糖と脂肪，下室にアミノ酸と電解質を配合している．

- ミキシッド-L，H（図8，表5）．
　　在宅中心静脈栄養法（home parenteral nutrition；HPN）での使用は許されていない．

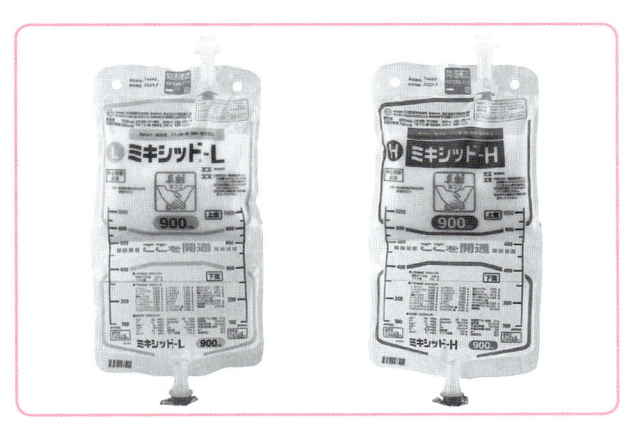

図8　脂肪乳剤含有のTPN輸液用ダブルバッグ製剤（ミキシッド-L, H）　　（2007年7月時点）

表5 ミキシッド-L，H混合液（総容量900mL）での各栄養素の濃度

	ミキシッド-L	ミキシッド-H
ブドウ糖	12.2%（110g）	16.7%（150g）
脂　肪	1.7%（15.6g）	2.2%（19.8g）
アミノ酸 BCAA含有率	3.3%（30.0g） 30%	3.3%（30.0g） 30%
NCP/N比	126	169
総熱量	700kcal （0.78kcal/mL）	900kcal （1.0kcal/mL）

Lecture 02 ガイドラインに沿った中心静脈栄養の管理

must（せなあかん），must not（したらあかん）

はじめに

　前項で，まず輸液を理解するために，「なぜ？　なんで？」と理由（理屈）を掘り下げ追及し，エッセンスだけを覚えていただくために，わかりやすく解説を行った．そして，本項で，合併症が多い中心静脈栄養（total parenteral nutrition；TPN）の管理について，EBM（evidence based medicine）に則って作成された「ガイドライン」[1]（後述）を判断根拠に，個々の管理方法を具体的に「must（せなあかん），must not（したらあかん）」で解説する．

　入院患者の病室を訪れたときや在宅中心静脈栄養（home parenteral nutrition；HPN）施行患者宅にTPN輸液製剤を届けたときに，患者あるいは家族から質問されたり，ポンプのアラームが鳴りだしても困らないように，輸液以外のTPN実施・管理上の注意点を解説する．

　しかし本項で取り上げているのは，「抜粋版」で一部分なので，詳細についてはガイドライン[1]あるいは成書[2,3]で必ず一度は学習していただきたい．

CVカテーテル管理に関するガイドライン

　わが国では統一された一定のTPN管理法がなかったことから，CVカテーテル・デバイス懇話会から「CVカテーテル管理に関するスタンダード化を目指したガイドライン」[1]（図1）（以下，本ガイドライン：GLとする）が2002年3月31日にEBMに則って作成された．米国でも，米国感染症学会（Infectious Diseases Society of America；IDSA）から，カテーテル関連血流感染症（catheter related blood stream

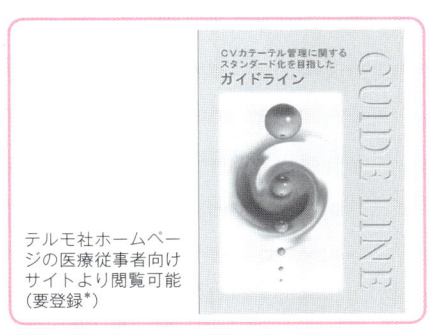

図1　CVカテーテル管理に関するスタンダード化を目指したガイドライン[1]

テルモ社ホームページの医療従事者向けサイトより閲覧可能（要登録*）

---

*：CVカテーテル管理に関するスタンダード化を目指したガイドラインの入手方法
　　テルモ社の「医療関係者向けサイト」に掲載されており，m3.com（http://m3.com/）にアクセスして会員登録すれば，ガイドラインが閲覧できる．

infection；CRBSI）の2009年ガイドラインが発表された[4]．また，CDCガイドラインが2011年4月に改訂されている．今回，TPNの管理について，GLを判断根拠に用いた．

GLの特徴は，勧告文に推奨度（A～Eの5段階）を付け，参考文献は「MEDLINE」などから抽出した2000年8月末までの7,319件から，Sackettらの方法により333件を採用して，ランク（Ⅰ～Ⅴの5段階）付けを行っている点である．

図2は，「インラインフィルター」についての勧告文と参考文献の表示例で，文章の最後に表記されている［ref：193-194］は文献ナンバーを，（B）は推奨度を表している．参考文献の最後のローマ数字の（Ⅰ）と（Ⅲ）は，Sackettの分類によるランク付けを表している．

以下，GLの勧告文の項目を〈0．総説　◆原則〉などと，「must（せなあかん），must not（したらあかん）」のまとめを〈M&Mnot：①〉などと表記する．

文章表示例

◆インラインフィルター

インラインフィルターは使用に是非があるが，原則的に装着する。[ref:193-194]（B）

文献ナンバー　推奨度

参考文献表示例

193 M. Trautmann, B. Zauser, H. Wiedeck, K. Buttenschonand R. Marre:Bacterial colonization and endotoxincontamination of intravenous infusion fluids.
J Hosp Infect, 37(3) 225-36, 1997(Ⅰ)

文献ナンバー　Sackettの分類によるランク

194 K. Horibe;Y. Mashima;T. Tashiro;H. Yamamori;K. Okui:Evaluationof the endotoxin retention capabilities of inline intravenous filters.
JPEN J ParenterEnteralNutr, 14(1) 56-9, 1990(Ⅲ)

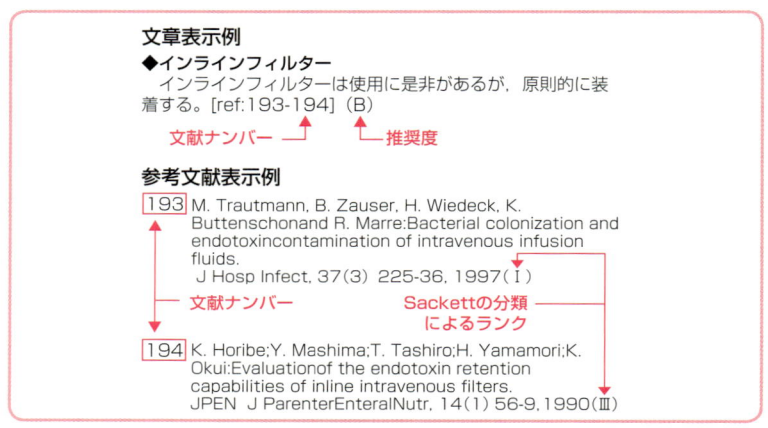

図2　ガイドラインにおける文章および参考文献の表示例

●栄養療法（nutritional support）………………………………〈0．総説　◆原則〉

栄養療法の実際は，①栄養状態の把握（栄養評価），栄養障害パターンの同定（Marasmus/Kwashiorkor），②栄養療法の適応決定（経腸/静脈栄養法，投与経路），③栄養素の組成と量決定（熱量，三大栄養素，水・電解質，微量栄養素），④栄養管理の実施，⑤治療効果の判定（動的栄養評価）――の5項目からなる（図3）．栄養療法の始めと終わりに栄養評価が行われなければならない．

M&Mnot ❶
栄養療法では，まず栄養評価を行う
栄養療法は，栄養評価に始まり，
栄養評価に終わり，また始まる

ガイドラインに沿った中心静脈栄養の管理　Lecture 02

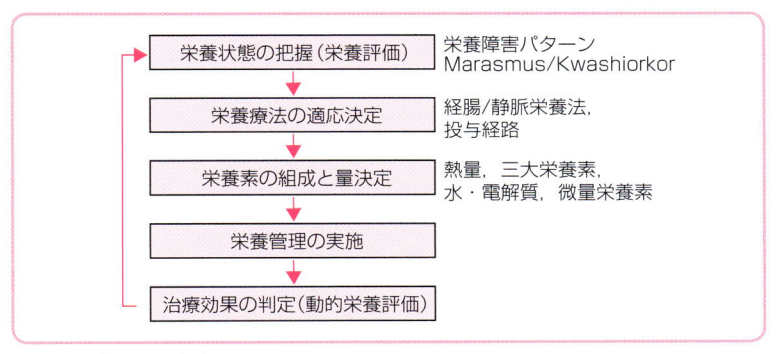

図3　栄養療法の実際

●中心静脈栄養法の適応 〈0．総説　◆原則〉

　栄養法には，経腸栄養法（enteral nutrition；EN）と経静脈栄養法（parenteral nutrition；PN）がある．経腸栄養と経静脈栄養の選択基準は，栄養管理フローチャート（図4）に示したように，STARTで，まず「経口可能か？」，「十分か？」を，次いで「経管可能か？」，「十分か？」を考える．「経口」および「経管」が不可能で，初めて経静脈栄養が適応となる．そして常にGOALの経口栄養を目指して，上向きに栄養管理をすすめていく．TPNの適応は，経口・経腸栄養が「不能」，「不十分」，「不適当」な場合である．

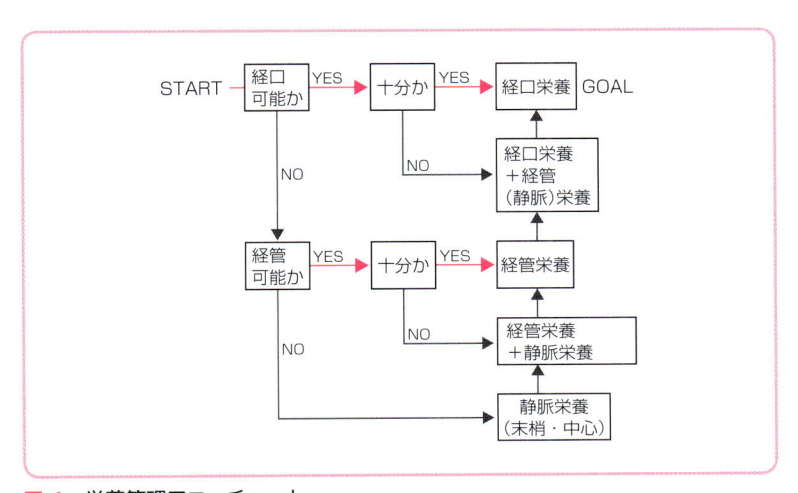

図4　栄養管理フローチャート

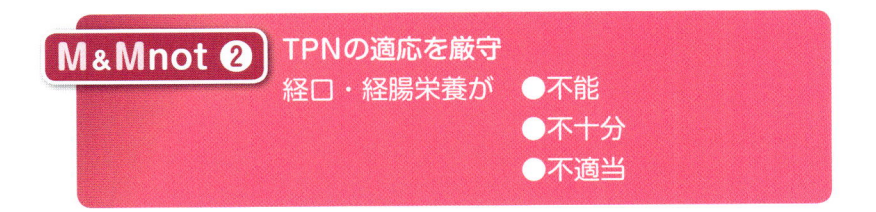

M&Mnot ❷　TPNの適応を厳守
経口・経腸栄養が　●不能
　　　　　　　　　●不十分
　　　　　　　　　●不適当

● **中心静脈カテーテルの選択**……………〈1．カテーテル種類と選択　1-1，1-2〉

　中心静脈カテーテル（central venous catheter；CVC）は使用目的によって使い分ける．「短期用」と「長期用」がある．シリコーン製あるいはポリウレタン製を選択するのが望ましい．

　4週間以上の長期用は，皮下トンネルを通してカテーテルを体表に出すべきである〔シリコーン製のDacronカフ付カテーテル（Hickman-Broviacタイプ）（図5A）〕．上記の体外式タイプではなく，皮下埋込み式カテーテル（Port）（図5B）を用いると，針刺しによる痛みや閉塞しやすいなどの欠点があるが，入浴が可能となり患者のQOLを向上させ，またカテーテル関連血流感染症の発生頻度が低下するなどの点で有用なカテーテルである．

　そのほかにオープンチップではなく3-way valveになっており，カテーテル内腔への血液の逆流がなくなり，ヘパリンロックが不要になるGroshongタイプ（図5C）や，末梢静脈から挿入するPICC（peripherally inserted central venous catheter）などのカテーテルがある．

　カテーテルの内腔が2腔式（ダブルルーメン），3腔式（トリプルルーメン）になっているカテーテルを用いることで，栄養輸液剤以外の配合禁忌のある薬剤や強心剤などの複数の製剤の同時投与注入，輸血や血漿製剤の投与，採血などが可能となる．化学療法時，特に骨髄移植時にTPNを必要とする患者に有用であるが，ルーメン（腔）数が増えることで，感染の危険が高くなるので慎重に管理する．

A Dacronカフ付カテーテル（Hickman-Broviacタイプ）　**B** 皮下埋込み式カテーテル（Portタイプ）　**C** Groshongタイプ

3-way valve

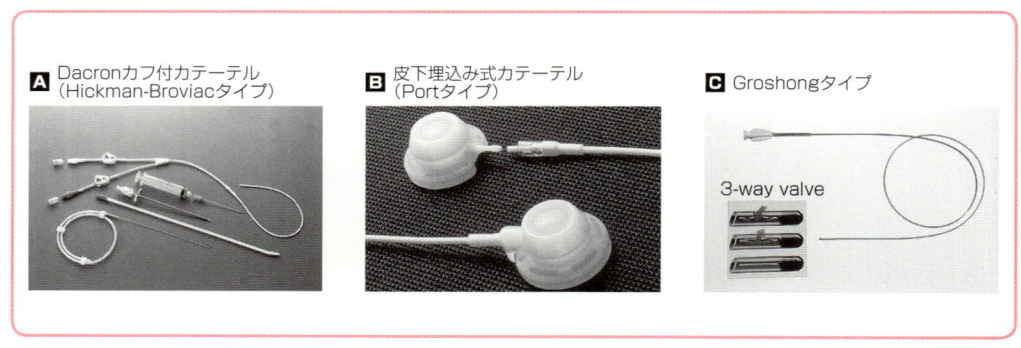

図5　シリコーン製各種カテーテル　　　　　　　　　　　　　　　　　　　　　　（写真提供：メディコン）

M&Mnot ❸　カテーテルは使用目的によって使い分ける
● 長期用（1カ月以上）
　カフ付カテーテル（Hickman-Broviacタイプ）
　皮下埋込み式カテーテル（Port）
● 多目的使用（化学療法，カテコラミン投与など）
　ダブルまたはトリプルルーメン

● CVC挿入時の注意点 ……………〈2．カテーテル挿入・入替え・抜去 2-2〉

　CVC挿入の基本の1つは，「厳重な無菌操作（高度バリアプリコーション）」であり，このために皮膚面は刺入点を中心にできるかぎり広範囲に0.5％以上の濃度のクロルヘキシジンアルコールで消毒し，清潔ガウン・手袋，マスク，帽子の着用と，術野を広くカバーする清潔覆布などを使用する必要がある．原則として剃毛は行わない．

　もう1つの基本は，「CVC先端を中心静脈内に確実に留置する」ことで，上半身からの挿入時は上大静脈下部に，下大静脈に留置する場合には，先端は腎静脈より中枢側に留置する．

● CVC挿入の実際

　留置方法には，静脈穿刺法（puncture）と静脈切開法（cutdown）の2つの方法があり，これらの使い分けは患者の年齢や病態，また使用するCVCによっても異なってくる．

（1）静脈穿刺法（puncture）

　静脈穿刺法にはいくつかの方法があり，それぞれ一長一短がある．

- 鎖骨下静脈は，気胸や血胸といった合併症の危険と長期期間の留置症例では第一肋骨と鎖骨の間で剪力によるカテーテル断裂（pinch off）のおそれがある．体位・体動によりカテーテルの先端が移動することはなく，刺入部が比較的平坦で皮膚のずれが少ない前胸部にあるため surgical bandage は剥がれにくく，首や四肢の運動が自由であるといった利点がある．したがって，鎖骨下静脈穿刺法を第一選択としている．
- 大腿静脈からの挿入は，刺入部が鼠径部で不潔になりやすいこと，深部静脈血栓を生じやすいことなどの欠点がある．緊急時や他にアクセスルートがない場合に限定する．

　挿入後，CVC先端の位置をX線で確認する．CVC先端が挿入時に上大静脈に確実に挿入されない位置異常防止に心電図モニター法（図6）を用い，Hickman-Broviacタイプではカテーテルが抜浅してこないように，Dacronカフの末梢側にanchoring fixation suture

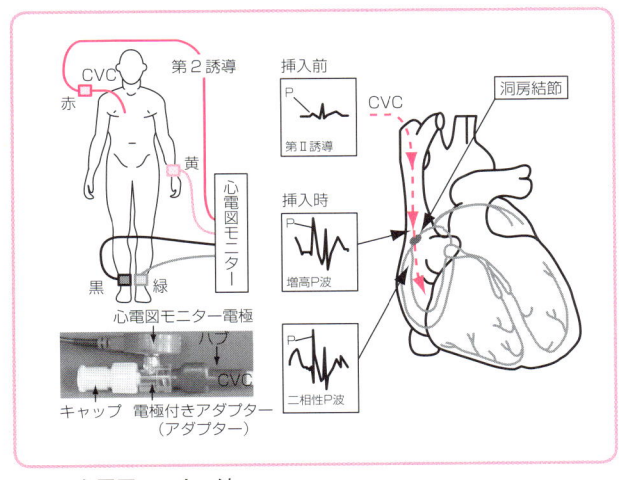

図6　心電図モニター法

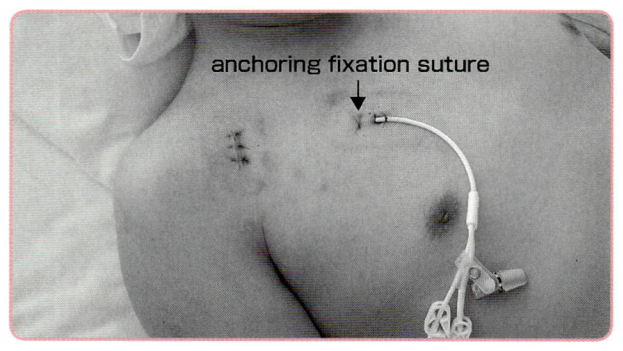

図7 anchoring fixation suture

表1 CVC挿入時，挿入後の合併症

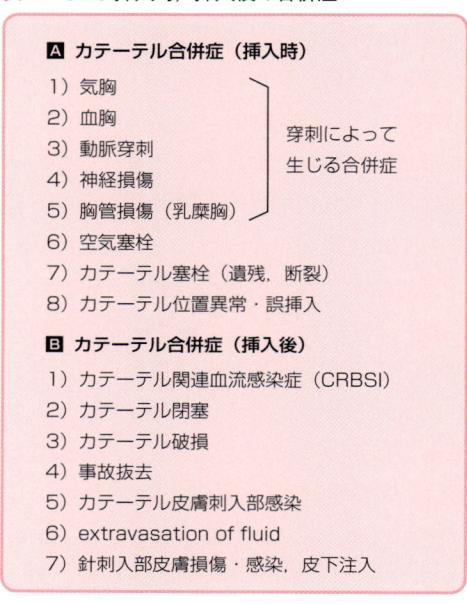

A カテーテル合併症（挿入時）
1) 気胸 ┐
2) 血胸 │
3) 動脈穿刺 ├ 穿刺によって生じる合併症
4) 神経損傷 │
5) 胸管損傷（乳糜胸）┘
6) 空気塞栓
7) カテーテル塞栓（遺残，断裂）
8) カテーテル位置異常・誤挿入

B カテーテル合併症（挿入後）
1) カテーテル関連血流感染症（CRBSI）
2) カテーテル閉塞
3) カテーテル破損
4) 事故抜去
5) カテーテル皮膚刺入部感染
6) extravasation of fluid
7) 針刺入部皮膚損傷・感染，皮下注入

（図7）を施行する．

　CVC挿入時の合併症には表1Aに示したようなものがある．特に表1Aの1）〜5）が穿刺によって生じる合併症である．これらの合併症を防ぐために，鎖骨下静脈・内頚静脈穿刺挿入訓練用のシミュレーター（図8）が開発市販され，リスクマネジメントの点からも注目されている．現在エコーガイド下での挿入にも対応している．エコーガイド下での挿入については2011年4月改訂版CDCガイドラインでも推奨されている．

（2）静脈切開法（cut down）

　一般に本法は，静脈穿刺法が困難と思われる新生児および小児，あるいは静脈穿刺法に伴う合併症の危険性が高い症例に用いられる．小児では外頚静脈，顔面静脈さらに尺側皮（上腕）静脈の順に使用される頻度が高く，成人では橈側皮静脈，次いで外頚静脈が多用される．

> **M&Mnot ❹**
> 1) カテーテルは高度無菌バリアプレコーション下に挿入する
> 2) カテーテルは中心静脈内に留置する
> 3) 大腿静脈からの挿入は緊急時や他に血管がない場合に限定する
> 4) 鎖骨下静脈以外から挿入する場合は皮下トンネルを作製する
> 5) 挿入後,カテーテル位置をX線で確認する

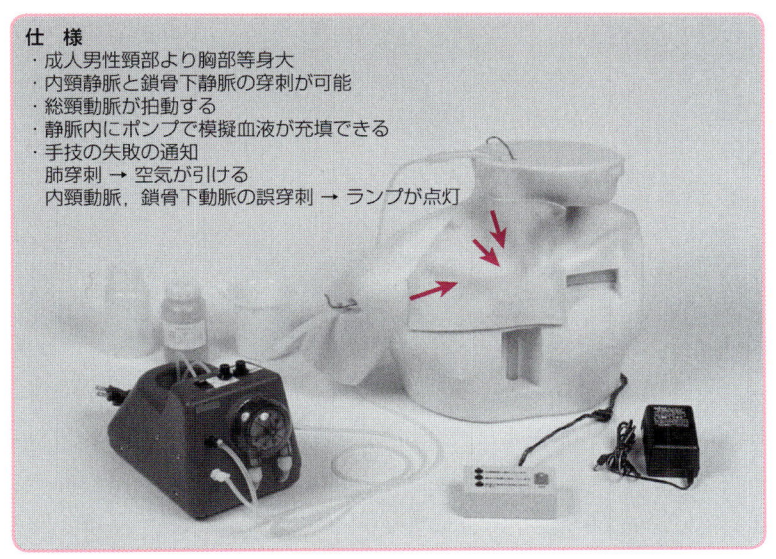

仕 様
・成人男性頸部より胸部等身大
・内頸静脈と鎖骨下静脈の穿刺が可能
・総頸動脈が拍動する
・静脈内にポンプで模擬血液が充填できる
・手技の失敗の通知
　肺穿刺 → 空気が引ける
　内頸動脈,鎖骨下動脈の誤穿刺 → ランプが点灯

図8　鎖骨下静脈・内頸静脈穿刺シミュレーター　　　（写真提供：京都科学）

● CVC管理上の合併症　〈4. カテーテル挿入後合併症　4-1〉

　CVC挿入後の合併症(表1B)で最も重要な合併症はカテーテル関連血流感染症(catheter related blood stream infection；CRBSI)である．その発生要因は大きく2つに分けられる．

　1つが「外因性」で，体外からの微生物侵入という体外側の要因によるものである．侵入の外因性経路としては，①輸液：輸液バッグへの薬剤混合調製時の汚染，②輸液ルートからの感染：輸液容器と輸液ラインの接合部，側注用輸液ライン接合部，三方活栓（側注，CVPモニターなど），CVCと輸液ライン接合部，③CVC皮膚刺入部——の3点が考えられる．

　もう1つが「内因性」で，低栄養，免疫能低下，抗生物質の長期投与に伴う菌交代現象やほかの感染巣の存在などの患者側の要因によるものである．

　栄養サポートチーム（nutrition support team；NST）によって，カテーテル感染症の発生頻度を低下させることができる．特に外因性感染経路からの微生物の侵入を防ぐことで，

CRBSIの発生頻度はほぼゼロにできるので,「closed systemの堅持」がCVC管理の根幹である.

● CRBSI が疑われるときの対処方法 ………〈4. カテーテル挿入後合併症　4-1〉

　CRBSIが疑われるときの対処方法は,①カテーテルよりの血液培養をした後,カテーテルを抜去し,先端培養を行う.②解熱などの臨床所見の改善を待って次の新しいカテーテルを別の場所から挿入する.③真菌性眼内炎に注意し,疑われる場合には眼科的診察を行う.

> **M&Mnot ❺**　カテーテル感染症が疑われるときの対応法
> 1) カテーテルよりの血液培養をした後,カテーテルを抜去し,先端培養を行う
> 2) 解熱などの臨床所見の改善を待って次の新しいカテーテルを別の場所から挿入する
> 3) 真菌性眼内炎に注意し,疑われる場合には眼科的診察を行う

● closed system の堅持

(1) TPN輸液製剤調製時の汚染に対する対策
　　　　………………………………………〈0. 総説　◆病棟におけるTPN薬剤の混合法〉
　輸液の混合調製は,理想的には中央薬剤室において専任薬剤師が無菌室やクリーンベンチを使用して完全な無菌操作下に行うべきである.クリーンベンチのない病棟での混合調製は極力行わず,可能なかぎりダブルバッグなどのTPN輸液用キット製剤を用いる.また病棟で薬剤の追加混合調製はすべきではない.どうしても混合調製する場合は,混合する薬剤数と混合回数を可能なかぎり最少化し,汚染の機会を減らす努力が必要である.
　TPN輸液には使用直前に微量栄養素のビタミンと微量元素も添加されねばならない.またヘパリンロックの手法も管理上必要となる.これらの溶解希釈などの調製時に,あらかじめシリンジに充填した「プレフィルドシリンジ」タイプの製剤は有用である.これにより溶解吸引の操作が不要となり,薬剤調製時の異物混入・汚染防止と針刺し事故防止などにも寄与し,混合調製操作がより清潔・安全・迅速・簡便に行えるようになった.
　総合ビタミン製剤や微量元素製剤をバッグ内に配合した,バッグ製剤が発売されている.

> **M&Mnot ❻**
> TPN 管理の基本（鉄則）
> "closed system" の堅持（死守）

> **M&Mnot ❼**　"closed system"の堅持
> 輸液バッグ
> ● クリーンベンチ内で調製する
> ● キット製剤の使用
> ● 混合調製製剤の種類と本数を減らす
> ● プレフィルドシリンジタイプ製剤の使用

(2) ルートからの感染に対する対策　〈3. 管理法　3-2〉

　輸液ラインのclosed system化を堅持することが重要で，ルートの各接続部からの菌の混入を防ぐために，三方活栓は輸液ラインに組み込むべきではない．ニードルレス血管内カテーテルシステム（needleless intravascular catheter systems）の使用が望ましい．アクセスポートを適切な消毒液（クロルヘキシジン，ポピドンヨード，ヨードホール，70%アルコール）でゴシゴシと拭き，滅菌器具のみでアクセスする．また輸液ラインは，組み立て時の感染の機会を減らすために，一体化輸液ラインを使用して回路接続などの作業工程数を最小限にする．また一体化輸液ラインのほうが安価で，経費も節約できる．

> **M&Mnot ❽**　"closed system"の堅持
> 輸液ライン
> ● 三方活栓の廃止
> ● 一体化輸液ラインの使用

(3) カテーテル皮膚刺入部管理　〈3. 管理法　3-1〉

　感染への対策は，基本的には一般的創傷管理と同様で，皮膚刺入部を清潔で乾燥した状態に保ち，同時に落下細菌から隔離することである．消毒は0.5%以上の濃度のクロルヘキシジンアルコールで原則的に週1回行う．ただし剝がれればその都度消毒交換する．同時に固定糸の状態，感染，かぶれの有無などを観察する．

　CRBSIの発生頻度が高い場合，クロルヘキシジン含浸スポンジドレッシングが2011年4月改訂版のCDCガイドラインで推奨された．

> **M&Mnot ⑨** カテーテル挿入部の皮膚管理
> - ドレッシングは定期的に（週1回）交換する
> - 消毒剤は0.5％以上の濃度のクロルヘキシジンアルコールを用いる
> - CRBSIが高頻度の場合，クロルヘキシジン含浸スポンジドレッシングがよい

● TPNルート管理

（1）ルートよりの側注 ……………………………………〈3．管理法　3-3〉

　原則としてTPNルートより，ほかの薬剤の投与（側注）は行わない．末梢ルートを確保できない場合，あるいは小児で必要がある場合は，シングルルーメンではI-systemのY字管またはダブルルーメンでは太いほうのルート（細いほうのルートは原則としてTPN専用とする）を用い，I-systemを使用して側管より注入する．

　フィルターを通過する薬剤は原則としてフィルターを通し，輸液終了後は必ず生理食塩水でフラッシュし，ルート内に薬剤を残さないように注意する．また，各薬剤間での配合禁忌もあるので注意すること．中心静脈圧（CVP）の測定はclosed system下で圧モニターを用いて行う．

（2）ルートよりの採血 ……………………………………〈3．管理法　3-3〉

　原則として行わないこと．ダブルルーメンカテーテルが挿入されている症例で末梢静脈からの採血が困難な場合のみ，太いほうのカテーテル（細いほうのルートはTPN専用）から行うこととしている．このときTPNの輸液剤を吸い込むのを防ぐために，忘れずに輸液を止める．

（3）CVCのヘパリンロック ……………………………〈3．管理法　3-3，3-4〉

　TPNでは，24時間持続投与が一般的であるが，入浴時の点滴中断時に，皮下埋込み式カテーテル（Port）での間欠的投与で，HPNでの夜間間欠的投与でヘパリンロックを行う．なお，Groshongタイプはヘパリンロック不要である．

　ヘパリンロックの手順は，以下のとおりである．①TPNの滴下速度をロック前30分間，半分の速度にする．②生理食塩水でフラッシュ（カテーテル閉塞有無のチェック）する．③生理食塩水で10倍に希釈したヘパリン加生食（プレフィルドシリンジタイプを用いるべき）をカテーテル内腔に最少量注入充填する．ロック容量は，ロックする空間＝カテーテル容量＋付属デバイス容量の倍量でロックする（米国輸液看護協会　J Intraven Nurs, 1998）．④生理食塩液でフラッシュ（カテーテル閉塞有無のチェック）する．⑤TPNの滴下速度を再開後30分間，半分の速度にする．

M&Mnot ❿
- フラッシュ (flush) とロック (lock) は違う
- ロック容量は最少量（ロック空間の倍量）で行う

表2 滴下不良の原因と対策

原因	対処法
カテーテル, ルートのねじれ	ドレッシングをはがしてみて, カテーテルの屈曲, ねじれなどをみるルートのねじれもチェックする
フィルターの目詰まり	フィルターを交換してみる
ポンプ停止	ポンプの動作を確認する

表3 カテーテル閉塞の原因と状態
A カテーテル閉塞の原因による分類

原因	対処方法
急性閉塞（acute occlusion）	
1）血栓	ウロキナーゼ
2）結晶／塩	0.1N HCl or 0.1N NaOH
慢性閉塞（graduate occlusion）	
1）フィブリン	0.1N NaOH
2）脂肪	無水エタノール
3）混合型	両者

B カテーテル閉塞の状態による分類

状態	対処方法
完全閉塞	ロック時の要領でフラッシュしてみる シリンジを用いて押したり引いたりしてみる ポンプで持続投与する
不完全閉塞	ロック時の要領で予防的にロックする

（4）ルートトラブルの対処法 〈4. カテーテル挿入後合併症 4-2〉

　ルートトラブルには原因として，滴下不良，カテーテル閉塞，ルートの破損，カテーテル破損の4つがある．カテーテル閉塞以外の滴下不良の原因と対処法には表2に示したものがある．以上が否定された場合，カテーテル閉塞を考える．

　カテーテル閉塞に対しては，閉塞の原因による分類（表3A）によって，閉塞物を限定して使用薬剤を決める．カテーテル閉塞は，血栓によるものが大部分である．この場合には，まず生理食塩水でフラッシュし，続いてウロキナーゼなど6万単位を生理食塩水10mLに溶解し，このうち約1mL（約6千単位）によってカテーテルを10〜20分間ロックすることで解消される場合が多い．カルシウム塩等または血栓脂肪乳剤使用例でみられる沈殿物に，HCl，エタノール，NaOHによる溶解を試みる．

　次いで閉塞の状態による分類（表3B）によって，薬剤の投与方法（持続ポンプ注入法あ

るいはロック法）を決めている．閉塞が解消されなければカテーテルを抜去する．
　ルートの破損はただちに清潔操作で交換する．カテーテル破損は修復不能な場合は抜去するしかない．Hickman-Broviacカテーテルにはリペアキットがあり，修復可能な場合が多い．
　CVC事故抜去時の対処方法は，以下のとおりである．①患者バイタルのチェック，②CVC挿入部の観察：止血，縫合糸のチェック，③CVC遺残の有無のチェック：断端，長さのチェック，場合によってはX線撮影も考慮する．④末梢ルートの確保の必要性（低血糖発作，脱水の予防のため）の判断をする．

●その他のTPN実施・管理上の合併症などの問題点

　その他のTPN実施・管理上の合併症などの問題点には，代謝に関係したものと絶食に基づくものがある．
　TPN施行時の代謝に関連した合併症には，糖代謝異常，水・電解質・酸塩基平衡の異常，肝機能異常，脂肪肝，胆石症，アミノ酸異常，脂質代謝異常，微量栄養素（ビタミン・微量元素）異常などがある．詳細については成書を参考にしていただきたい．

　これまで「輸液の基礎」と「ガイドラインに沿った中心静脈栄養の管理」を解説してきた．「もう一つ，文字だけではピンと来ない．理解しにくい」といわれる方や，知識をより確実にするため映像（視覚）からの学習を希望する人もおられると思う．そのような読者のためにDVDによる映像教材がフリーク・セブン（TEL：03-3837-0371，FAX：03-3837-0370，http://www.freak7.jp/）から発売されているので，そのタイトルと内容を簡単に紹介する．
(1)「とっつきにくい輸液—これでわかる！　もう怖くない！」[5]
　輸液は医療行為の基本であり，その取り扱いに間違いや過ちは許されない．しかし，実践に即した適切な教科書や教材がないのが現状である．ここでは市販されている輸液製剤のほぼすべての実物を並べ，医学部学生の協力により，医学部の臨床実習（ポリクリ）を再現して，輸液の実践的取り扱い（輸液の基礎から栄養学基礎知識まで）をわかりやすく，映像でまとめて解説した．最後の「まとめと問題」で自分の実力を再確認できる．医学部学生，薬剤師はもちろん，知っておかなければならない知識であり，またnutrition support team（NST）を実施するうえでも必須な教材である．
(2)「中心静脈栄養管理の実際と実践のコツ—しろ（must）！　したらあかん（must not）！」[6]
　中心静脈栄養管理は，ずさんな管理を行えば重篤な合併症を引き起こす可能性がある．ここでは，EBMに則ったガイドラインに沿って，正しい管理法のすべて，基本から応用までをわかりやすく解説した．医療事故防止を目的に患者を第一に考えた栄養管理法がここにある．すべての医師，薬剤師，看護師，管理栄養士にとって必見の，NSTの活動を実施するうえで役立つ教材である．

【引用文献】

1）CVカテーテル・デバイス懇話会：CVカテーテル管理に関するスタンダード化を目指したガイドライン，2002
2）山東勤弥：静脈栄養剤の種類，第2章 栄養補給法 静脈栄養法．看護のための最新医学講座（監・日野原重明，井村裕夫），第29巻 栄養療法・輸液，中山書店，2002，pp179-197
3）山東勤弥：第7章 静脈・経腸栄養．栄養管理のための人間栄養学―臨床栄養における実践活動の手引き，日本医療企画，2005，pp117-140
4）Clinical Practice Guidelines for the Diagnosis and Management of Intravascular Catheter-Related Infection: 2009 Update by the Infectious Diseases Society of America. Clinical Infectious Diseases, 49：1-45（2009）
5）山東勤弥・監修，解説，進行：Dr. 山東の臨床栄養学入門 vol.1　とっつきにくい輸液―これでわかる！もう怖くない！．フリーク・セブン，2004（全編90分）
6）山東勤弥・監修，解説：Dr. 山東の臨床栄養学入門 vol.2　中心静脈栄養管理の実際と実践のコツ―しろ（must）！したらあかん（must not）！．フリーク・セブン，2004（全編90分）

Lecture 03 胃切除後合併症での食事摂取開始

Question

あなたはこの処方の問題点がわかりますか？

54歳，男性．胃がんで胃全摘術後，食道小腸吻合部縫合不全にてTPN管理していたが，吻合部の造影検査でリークもなく食事摂取を開始した．その後，喫食量も順調に増加してきたので，TPN処方と食事指示を次のように変更した．

これまで：3分粥食をオーダー
ピーエヌツイン-3号（1,200mL）
プレフィルドシリンジタイプ（エレメンミック注，ビタジェクト）

1～2日目：5分粥食をオーダー
ピーエヌツイン-2号（1,100mL）
プレフィルドシリンジタイプ（エレメンミック注，ビタジェクト）

3～4日目：7分粥食をオーダー
ピーエヌツイン-1号（1,000mL）
プレフィルドシリンジタイプ（エレメンミック注，ビタジェクト）

5～6日目：全粥食をオーダー
フィジオ35（500mL）＋モリプロンF（200mL）

Hint 考え方のヒント

- 熱量・水分量は妥当か？
- TPN用キット製剤の選択は妥当か？
- 5～6日目の輸液は妥当か？

前頁に示した処方のなかで,「問題点」では明らかな間違いを,「疑問点」では明らかな間違いではないが, 疑問となる点を説明する.

> **問題点 1** 5〜6日目の「フィジオ35(500mL)＋モリプロンF(200mL)」のメニューの非蛋白カロリーN比(NPC/N比)を考えた(計算した)か?

簡便計算法:

ピーエヌツイン-1号の非蛋白熱量は480kcalで, アミノ酸液はモリプロンF(200mL)であり, NPC/N比は158kcal/g(添付文書記載)である. この情報を用いて簡便計算すると, フィジオ35(500mL)の非蛋白熱量は200kcalであるので,「フィジオ35(500mL)＋モリプロンF(200mL)」のメニューのNPC/N比は, 158kcal/g÷480kcal×200kcal＝65.8 kcal/gである.

アミノ酸の窒素係数からの計算法:

フィジオ35(500mL)の非蛋白熱量は200kcalである. モリプロンF(200mL)のアミノ酸量は20gで, 1g窒素＝1gアミノ酸×(6.25×1.23)から, 窒素量は20g÷(6.25×1.23)＝2.60gである. 以上からNPC/N比は, 200kcal÷2.60g＝76.9kcal/gになる.

いずれにしても窒素量が多すぎる.「フィジオ35(500mL)＋モリプロンF(100mL)」なら, NPC/N比は131.6kcal/gで少し低いものの許容範囲内と思われるが, 総熱量240kcalであるので, 倍量の「フィジオ35(1,000mL)＋モリプロンF(200mL)」とすれば, このメニューでは総熱量とNPC/N比の点から, またモリプロンFを100mLずつ分けて混合調製する作業がなくなるのでベターなメニューであるといえる.

> **M&Mnot 1** 非蛋白カロリーN比(NPC/N比)は適切に!

問題点 2　5～6日目の「フィジオ35(500mL) ＋モリプロンF(200mL)」のメニューで，ほかの単純メニュー（単一の製剤）を考えたか？

TPN管理（"must" and "must not"）から：

「TPN管理の基本（鉄則）は，"closed system"の堅持（死守）である」のでフィジオ35にモリプロンFを混合調製する作業は不潔作業であり，たとえクリーンベンチ内での作業であっても手間（人件費）の面からもしないほうがよい．

「メニューは"simple is the best"」から：

製剤の混合調製する前に，単一の製品がないか一度考えなければならない．そのためには，常に新製品が発売されるたびにその製品の特徴を知り，しっかりと記憶せねばなない．知識の倉庫（蔵）が日頃から整理・整頓され，系統立てて保管（記憶）されていなければならない．

例えば，末梢輸液用電解質加アミノ酸含有ブドウ糖製剤のアミノフリード，アミカリックを利用する方法もある．

また「潜在的ビタミンB_1欠乏症」を危惧した場合，末梢輸液用電解質加アミノ酸含有ブドウ糖製剤（ビタミンB_1配合）のアミグランド，パレセーフ，ビーフリードを利用する方法もある．末梢静脈栄養施行時にビタミンB_1の潜在的欠乏状態の存在が指摘され始め，ビタミンB_1を加えた末梢輸液用電解質加アミノ酸含有ブドウ糖製剤が開発市販された．

末梢輸液用電解質加アミノ酸含有ブドウ糖製剤
- アミノフリード，アミカリック
　末梢輸液用に7.5％ブドウ糖にアミノ酸を配合した製剤である．これと脂肪乳剤を使用すれば三大栄養素がすべて揃うことになる．

末梢輸液用電解質加アミノ酸含有ブドウ糖製剤（ビタミンB_1配合）
- アミグランド，パレセーフ，ビーフリード
　7.5％ブドウ糖にアミノ酸（BCAA含有率30％）を配合して，NPC/N比64，総熱量420kcal（0.84kcal/mL）である．ビタミンB_1は，アミグランドおよびパレセーフは1mg，ビーフリードは0.96mg配合している．

M&Mnot ❷　TPN管理の基本（鉄則）は，"closed system"の堅持（死守）である

疑問点 1　フルカリックやネオパレンの適応はなかったのか？

　患者は，「54歳，男性，胃がんで胃全摘術後，食道小腸吻合部縫合不全にてTPN管理していたが，吻合部の造影検査でリークもなく食事摂取を開始した．その後，喫食量も順調に増加」してきているので，ストレス（侵襲）はないと考える．したがって，フルカリックやネオパレンに配合されているBCAA高含有（BCAA rich）アミノ酸ではなく，通常のアミノ酸（モリプロンF）を配合しているピーエヌツインの選択でよいと考える．

疑問点 2　食事摂取（病院給食内容）とTPN用総合ビタミン剤の同時投与の是非は？

診療報酬の面から：

　「診療報酬点数表一部改正等に伴う実施上の留意事項，第一　甲表に関する事項，6．投薬，（6）給食料を算定している患者に係るビタミン剤の算定」において，薬剤料を算定できる条件の一つに，「重湯等の流動食及び軟食のうち，一分粥，三分粥又は五分粥が出されている場合」があげられている．
　したがって，七分粥摂食時はビタミン剤の算定ができなくなり，病院経費の持ち出しとなる．どの患者が，現在何を食べているか（病院給食内容）を把握することは非常に困難なので，TPN施行患者で経口摂取が開始されるとビタミン剤の算定請求をしない病院もある．

潜在的ビタミン欠乏症から：

　食事は三分粥，五分粥，七分粥が出されていても，果たして患者がすべてを摂食し，消化・吸収できているのか保証がない．患者の臨床経過および状態から「潜在的ビタミン欠乏症（特にビタミンB_1）」が考えられるときは，TPN施行時には薬剤が確実に静脈内に投与されるので，TPN用総合ビタミン剤を使用するべきという意見もある．

One Point Lesson

非蛋白カロリーN比（NPC/N比）について

　NPC/N比の意味するところは，「摂取された窒素が有効に消化・吸収・代謝されるには，窒素以外（non-protein calorie：ブドウ糖，脂肪）のカロリーを摂取する必要がある」ということである．一般的に150〜250kcal/窒素gである．

　例えば，プロレスラーやボディビルダーが筋肉量を付けようとして，「白身卵丼」や「プロテインパウダー」を飲んでも，窒素以外に炭水化物や脂肪も摂取しないと余分な窒素は尿中に排泄され無意味である．

ピーエヌツインの総容量が，なぜ1号が1,000mL，2号が1,100mL，3号が1,200mLと違うのか？

　ブドウ糖の量は，1号が120g，2号が180g，3号が250.4g，一方アミノ酸の量は，1号が20g，2号が30g，3号が40gとなっており，ブドウ糖とアミノ酸の重量比は，1号，2号は6：1，3号は6.26：1と3号以外は同じ比率になっている．これは製剤の調製段階でNPC/N比を遵守した結果である．なお，3号のブドウ糖量250.4gはアリメール3号の前身のパレメンタールA，Bの成分を踏襲したため，ブドウ糖量が240gになっていないのである．

　ピーエヌツイン-1号のNPC/N比を計算してみると，ピーエヌツイン1号の非蛋白熱量は480kcalである．ピーエヌツイン-1号のアミノ酸量は20gで，1g窒素＝1gアミノ酸×（6.25×1.23）から，窒素量は2.60gである．以上の値からNPC/N比は，480kcal÷2.60g＝184.6kcal/gになる．しかし，ピーエヌツイン1号の添付文書のNPC/N比は，158kcal/gと記載されている．

表　ピーエヌツイン-1，2，3号の成分

ピーエヌツイン	1号	2号	3号
ブドウ糖・電解質基本液（mL）	800	800	800
ブドウ糖（g）	120	180	250.4
アミノ酸液（mL）	200	300	400
アミノ酸（g）	20	30	40
総容量（mL）	1,000	1,100	1,200

なぜ，上記の計算結果と添付文書のNPC/N比が違うのか？

　上記の計算は，①「典型的」な蛋白質の窒素係数が6.25である，また②「典型的」な蛋白質1gを加水分解すると1.23gのアミノ酸が生じる（すなわちアミノ酸の窒素係数が6.25×1.23＝7.69）という，2つの「仮説」に基づいた計算であり，このためピーエヌツインのアミノ酸組成とは異なるので違いが生じた．

　ピーエヌツイン-1号の添付文書のNPC/N比の158kcal/gと計算結果の184.6kcal/gの差

は±10％以内の誤差であり，これは2つの「仮説」に基づいた計算した割には，NPC/N比という「神様の作った法則」に導かれ，「非常に一致している」と考えるべきである．

Lecture 04 「温故知新」 昔，むかし，その昔…

Question
あなたはこの処方の問題点がわかりますか？

中心静脈栄養法（total parenteral nutrition；TPN）が導入・確立された初期の頃の処方例です．

1）中心静脈カテーテル（central venous catheter；CVC）挿入直後
　　フィジオゾール・3号（500mL）
2）胸部X線撮影（カテーテル先端位置確認）後
　　フィジオゾール・3号（500mL）
　　50％ブドウ糖20mL×3A混合調製
3）その後，次の処方を交互に施行
　①パレメンタールA（400mL）
　　モリプロン（200mL）
　　ソービタ1号，2号，3号（1セット）混合調製
　②パレメンタールB（400mL）
　　モリプロン（200mL）
　　微量元素製剤アンプル　1A　混合調製

Hint
考え方のヒント

- パレメンタールA，Bはアリメール-3号のもととなった製剤である．パレメンタールAにはカルシウムが，パレメンタールBにはリン酸が含まれており，リン酸カルシウムの沈殿を防止するために分けられた．
- 「栄養学的観点」と「現在のTPN製剤販売状況」から，この処方における問題点と疑問点を考える．

問題点 1 栄養学的観点からの問題点

栄養療法の面から：

　入院患者の約半数は何らかの栄養障害，栄養欠乏（nutritional deficiency）に陥っているといわれている．特に，蛋白質の欠乏とエネルギーの欠乏が複合して起こるprotein-energy malnutrition（PEM）が大部分である．
　本症例は，TPNの適応患者なので，可及的速やかに栄養状態の改善のための栄養療法を施行すべきである．
　第1処方の「フィジオゾール・3号（500mL）」から，第2処方の「フィジオゾール・3号（500mL）＋50％ブドウ糖20mL×3A」の輸液では，アミノ酸の投与がなされていない．

微量栄養素の潜在的欠乏症から：

　経口摂取が不足したり，嘔吐や下痢，吸収障害などがあると，ビタミン不足状態になる可能性がある．特に胃がんなどの消化器疾患では，各種ビタミンは正常値下限あるいはそれ以下の低値を示すものが多く，marginal deficiency（潜在的欠乏症，欠乏前状態）になっていることが多い．本処方でもTPNの適応患者であり，「潜在的ビタミン欠乏症（特にビタミンB_1）」や「潜在的微量元素欠乏症（特に亜鉛）」も考えられるので，TPN開始時からTPN用総合ビタミン剤および微量栄養素製剤を使用するべきである．

> **M&Mnot ❶** marginal deficiency（潜在的欠乏症，欠乏前状態）の存在を忘れずに

問題点 2 現在のTPN製剤販売状況からの問題点

　TPNが導入・確立された初期の頃は，「なぜこのような処方がなされたか？」を考えてみることにする．

TPN管理（"must" and "must not"）から①：

まず，中心静脈カテーテル（CVC）挿入時の注意事項について確認する．

（1）胸部X線撮影（カテーテル先端位置確認）について

　CVCにおいては高濃度のTPN輸液を注入するため，輸液がすぐに希釈される血流の多い中心静脈内に，確実にCVCの先端を留置しなければならない．すなわち，CVC挿入直後は，気胸・血胸以外に，カテーテル先端が適正位置にない状態（mislodging）に留意しなければならない．そのため，挿入後にCVC先端の位置確認のための胸部X線撮影が施行される．

（2）「フィジオゾール・3号（500mL）」から「フィジオゾール・3号（500mL）＋50％ブドウ糖20mL×3A」にする理由

　アミノ酸製剤と混合調製した後の最終目標の1kcal/1mL（full strength）濃度のTPN製剤中のブドウ糖濃度は20％以上となり，いきなり使用するとインスリン分泌が追いつかず高血糖になってしまう．馴化させるために，10％（フィジオゾール・3号），約15％〔フィジオゾール・3号（500mL）＋50％ブドウ糖20mL×3A〕と順次，段階的にブドウ糖濃度を上げていくことになる．

　高濃度のブドウ糖とアミノ酸は，混合しておくと液が次第に褐色を呈することが知られ，メイラード（Maillard）反応と呼ばれている．このため，TPN用基本輸液（高張糖加電解質液）とアミノ酸製剤は使用直前に混合調製すべきであるとされている．

　当時のTPN用基本輸液製剤（維持期用）としてはパレメンタールA，Bのみで，ブドウ糖含有量125.2g/400mL，ブドウ糖濃度約30％で，総合アミノ酸製剤（200mL）を混合調製して最終ブドウ糖濃度約20％でfull strength（1kcal/1mL）濃度となるように作られていた．順次，段階的にブドウ糖濃度を上げていくために，「開始時」用（最終ブドウ糖濃度10％）と「移行期」用（最終ブドウ糖濃度15％）の製剤は，使用される本数が限られるため作られなかったと考えられる．

　次世代のアリメールでは，「開始時」用と「移行期」用として1号と2号が作られ，ブドウ糖含有量は120g/800mLと180g/800mL，最終ブドウ糖濃度は12％と約16％である．3号はパレメンタールA，Bのブドウ糖含有量125.2g/400mLを継承して250.4g/800mLとされた．アリメール単独の製剤は現在製造販売中止となっているが，ダブルバッグ製剤のピーエヌツイン-1，2，3号のTPN用基本輸液の内容液として使われている．

　パレメンタールA，Bは配合変化によるリン酸カルシウム塩の形成予防のために，カルシウムとリン酸を別々（Aにはカルシウム，Bはリン酸を含む）にして作られた．そのため，臨床現場ではA，Bのどちらかに総合ビタミン剤あるいは微量元素製剤を添加して，「A，B交互に」という使い方がされた．

TPN管理（"must" and "must not"）から②：

　「TPN管理の基本（鉄則）は，"closed system"の堅持（死守）」であり，「フィジオゾール・3号（500mL）に50％ブドウ糖20mLを3アンプル混合調製する」作業は，実際には病棟の片隅で看護婦（当時）が仕事の合間に混合調製しており，不潔作業である．この点から，この処方は不適正であると考える．

「メニューは"simple is the best"」から：

「製剤を混合調製する前に，単一の製品がないか一度考えなければならない．そのためには，常に新製品が発売されるたびにその製品の特徴を知り，しっかりと記憶せねばならない」と，これまでに述べてきた．

本処方については，現在ではキット製剤の総合ビタミン製剤をバッグ内に配合している，フルカリック1号，2号，3号やネオパレン1号，2号あるいは微量元素も配合しているエルネオパ1号，2号の使用を第一に考えなくてはならない．しかし，両者ともBCAA含有量が30％以上のBCAA richのアミノ酸製剤が使用されているので，侵襲期でない症例に対する処方では通常のアミノ酸（モリプロンF）が使われているピーエヌツイン-1，2，3号の使用を考慮する．しかし，この処方ではビタミンや微量元素の混合調製作業を要する．

M&Mnot ❷
- TPN管理の基本（鉄則）は，"closed system"の堅持（死守）
- メニューは"simple is the best"

One Point Lesson

ソービタ1号，2号，3号（現在，製造販売中止）

1975年にAmerican Medical Association（AMA）によりAMA処方が作成され，これと同一の処方のMVI-12が1980年に開発・市販された．わが国では，大阪大学のグループが（薬剤部が中心となって），独自に日本人の栄養所要量をもとにしてTPN用ビタミンの処方を定め，この処方を一部修正して1984年に「ソービタ」が発売された．AMA処方と比べてニコチン酸アミド，ビタミンAがやや少なく，ビタミンB_{12}，ビオチン，葉酸が多く含まれている．ビタミンKが含まれており使用時に追加する必要はない．13種類のビタミンが含まれており「13の調べ」というコピーで販売されている．この点では，世界初のTPN用総合ビタミン剤といえる．

1号（凍結乾燥品），2，3号（水性注射液）の3本からなる．用法は1号に2号を加えてよく混合したのち，3号とともにTPN用基本輸液中に混合調製する．

その後，あらかじめシリンジに充填した「プレフィルドシリンジ」タイプの液体製剤（ビタジェクト）が市販された．これにより溶解吸引の操作が不要となり，薬剤調製の手間が減り調製時間が短縮され，薬剤調製時の異物混入・汚染防止と針刺し事故防止に寄与し，混合調製操作がより安全・迅速・簡便に行えるようになった．

微量元素製剤

わが国では，大阪大学のデータをもとに1992年に亜鉛，銅，鉄，マンガン，ヨウ素を含

有した同一内容のエレメンミック注とミネラリン注が市販された．しかし，マンガンについては，脳内蓄積によって脳内MRIにおいてT1強調画像で高信号を示すことがあり，またパーキンソン様症状に類似した症状が現れたとする報告があり，2001年6月からマンガンの含有量を20μmolから1μmolに減量した．さらにマンガンの脳内蓄積患者あるいは胆汁排泄障害のある患者用として，同年7月からマンガンを含有しないTPN用微量元素製剤が市販された．また微量元素製剤も「プレフィルドシリンジ」タイプが市販されている．

なお，現在使用されているTPN用基本輸液では，亜鉛が1日量として10〜40μmol添加されている．

■ 問題作成にあたって

本項の問題を作成するきっかけは，日本におけるTPNの導入と確立，さらに普及に甚大なる功績を残された，前大阪大学医学部小児外科教授，大阪大学名誉教授，大阪府立母子保健総合医療センター名誉総長であられた，岡田正（おかだ　あきら）先生のご逝去です（2007年8月）．

現在，われわれが何気なく使用している，ほとんどすべてのTPN関連の各種輸液製剤（基本液，アミノ酸製剤，総合ビタミン剤，微量元素製剤）や器具（輸液ラインやCVC）の開発をはじめ，TPN管理法に対してシステム化管理の導入により，安全性の高いものとして確立し，わが国に広く普及させたのも，岡田先生のご尽力によります．

哀悼の念を示すつもりで，本項を書き上げました．合掌．

Lecture 05 たかが輸液, されど輸液

Question
あなたはこの処方の問題点がわかりますか?

急性リンパ性白血病(acute lymphocytic leukemia ; ALL)の5歳の男児. Hickman-Broviacカテーテルが挿入されており,化学療法中で口内炎と下痢のため経口摂取不能,嘔吐約1,000mLあり.そこで次のような処方がなされた.

ルート①
 院内取り決めメニュー(無菌調製)   1,221mL
  ⎡ アリメール3号   800mL ⎤
  | プレアミン-P   400mL |
  | カルチコール   20mL |
  ⎣ エレメンミック 1/2A   1mL ⎦
 10% NaCl   20mL
 ソービタ 1号,2号   1/2A
    3号   1A

ルート②
 ソリタ-T3号   1,000mL

Hint 考え方のヒント
- 輸液の基本(輸液製剤の種類)は?
- TPN管理の鉄則は?

今回の症例は，急性リンパ性白血病（ALL）の5歳の男児で，化学療法中で口内炎と下痢のため経口摂取不能ということである．中心静脈栄養（total parenteral nutrition；TPN）の適応があり，中心静脈カテーテル（central venous catheter；CVC）も化学療法患者に適したHickman-Broviacカテーテルが挿入されている．また使用したTPN輸液メニューも，小児用のアミノ酸製剤のプレアミン-Pが使用され，カルチコールによりカルシウムを補充，無菌調製した小児用TPN輸液が投与されており問題がない．
　しかし，「嘔吐約1,000mLあり」ということで，その分の「補充輸液」が必要となる症例である．

問題点 1 「輸液の基本」から

　輸液の基礎は，表1のような内容である（「Lecture 01 輸液の基礎」参照）．
　補充輸液は，「生体で不足した成分を含んだ輸液」であるので，本症例では，不足した成分は嘔吐による損失分（液）の内容となる．
　吐物が透明な場合は胃液だけで，Na^+60mEq/Lと考える．Na^+が多めではあるがシンプルなほうがよいので「開始液（Na^+90mEq/L）」で補充する．吐物が黄色の場合は胆汁を含んでいるのでNa^+148mEq/Lと考え，「生理食塩水（Na^+154mEq/L）」あるいは「細胞外液（Na^+130mEq/L）」で補充する．
　問題文には，嘔吐だけで吐物の色までの情報がない．しかし，いずれにしてもルート②からの「ソリタ-T3号（1,000mL）」は，「維持輸液（Na^+30〜50mEq/L）」であるので，低ナトリウム血症になる．
　その結果，ルート①（中枢ルート扱い）から「10% NaCl 20mL」の混合調製の指示がなされた．

表1　輸液の基本

①輸液は「塩」で考える
②等張輸液
　（例）生理食塩水（Na^+154mEq/L），5％ブドウ糖水溶液
③リンゲル液（細胞外液製剤）（Na^+130mEq/L）
　（例）乳酸リンゲル液（ハルトマン液），酢酸リンゲル液，重炭酸リンゲル液
④維持輸液（Na^+30〜50mEq/L：1/3〜1/5等張ナトリウム）
　生体が絶飲絶食時に生命を「維持」していくのに必要な水分と電解質を含んだ輸液
⑤補充輸液
　通常の経口摂取時あるいは維持輸液投与中に生体で「不足した」成分を含んだ輸液
⑥輸液処方の考え方
　まず「維持輸液」で必要な水・電解質の量を投与し，不足成分を「補充輸液」で投与する
⑦中心静脈栄養（TPN）
　TPNはカロリー（熱量）まで考えた維持輸液

> **M&Mnot ❶** 輸液処方の考え方：まず「維持輸液」で必要な水・電解質の量を投与し，不足成分を「補充輸液」で投与する．

問題点 ❷ 「TPN管理の鉄則」から

　TPN管理（"must" and "must not"）から，「TPN管理の基本（鉄則）は，"closed system"の堅持（死守）である」．

　第一に，今回の処方の「10% NaCl 20mLを1アンプル混合調製する」作業は実際，病棟の片隅で看護師が仕事の合間に行っており，不潔作業であるので，この点からこの処方は不適正であると考える．

　第二に，"closed system"の堅持（死守），すなわち「中枢ルートには混ぜ物（不潔な混合調製作業）をするな！」というTPN管理の基本（鉄則）を守っていれば，末梢ルート扱いのルート②の「ソリタ-T3号（1,000mL）」に「10% NaCl 20mL」を入れる指示になり，このとき，維持輸液のソリタ-T3号の10% NaClを添加する間違いに気が付く可能性があったと思われる．

この処方が語る"恐るべき事実"：

　この処方が語る恐るべき事実として，次のようなことまでわかる．
　このような処方を出す医師は，①輸液のことを何も知らない（維持輸液と補充輸液の違いを知らない），②約束を守らない人間である〔「TPN管理の基本（鉄則）は，"closed system"の堅持（死守）である」を守れない〕ということがわかってしまう．
　「たかが輸液，されど輸液！」である．

この処方で考えられる，もっと怖い"不幸な顛末"：

　不潔操作の「10% NaCl 20mL 1アンプルの混合調製作業」により，カテーテル関連血流感染（catheter related blood stream infection；CRBSI）を引き起こすと，CVCを抜去することになってしまう．小児例であるため，CRBSI回復後のCVC再挿入は全身麻酔下で行われる．また真菌によるCRBSIの場合，真菌性眼内炎で失明する危険性もあり，さらに最悪の場合，敗血症を発症し多臓器不全（multiple organ failure；MOF）で死亡することもありうる．
　お子さんのおられる読者の方で，自分の子供がこのような（輸液を知らない，そして院内の約束を守らない医師によりCRBSIになり，また全身麻酔を受けることになり，まかり間

違えば失明や死亡する可能性があった）事態になったら，どう思うだろうか？

　何としてでも，薬を出す薬剤師レベル，あるいは医療行為をする看護師レベルで，このような「アホメニュー」の処方を阻止せねばならない．

　もう一度，「たかが輸液，されど輸液！」である．

> **M&Mnot ❷** TPN 管理（"must" and "must not"）から，「TPN 管理の基本（鉄則）」は，"closed system" の堅持（死守）である」．

疑問点 1　もっと奥深い点で…

　「ソービタ1，2号 1/2A，3号 1A」となっている点が疑問点である．

　今回の処方は，小児用のビタミン入りのTPNキット製剤は市販されておらず，院内取り決めメニュー（1,221mL）は，アリメール3号800mL，プレアミン-P 400mL，カルチコール20mL，エレメンミック1mLの内容で無菌調製されており，病棟で10% NaCl 20mL 1Aとソービタ1，2，3号（1，2号は水溶性ビタミン，3号は脂溶性ビタミンである）を混合調製する指示である．

　「ソービタ1，2，3号」のTPN輸液バッグ内への予製は，ビタミンCと銅，ビタミンB_1と亜硫酸水素ナトリウム（アミノ酸製剤の安定剤）など配合変化の点から，ビタミン製剤を使用直前までTPN輸液内に混合調製せずに，また微量元素製剤とは別のバッグに混合調製すべきである．

　したがって，ビタミンは無菌調製で予製しないほうがよいので，病棟での混合調製はやむをえないが，できればプレフィルドシリンジタイプのTPN用総合ビタミン剤（ビタジェクトA，B）を使用すべきであるといえる．

小児用のビタミン投与量について：

　小児へのビタミン投与量は，今回の処方で微量元素製剤のエレメンミックが1mL（1/2A）になっているように，単純・簡単に「半分量（1/2A）」と考えてもよいのに，また水溶性ビタミンは過剰投与されても尿として排泄されるが，蓄積など中毒（ビタミンAは半減期が200～300日と長いため，長期投与例では過剰症に注意する必要がある）が問題となる脂溶性ビタミンが「全量（1A）」になっている点に，疑問をもつ方もおられると思う．

　小児のビタミンの所要量と，ビタミンが光線で失活すること，輸液器具に吸着されること，バッグ1袋に対して混合調製しても必ずしも全量が静脈内投与されないなどの点を考慮して，具体的にはビタミンDの所要量が決め手となり，「くる病」予防のため，ソービタ3号

は「全量（1A）」投与とし，またビタジェクトA，B（各5mL）の場合は各4mLずつとされている．

One Point Lesson

Hickman-Broviacカテーテル（図1）

　シリコーン製のDacronカフ付のカテーテルで破損時用のリペアキットがあり，長期間留置が可能である．デュアルルーメン（2腔式）カテーテルであり，径1.0mm（赤色）と0.8mm（白色）の表示になっている．

　一般的に，TPN輸液は持続連続投与であり，その他の製剤（抗がん剤，輸血など）は間欠的投与になる．持続連続投与のほうが詰まりにくいので，径の細いほうの0.8mm（白色）にTPN輸液ラインを接続することになる．今回のメニューの「ルート①」は，細いほうの径0.8mm（白色），「ルート②」は太いほうの径1.0mm（赤色）になる．

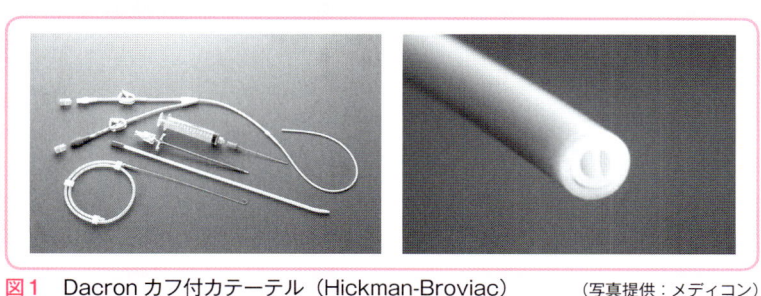

図1　Dacron カフ付カテーテル（Hickman-Broviac）　　（写真提供：メディコン）

Lecture 06 だれかが阻止できたはず

Question
あなたはこの処方の問題点がわかりますか？

1．この症例で最後に認められた症状からの診断名は？
2．本症例で行われた栄養療法についての反省点を6つ列挙せよ．

症例：77歳，男性

【既往歴】
　61歳時，胃がんの診断で胃全摘術（Roux-en Y法ρ吻合再建）
　62歳と64歳時，イレウスで2回入院，保存的治療で軽快
　10数年来，胃食道逆流症（GERD）による胸やけ症状にも悩まされていた．

【現病歴】
・昨年5月：サブイレウス状態，逆流性食道炎，体重30kg，血清Alb値2.8g/dL
・6月：在宅中心静脈栄養法（HPN）を導入し，フルカリック3号1,103mL，エレメンミック注キットの連日投与を開始した．
・7月：体重39.0kgまで増加し，「元気が出てきた．足腰の調子もよいです」と明るい表情で話していた．
・8〜10月：カテーテル関連血流感染（CRBSI）を3回発症しHPNを断念
・11月：フィジオ35 1,000mLの連日投与で末梢静脈栄養法（PPN）を開始した．
・12月：アミノフリード1,000mLを新規採用
・本年1月：食欲良好，体重43.0kg
・3月4日：腹痛，経口摂取不良，全身倦怠を訴え，イレウスで入院となる．

【入院時所見】
　77歳，男性，身長160cm，体重35.9kg．血圧132/74mmHg，脈拍88回/分（整），体温35.6℃，臨床検査値で，貧血，低ナトリウム血症，ALP高値とBUN高値を認めた．

【入院後の経過】
1日目：欠食で，アミノフリード2,000mL＋20％脂肪乳剤250mL
10日目：歩行時めまいとふらつきを訴える．夕より「膵炎五分粥食（1,100kcal）」開始
11日目：健忘症状出現，複視出現，「あれ，ご飯出ていましたか？　新聞が読みづらい，ダブって見える」
12日目：瞳孔および対光反射は正常．側方視で眼振が認められた．不随意運動は認められず，四肢筋力，四肢腱反射は正常．脳CT検査は特に異常なし．血圧102/68mmHg，CTR（心胸郭比）53.6％．ABG（動脈血液ガス）pH 7.468，PCO_2 28.1mmHg，PO_2 102.4mmHg，HCO_3^- 20.3mol/L，BE －1.3mol/L．

【補足情報】
この病院には栄養サポートチーム（NST）がまだなかった．

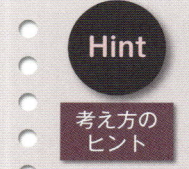

> **Hint　考え方のヒント**
> - 栄養素の欠乏前状態（marginal deficiency）とは？
>   （薬剤師によって阻止できたはずの症例である）

Question 1　この症例で最後に認められた症状からの診断名は？

Answer 1　ビタミン B_1 欠乏による Wernicke-Korsakoff 症候群である．

ビタミン B_1 が欠乏すると？

　ビタミンB_1の生理作用は，糖代謝酵素の補酵素としての作用と，神経興奮膜の一成分としての作用がある．そして欠乏すると，腱反射消失，脚気，多発神経炎，高拍出性心不全，Wernicke脳症，眼球運動障害などの症状が出現する（表1）．ビタミンB_1欠乏症の臨床検査項目としては，直接ビタミンB_1（チアミン）の血中総濃度や分画濃度および尿中排泄量を測定する検査と，赤血球トランスケトラーゼ活性やチアミン負荷試験，血漿ピルビン酸濃

表1 ビタミンB₁の生理作用と欠乏症状

生理作用	欠乏症状
(1) 糖代謝系酵素（トランスケトラーゼ，ピルビン酸脱水素酵素，α-ケトグルタル酸脱水素酵素）の補酵素としての作用 (2) 神経興奮膜の一成分としての作用（神経作用）	腱反射消失，脚気，多発性神経炎，無感覚，高拍出性心不全，心臓血管機能異常（心不全），腓腸筋痛，運動障害，Wernicke脳症，眼球運動障害，失調性歩行，精神症状

〔文献1〕より引用〕

表2 ビタミンB₁欠乏症の臨床検査

直接測定項目	関連する検査項目
血中総チアミン濃度	赤血球トランスケトラーゼ活性
血中チアミン分画濃度	チアミン負荷試験 （赤血球チアミンピロリン酸効果）
尿中チアミン排泄量	血漿ピルビン酸濃度

〔文献1〕より引用〕

```
ビタミンB₁欠乏
    ↓
ピルビン酸，乳酸↑
    ↓
細動脈拡張（末梢血管抵抗↓・拡張期血圧低下↓）
    ↓
静脈収縮
    ↓
循環血液量↑
    ↓
静脈圧↑
    ↓
心拍出量↑
    ↓
高拍出性心不全
    ↓
心拡大
    ↓
心筋張力↓
    ↓
低拍出性心不全
```

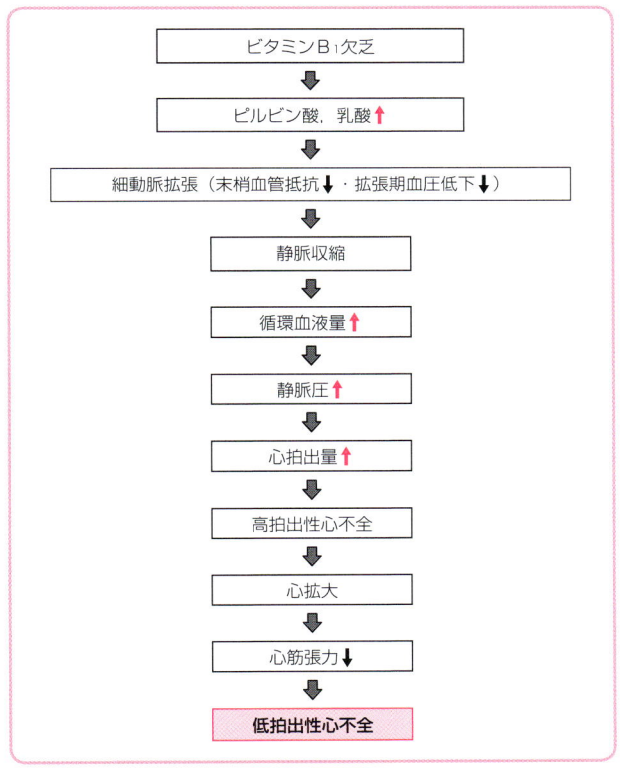

図1 ビタミンB₁欠乏時の血行動態　　〔文献1〕より引用〕

度の測定などがある（表2）．

　ビタミンB₁欠乏時の血行動態は，ビタミンB₁欠乏により，ピルビン酸および乳酸が増加し，細動脈拡張が起こり，末梢血管抵抗の低下と拡張期血圧の低下が生じる．これにより静脈が収縮して，循環血液量増加，静脈圧上昇，心拍出量増加が起こる．その結果，高拍出性心不

全（high output heart failure）の心過負荷状態（cardiac overloading）に陥る．その後，心拡大を呈し，心筋張力が低下し，低拍出性心不全（low output heart failure）となり，死亡すること（脚気心）もある（図1）．徳川の歴代の将軍で脚気心で亡くなった将軍もいる．

ビタミンB₁欠乏症の確定診断

　ビタミンB₁欠乏症については，不定愁訴がある患者で，血中ビタミンB₁濃度が低値あるいは心胸郭比（cardiac thoracic ratio；CTR）が増加し，最低血圧が低下していて，ビタミンB₁剤（10〜75mg）投与で不定愁訴が消失した場合，ビタミンB₁欠乏症の確定診断とされている．

　本症例では，不定愁訴として，倦怠感，トイレ歩行不能，めまい，ふらつき，嘔吐などがあり，これらの症状に加えて健忘症状，複視，眼球運動障害が出現した患者で，血中ビタミンB₁濃度が14（下限値28）ng/mLと低値で，心胸郭比が53.6％と増加し，最低血圧が68mmHgと低下していた．ビタミンB₁剤のネオラミン・スリービー〔チアミンジスルフィド（50mg/A）〕3A 150mgの経静脈投与により，不定愁訴および神経症状が消失したので，ビタミンB₁欠乏症の確定診断ができる．なお投与6日目の血中ビタミンB₁濃度は846ng/mLと改善している（図2）．

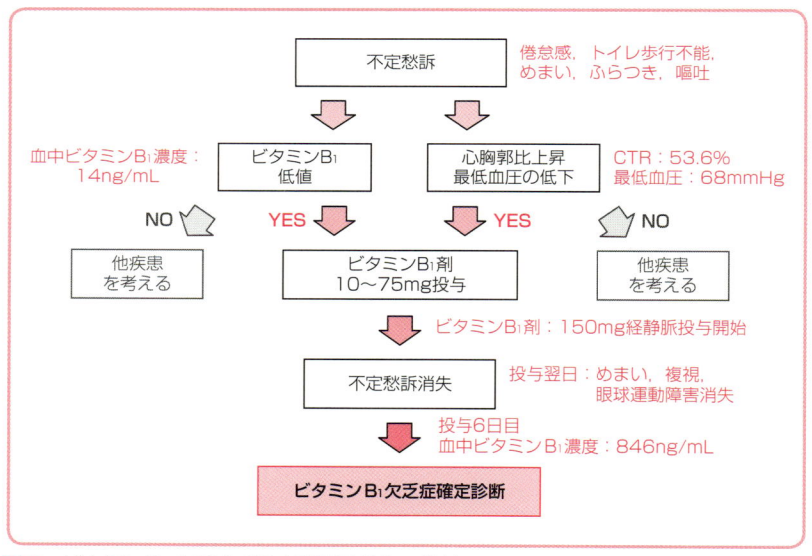

図2　ビタミンB₁欠乏症の確定診断基準との比較　　　　〔文献1）より改変〕

潜在的ビタミンB₁欠乏状態に注意！

　本症例でのビタミンB₁欠乏症発症の原因は，まず潜在的ビタミンB₁欠乏状態であったことがあげられる．

　潜在的ビタミンB₁欠乏状態とは，

①脚気やWernicke脳症の典型的な症状が突然現れるのではなく，ビタミンB_1の不足が組織，血液，細胞レベルの順に起こり，臨床的欠乏症を呈する．
②その前半が潜在性ビタミンB_1欠乏状態である．
③潜在性ビタミンB_1欠乏症の初期には症状がない．
④後期に不定愁訴が現れ，この段階でイライラが募り，ストレスにも弱くなる．

今日，不規則な食生活をしている者が多く，潜在性ビタミンB_1欠乏状態の者が多数いると考えられている[2]．

この潜在的ビタミンB_1欠乏状態に，外来で施行されていた投与量の倍量のブドウ糖が投与され，さらに経口摂取が始まったことで，ビタミンB_1の需要量が急増したことが原因であると考えられる．

外来でのアミノフリード1,000mL（糖質熱量300kcal，総熱量420kcal）から入院後は，アミノフリード2,000mL＋20％脂肪乳剤250mL（糖質熱量600kcal，総熱量1,340kcal）が投与され，糖質熱量が倍増された．

これに加えて，10日目夕より患者の腹部症状が改善し，この日の朝の血液検査で血清総アミラーゼ値が253IU/Lと高値であったため膵炎五分粥食（1,100kcal）を開始し，4割摂取した．その後，11日目朝4割，昼4割，夕3割摂取，12日目朝6割，昼4割摂取，夕より膵炎全粥食（1,400kcal）が開始され，4割摂取されていた．経口摂取の開始による糖質熱量分も増加した．

発症は11日目昼頃から健忘症状，複視の神経症状出現，12日目から眼球運動障害が出現した．糖質熱量が増加し，ビタミンB_1の需要量が急増した時期と合致する．

One Point Lesson

静脈栄養施行時のビタミンB_1欠乏症

（1）中心静脈栄養施行時のビタミンB_1欠乏症

中心静脈栄養（total parenteral nutrition；TPN，あるいはcentral parenteral nutrition；CPN）施行時のビタミンB_1欠乏症は，致死的であるため代謝合併症の中でも重要視されている．

TPN時のアシドーシスの原因については，表3に示したように，①ビタミンB_1の絶対的欠乏，②糖質多量投与によるビタミンB_1の相対的欠乏，③ビタミンB_1リン酸化障害とアポ酵素の異常によるホロ酵素機能逸脱，④糖質多量投与によるビタミンB_1の相対的欠乏や亜硫酸水素ナトリウム（アミノ酸輸液中）によるビタミンB_1剤分解促進——のほかに，筋肉は安静時にはanaerobic metabolismで乳酸を発生しやすいことや，surgical diabetesおよびglucose alanin cycleの関与が考えられる[1]．

TPN施行時のビタミンB_1欠乏に起因したと考えられるWernicke脳症が国内外で数多く報告されている[3]．わが国におけるTPN施行時のアシドーシスの1990年から1996年までの年次報告数を図3に示した．

表3 TPN時のアシドーシスの原因

1. ビタミンB₁の絶対的欠乏
2. 糖質多量投与によるビタミンB₁の相対的欠乏
3. ホロ酵素機能逸脱

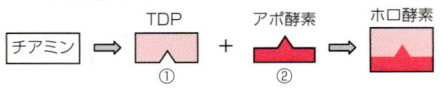

   チアミン ⇒ TDP ① + アポ酵素 ② ⇒ ホロ酵素

   ①ビタミンB₁リン酸化障害
   ②アポ酵素の異常
4. ビタミンB₁剤分解促進
   ①糖質多量投与によるビタミンB₁の相対的欠乏
   ②亜硫酸水素ナトリウム（アミノ酸輸液中）
5. その他
   ①筋肉は安静時にはanaerobic metabolismで乳酸を発生しやすい
   ②surgical diabetes
   ③glucose alanin cycle

〔文献1）より引用〕

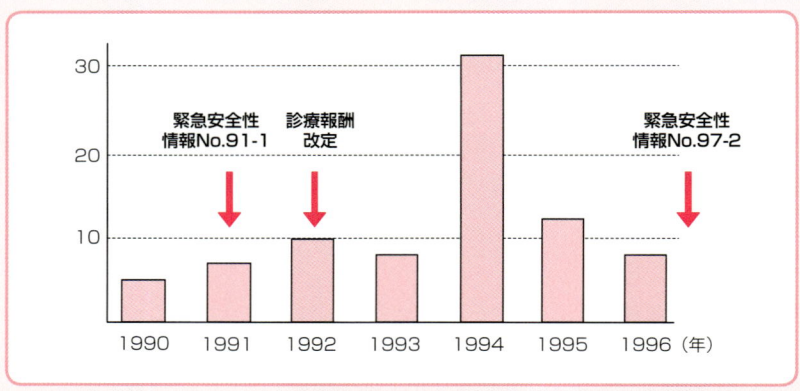

図3 TPN施行時のアシドーシスの年次報告数　　〔文献4）より一部改変〕

　1991年10月の「緊急安全性情報No.91-1」で高カロリー輸液投与中の重篤なアシドーシスの発現についての注意を促されたが，1992年3月の「診療報酬点数表一部改正等に伴う実施上の留意事項〔保険発第十七号，各都道府県民生主管部（局）保険・国民健康保険主管課（部）長あて厚生省保険局医療課長・歯科医療管理官連名通知）：第一　甲表に関する事項　6．投薬（6）給食料を算定している患者に係るビタミン剤の算定」でビタミン剤の使用を特に，食事について，「重湯等の流動食及び軟食のうち，一分粥，三分粥または五分粥が出されている場合」に制限し，また「当該ビタミン剤の投与が必要かつ有効と判断した趣旨を具体的に診療録及びレセプトに記載しなければならない」とする通知が出された（**表4**）．

　この結果，1994年には，通年の3倍以上の報告数となり（図3），明らかな行政の間違った方針であったということが判明し，遅まきながら1997年6月に「緊急安全性情報

表4　診療報酬点数表一部改正等に伴う実施上の留意事項

診療報酬点数表一部改正等に伴う実施上の留意事項　　（平成四年三月七日，保険発第十七号抜粋）
〔各都道府県民生主管部（局）保険・国民健康保険主管課（部）長あて厚生省保険局医療課長・歯科医療管理官連名通知〕

第一　甲表に関する事項
　　6．投薬
　　(6) 給食料を算定している患者に係るビタミン剤の算定
　　　ア　薬剤料を算定できるのは，具体的には，次のような場合をいう．ただし，薬事法上の承認内容に従って投与された場合に限る．
　　　　a　患者の疾患又は症状の原因がビタミンの欠乏又は代謝障害であることが明らかであり，かつ，食事からではビタミンの摂取が不十分である場合．
　　　　　　例えば，悪性貧血のビタミンB_{12}の欠乏等，診察及び検査の結果から当該疾患又は症状が明らかな場合である．
　　　　b　患者が妊産婦，乳幼児等（手術後の患者を含む．）であり，診察及び検査の結果から食事からのビタミンの摂取が不十分であると診断された場合．
　　　　c　患者の疾患又は症状の原因がビタミンの欠乏又は代謝障害であると推定され，かつ，食事からではビタミンの摂取が不十分である場合．
　　　　d　重湯等の流動食及び軟食のうち，一分がゆ，三分がゆ又は五分がゆが出されている場合．
　　　　e　特別食のうち無菌食，フェニールケトン尿症食，楓糖尿症食，ヒスチジン血症食，ホモシスチン尿症食又はガラクトース血症食が出されている場合．
　　　イ　ビタミン剤に係る薬剤料が算定できるのは，医師が当該ビタミン剤の投与が有効であると判断し，適正に投与された場合に限られるものである．
　　　　　従って，前記アの各要件との関連において当該ビタミン剤の投与が必要かつ有効と判断した趣旨を具体的に診療録及びレセプトに記載しなければならない．
　　　ウ　「ビタミン剤（ビタミンB群製剤及びビタミンC製剤に限る）」とは，内服薬及び注射薬をいうものであり，また，ビタミンB群又はビタミンCを含有する配合剤を含むものである．

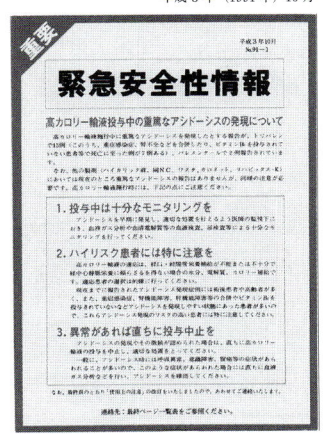

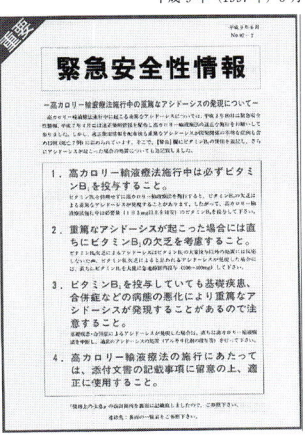

図4　緊急安全情報 No.91-1，91-2

No.97-2 高カロリー輸液療法施行中の重篤なアシドーシスの発現について」で,「1. 高カロリー輸液療法施行中は必ずビタミンB_1を投与すること（必要量1日3mg以上を目安）. 2. 重篤なアシドーシスが起こった場合には直ちにビタミンB_1の欠乏を考慮すること」などの通達が出ることとなった（図4）.

現在では，TPN施行中は必ずビタミンB_1を投与することは常識となった.

（2）末梢静脈栄養施行時のビタミンB_1欠乏症

末梢静脈栄養法（peripheral parenteral nutrition；PPN）を施行した救命救急患者および消化器外科術後患者において，PPN施行前より血中ビタミンB_1濃度の基準下限（28ng/mL）を下回る患者が認められ，ビタミンB_1投与を併用しないとPPNでは血中ビタミンB_1濃度が低下し，食事を開始しても回復しないという報告が2件ある[5,6]．

ビタミンB_1を併用しないPPN施行時に，ビタミンB_1欠乏症（Wernicke脳症）が発現したという報告が10件ある[7-16]．

最近では，TPN施行中のビタミンB_1の欠乏症と同様に，PPN施行時にもビタミンB_1欠乏症の発症することが注目され，その予防をする必要性があると考えられるようになった.

Question 2 本症例で行われた栄養療法についての反省点を6つ列挙せよ.

Answer 2 以下の6つの事柄が考えられる.
(1) イレウス，逆流性食道炎の対処方法は正しかったのか？
(2) 経腸栄養法を早期施行すべきではなかったのか？
(3) 在宅中心静脈栄養法の適応はあったのか？
(4) 外来末梢静脈栄養法の適応はあったのか？
(5) 栄養の専門家だけの管理ではなく，NSTによるチーム医療が必要であった.
(6) ビタミンB_1欠乏症は防げたのではないか？

（1）イレウス，逆流性食道炎の対処方法は正しかったのか？

イレウス予防および対策は，型どおりに規則正しい生活を送ることと，排便に注意させ，薬物としては緩下剤，消化管運動促進薬を投与していたので，問題はないと思われる.

逆流性食道炎については，国立がんセンター名誉総長，東邦大学名誉総長の杉村隆先生が，ご自身が胃がんのため胃全摘術を受けた体験談を書かれた著書[17,18]のコピーを手渡して，ファーラー位（Fowler position）での就寝，少量ずつ摂食するなどの生活指導もした．また，粘膜保護薬も処方していたので，問題はないと思われる．

（2）経腸栄養法を早期施行すべきではなかったのか？

本症例の場合，イレウス症状がない時期には，経腸栄養法の適応がある．在宅栄養管理としては，消化態栄養剤の成分栄養剤（elemental diet）あるいはペプチド栄養剤の適応があるが，アクセスルートが問題である．

自己経管栄養用チューブの自己挿入（self intubation）などによる経口（経鼻）経管経腸栄養法か，経皮経食道的胃内チューブ留置術（percutaneous transesophageal gastrotubing；PTEG）によるアクセスルートを造設する経管経腸栄養法の適応はあった．

実際，本症例では，ビタミンB_1欠乏症のエピソード後に，経鼻経管経腸栄養法をトライしたがうまくいかず，結局PTEGの手術の専門家を呼んで，PTEGによるアクセスルートが造設された．

（3）在宅中心静脈栄養法（HPN）の適応はあったのか？

NSTがないので，患者および家族を教育する専門スタッフも看護師もいないため，十分に指導・教育できなかった．医療施設側の体制不備といった観点では適応はないとなる．

（4）外来末梢静脈栄養法の適応はあったのか？

在宅中心静脈栄養法（home parenteral nutrition；HPN）の適応がなく，イレウスを起こしているので，やむをえないと考えられる．

（5）栄養の専門家だけの管理ではなく，NSTによるチーム医療が必要であった．

NSTが設立稼動していると，
- 3時間待ちの3分間診療ではなく，客観的に1症例として冷静に考える時間を設けることができる．
- NST管理患者になると自動的に，栄養アセスメント，食事摂取量，検査データ，臨床症状が集計・報告され，評価される．
- NSTメンバーそれぞれの専門性を発揮することができるという利点がある．特に，看護師によるHPN施行前の患者・家族の教育指導や，管理栄養士による食事教育（指導）などが，より積極的に充実した内容でなされやすい．

（6）ビタミン B_1 欠乏症は防げたのではないか？

　NSTが設立稼動していると仮定した場合，本症例では，医師はもちろん，NSTメンバー全員が「ビタミンB_1の潜在的欠乏状態（marginal deficiency）」の存在を念頭に置く必要があった．

　NSTメンバーそれぞれが，「ビタミンB_1の潜在的欠乏状態」の存在を意識することで，栄養療法を決定・施行する各業務段階・時点においても，専門家としての立場（職務内容）から，欠乏症につながる誤まった選択を未然に防ぐことができる．

　「ビタミンB_1の潜在的欠乏状態」の存在を念頭に置いた業務のポイントを，以下One Point Lessonで具体的に例示する．

One Point Lesson

管理栄養士の役目

　外来において，管理栄養士のとしての役目は，「日本人の食事摂取基準（2005年版）ビタミンB_1推奨量：0.54mg/1,000kcal」を確保すべく，豚肉などのビタミンB_1高含有の食品を使ったメニューと調理方法の提示・指導，ビタミンB_1強化栄養補助食品の導入を考えたはずである．

　入院患者に対する管理栄養士の役目としては，経口摂取開始から食種と摂取量についての情報を提供することである．食種と摂取量がアップした時点で，ビタミンB_1欠乏症の発症を心配しなければならない．

　ビタミンB_1強化栄養補助食品として以下のものがある．

・グランケア

　保健機能食品（栄養機能食品）で「食膳に1本のグランケアで元気な高齢者」というコピーで売られている．高齢者にみられる食欲低下対策として，ビタミンB_1（10mg/200kcal）と微量ミネラルを補給して，食への欲求を取り戻させ（食欲増進），飲みきりサイズ（125mL/パック）で，エネルギー補給（200kcal/パック）を目指している．甘味・コクを強化して，高齢者の好む味付けにしている．

・テルミールゼリー

　厚生労働省特別用途食品で，「味と組成にこだわったテルモのデザートゼリー」というコピーで売られている．ビタミンB_1（塩酸チアミン）を1パック100kcal当たり10mg含有し，亜鉛（7mg/パック），銅（0.6mg/パック）も強化している．高齢者用として，味風味にあずき（こしあん風），ミックスフルーツ，コーヒーを用意している．咀嚼・嚥下困難者のことも考慮して，食品規格（堅さ：$1×10^4 N/m^2$以下）に準拠している．

One Point Lesson

薬剤師の役目

　薬剤師の役目としては，「ビタミンB_1の潜在的欠乏状態」の存在を念頭に置いて，末梢静脈栄養法（peripheral parenteral nutrition；PPN）の院内統一メニューを作成する必要がある．

　実際，本症例では，「フィジオ35にはビタミンB_1を添加する」院内約束処方が存在していた．しかし，アミノフリードの新規採用時に約束処方化していなかった．

　輸液処方せんのチェックで，外来でのアミノフリード1,000mL（糖質熱量300kcal，総熱量420kcal）から，入院後は，アミノフリード2,000mL＋20％脂肪乳剤250mL（糖質熱量600kcal，総熱量1,340kcal）が投与され，糖質熱量が倍増された時点で，ビタミンB_1欠乏症の発症を心配しなければならない．

One Point Lesson

末梢静脈栄養とは？[19]

　2週間以上にわたり経口摂取（経腸栄養）不能の期間が予測される場合は，TPNを施行し，2週間以下の期間の場合は，末梢静脈よりの末梢静脈栄養法（peripheral parenteral nutrition；PPN）で「中程度のカロリーの輸液（末梢中カロリー輸液）」を施行することになる．

　適応疾患としては，栄養管理が2週間以内で，①術前・術後管理（胃・大腸切除術など），②腸閉塞，③腸管安静（胃・十二指腸潰瘍の急性期や急性胃腸炎による嘔吐・下痢時）などである．重症腎・心疾患患者，末梢静脈の確保が困難な症例などには適応はない．

　末梢静脈からの栄養輸液剤としてブドウ糖の投与濃度は，浸透圧およびpHの点からみて10～13％が限度である．このため，等張で高熱量の脂肪乳剤を併用することになり，これによって1,200～1,500kcal/日程度の熱量（中カロリー）投与が可能となる．

　末梢中カロリー輸液法の合併症と留意点を表5に示した．

　合併症・留意点としては，

1. 輸液過剰に注意する．成人で50mL/kg/日以内にとどめるのが安全である．
2. fat overload syndromeに注意する．脂肪乳剤は，投与速度0.1～0.2g/kg/時間，総投与熱量の20～40％（2～4g/kg/日）まで安全に投与できるとされている．脂質異常症，肝障害，高度の呼吸不全患者，血栓形成能亢進が予想されるときは使用しない．
3. 全体の投与カロリーが十分でなくとも，アミノ酸は投与する．
4. 末梢静脈から輸液を行うと，数日後には局所に痛みを伴った発赤・腫脹を生じ，まもなく完全閉塞してしまう血栓性静脈炎（peripheral venous thrombophlebitis；PVT）が生じる．最初に何らかの刺激によって静脈収縮が起こり，内皮細胞が破壊されて血小板凝

表5　末梢中カロリー輸液法の合併症・留意点

1. 輸液過剰に注意する
2. fat overload syndrome に注意する
   - 脂質異常症，肝障害，高度の呼吸不全患者
   - 血栓形成能亢進が予想されるとき
3. アミノ酸を投与する
4. 血栓性静脈炎（PVT）の発生を予防する
   - ハイドロコルチゾン5 mg/L，ヘパリン500U/Lを混合調製
   - 局所皮膚に血管拡張作用のあるトリニトログリセリンを貼付
   - アクセスルート作製は固定の面から前腕屈曲側を第一選択とする
   - 太い血管に，径の細い，長い（20cm），シリコーンラバーなどの柔らかい材質のカニューラを挿入する

集，血栓形成が起こり，その後フィブリン塊，血球成分が血管壁に付着し，白血球浸潤が外壁に向かって進み，炎症が広がっていく状態と考えられている．予防策としては表5に示したような方法がある．

One Point Lesson

PPN用輸液製剤

　輸液組成内容の処方例を表6，7に示した．実際は，PPN用ブドウ糖加電解質液（表8）とアミノ酸製剤を使用するか，PPN用ブドウ糖・電解質加アミノ酸液（表9）を用い，どちらの場合も，さらに脂肪乳剤をY字管で接続し投与するのが一般的である．

　PPN用ブドウ糖・電解質加アミノ酸液としては，約3％アミノ酸・7.5％ブドウ糖・電解質混合液の「プラスアミノ」，「アミノフリード」，「アミカリック」の3種類と，約3％アミノ酸・3％グリセリン・電解質混合液の「マックアミン」の1種類が市販されている（表9）．アミノフリードは，隔壁をもったダブルバッグ容器に〔ブドウ糖加電解質〕と〔アミノ酸〕を分離しておき，用事混和して投与する製品として発売された．このようなダブルバッグ容器を用いることにより，ブドウ糖とアミノ酸によるメイラード反応やリンとカルシウムおよびマグネシウムによる混濁を防ぎ，輸液製剤の安定を図ることが可能である．

　近年，PPN施行時のビタミンB_1潜在的欠乏状態の存在が指摘され始め，PPN施行時にもビタミンB_1投与の必要性が認識された．これに伴って，ダブルバッグ製剤のPPN用アミノ酸・ビタミンB_1加総合電解質液が市販された（表10）．

　「アミグランド」と「パレセーフ」は開発の時点では同じ製剤だったので組成内容は同一であった．この前者2製品と「ビーフリード」との違いは，ビタミンB_1（塩酸チアミン）含有量，混合時滴定酸度，バッグ余剰容量である．

表6 末梢中カロリー輸液組成内容（処方例1）

	容量，熱量
1．電解質加 10% ブドウ糖液	500mL, 200kcal
2．20%脂肪乳剤	200mL, 400kcal
3．10%アミノ酸液	300mL, 120kcal
4．微量元素製剤	―
5．ビタミン剤	―
総容量	1,000mL
総熱量	720kcal (0.72kcal/mL)
非蛋白熱量	600kcal
総窒素量	4.71g
NPC/N比	127kcal/Ng
総脂肪量	40 g

表7 末梢中カロリー輸液組成内容（処方例2）

	容量，熱量
1．電解質・アミノ酸加 7.5%ブドウ糖液	1,000mL, 410〜420kcal
2．20%脂肪乳剤	200mL, 400kcal
3．微量元素製剤	―
4．ビタミン剤	―
総容量	1,200mL
総熱量	810〜820kcal (0.68kcal/mL)
非蛋白熱量	700kcal
総窒素量	4.3〜4.7 g
NPC/N比	149〜163kcal/Ng
総脂肪量	40 g

表8 PPN用ブドウ糖加電解質液

	商品名	ソリタ-T3号G	10% EL-3号	ソリタックス-H	KN補液MG3号	フィジオ35	トリフリード
	製造販売元	味の素ファルマ			大塚製薬工場		
糖質	ブドウ糖（g/L）	75	100	125	100	100	60
	果糖（g/L）	―	―	―	―	―	30
	キシリトール（g/L）	―	―	―	―	―	15
	計（g/L）	75	100	125	100	100	105
電解質	Na（mEq/L）	35	40	50	50	35	35
	K（mEq/L）	20	35	30	20	20	20
	Ca（mEq/L）	―	―	5	―	5	5
	Mg（mEq/L）	―	―	3	―	3	5
	Cl（mEq/L）	35	40	48	50	28	35
	Acetate（mEq/L）	―	―	―	―	20	6
	Lactate（mEq/L）	20	20	20	20	―	―
	Citrate（mEq/L）	―	―	―	―	―	14
	Gluconate（mEq/L）	―	―	―	―	5	―
	P（mmol/L）	―	8	10	―	10	10
	Zn（μmol/L）	―	―	―	―	―	5
熱量（kcal/L）		300	400	500	400	400	420
pH（規格値）		3.5〜6.5	4.0〜6.0	5.7〜6.5	約3.5〜7.0	4.7〜5.3	4.5〜5.5
滴定酸度*（mEq/L）		1	9.4	6〜7	2	16.4	14.6
浸透圧比*		約2	約3	約3	約3	約2〜3	約2.6
容量（容器）（mL）		200 (SP) 500 (SP)	500 (BG)	500 (PB)	200 (PB,BG) 500 (PB,BG)	250 (BG) 500 (BG)	200 (PB,BG) 500 (PB,BG) 1,000 (BG)

＊：実測値
SP：ソフトプラスチック，PB：プラスチックボトル，BG：ソフトバッグ

表9 PPN用ブドウ糖・電解質加アミノ酸液

商品名	プラスアミノ	アミノフリード	アミカリック	マックアミン
製造販売元	大塚製薬工場	大塚製薬工場	テルモ	日本製薬＝武田
総糖質量（％）	7.5（ブドウ糖）	7.5（ブドウ糖）	7.5（ブドウ糖）	3.0（グリセリン）
総遊離アミノ酸濃度（％）	2.72	3.00	2.75	2.94
総窒素量（g/dL）	0.42	0.47	0.43	0.46
BCAA含量（％）	29.0	30.0	31.0	23.1
NPC/N比	71.4	64	70.1	26.1
E/N比	3.11	1.44	1.38	0.91
pH	約4.6*	約6.7*	4.6〜5.6	6.2〜7.2
滴定酸度（mEq/L）**	約22	約7	約17.5	約5
浸透圧比**	約3	約3	約3	約2.5〜2.7
容量（バッグ全満量）(mL)	200（約350） 500（約700）	500（約1,700） 1,000（約2,700）	200 500	200 500

＊：製造直後の平均実測値，＊＊：実測値

表10 PPN用アミノ酸・ビタミンB_1加総合電解質液（ダブルバッグ）

製品名		アミグランド	パレセーフ	ビーフリード
製造販売元		テルモ	味の素ファルマ	大塚製薬工場
糖質 ブドウ糖（％）		7.5	7.5	7.5
塩酸チアミン（mg）（ビタミンB_1）		1	1	0.96
電解質	Na（mEq/L）	35	35	35
	K（mEq/L）	20	20	20
	Ca（mEq/L）	5	5	5
	Mg（mEq/L）	5	5	5
	Cl（mEq/L）	35	35	35
	SO_4（mEq/L）	5	5	5
	Acetate（mEq/L）	19	19	16
	Lactate（mEq/L）	20	20	20
	Citrate（mEq/L）	—	—	6
	Gluconate（mEq/L）	5	5	—
	P（mmol/L）	10	10	10
	Zn（μmol/L）	4.8	4.8	5
総遊離アミノ酸濃度（％）		30	30	30
総窒素量（g/L）		4.7	4.7	4.7
BCAA含量（％）		30	30	30
E/N比		1.44	1.44	1.44
総熱量（kcal/L）		420	420	420
非蛋白熱量		300	300	300
NPC/N比		64	64	64
pH（混合時）		約6.8	約6.7	約6.7*
滴定酸度（混合時）(mEq/L)		7.1	7.1	5.1
浸透圧比（混合時）		約3	約3	約3
容量（バッグ全満量）(mL)		500（約1,100）	500（約1,200）	500（約1,700） 1,000（約2,700）

＊：製造直後の平均実測値

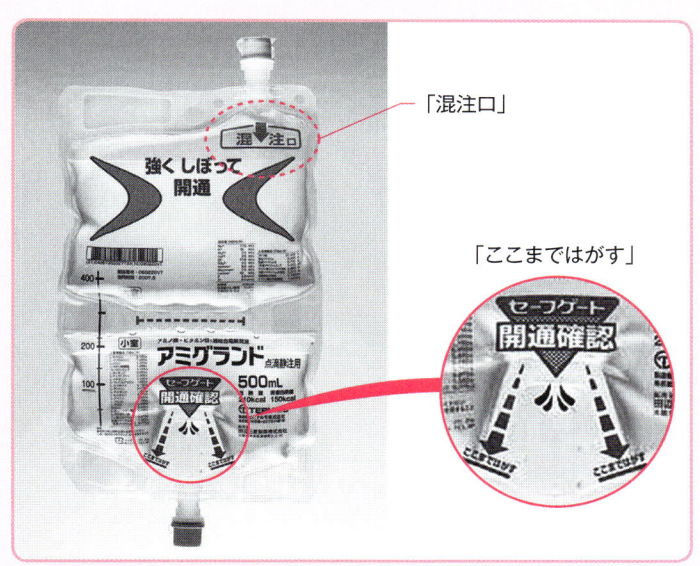

図5 ダブルバッグの工夫されたデザイン

　しかしアミグランドでは，2007年10月に，アミノ酸（特にL-システイン）の安定化剤の亜硫酸水素ナトリウムが隔壁開通後にビタミンB_1を分解するため，亜硫酸水素ナトリウムを45mgから10mgに減量し，また開封前の成分安定性を変更前と同等に保ち，同時に製剤1袋中の組成は変更しない方針の変更を行った．

　具体的には，ブドウ糖加電解質液含有バッグ（大室）液から，乳酸ナトリウムと氷酢酸の一部をアミノ酸含有バッグ内（小室）に振り分け，pH調整のため水酸化ナトリウムを適量添加したので，混合後pHは約6.7から約6.8に変化した．これにより，隔壁開通混合後のビタミンB_1の安定性が向上し，「5時間以内に使用を終了する」制限がなくなった．

　バッグデザインもリスクマネジメントからの観点から，①隔壁未開通防止のために設けられているセーフゲートに「ここまではがす」を追加表記，②「混注口」の明確化，③バッグ上下の明確化——などの変更も行っている（**図5**）．

【引用文献】

1）橋詰直孝：診断と治療, 91（4）：725-733, 2003
2）橋詰直孝：医学のあゆみ, 198（13）：949-952, 2001
3）遠藤昌夫：医学のあゆみ, 209（5）：257-263, 2004
4）橋詰直孝：Pharma Medica, 18（5）：95-103, 2000
5）福島亮治：外科と代謝・栄養, 37：23-29, 2003
6）中村卓郎：外科と代謝・栄養, 36：307-312, 2002
7）岩瀬和裕：日本外科系連合学会誌, 30（5）：712-715, 2005
8）久保田暁：Medicina, 42（9）：1670-1673, 2005
9）青木宏明：日産婦東京会誌, 53（2）：193-197, 2004
10）和田麻美子：日産婦関東連会誌, 39：375-380, 2002
11）蛭川浩史：日消外会誌, 35（12）：1793-1797, 2002
12）小山 聡：神経内科, 52：26-428, 2000
13）松田 博：内科, 81（5）：994-996, 1998
14）朝野 晃：産科と婦人科, 64（3）：415-420, 1997
15）落合 淳：神経内科, 45：65-67, 1996
16）横手幸太郎：日本老年医学会雑誌, 29（1）：35-40, 1992
17）杉村 隆：胃全摘手術を受けて—胃の手術を受けた人の食生活. 学士会会報, 2003-Ⅵ, No.843, 2003, pp52-65
18）杉村 隆：医の原点—自分が病気になった経験から. 医の原点 第5集 医療と心（加我君孝, 髙本眞一・編）, 金原出版, 2003, pp81-106
19）Payne-James J：Peripheral administration of total parenteral nutrition. Artificial Nutrition Support in Clinical Practice（Payne-James, Grimble G, Silk D eds）, Greenwich Medical Media, 1995, pp381-390

Lecture 07　TPN処方を"瞬時に"チェックできますか？

Question
あなたはこの処方の問題点がわかりますか？　この管理方法をどう評価しますか？

58歳，男性．穿孔性腹膜炎，腹腔内膿瘍（脾彎曲部）にて，結腸全摘，回腸瘻造設術が施行され，術直後からICU（集中治療部）で循環呼吸管理を受けている．術後2日目に循環動態が安定し，栄養評価後，TPN（中心静脈栄養法）による栄養管理を開始した．全身に浮腫あり．

【栄養指標】（表1）
　　身体所見：身長165cm，体重72.0（健康時66.0）kg
　　血清蛋白：アルブミン 3.1g/dL，トランスフェリン 160mg/dL，プレアルブミン 12.0mg/dL，レチノール結合蛋白 2.0mg/dL

【TPNの処方内容】
　　投与熱量は45kcal/kg/日として3,240kcal，投与蛋白質量は2.0g/kg/日とするために，
　　処方1：ピーエヌツイン-3号 1,200mL＋モリプロンF 400mL＋50%ブドウ糖 200mL＋ビタジェクト 1シリンジ
　　処方2：ピーエヌツイン-3号 1,200mL＋モリプロンF 400mL＋50%ブドウ糖 200mL＋エレメンミック注 1シリンジ
を交互に140mL/時間（残量捨て）の指示がなされた．

表1 栄養指標

身体構成成分	健康時	術後2日目	術後12日目
体重（kg）	66.0	72.0	66.9
BMI（kg/m²）	24.2	26.4	24.6
TBF（kg）	15.2（推測）	13.2	14.8
%TBF（%）	23.0	18.3	22.1
TBP（kg）	11.0（推測）	10.3	9.1
FFM（kg）	50.8	58.8	52.1
TBW（L）	36.5（推測）	44.7	39.3
TBW/FFM	0.719	0.760	0.754

血清蛋白	術後2日目	術後12日目
血清アルブミン（g/dL）	3.1	3.5
トランスフェリン（mg/dL）	160	150
プレアルブミン（mg/dL）	12.0	11.0
レチノール結合蛋白（mg/dL）	2.0	1.8

安静時消費熱量（REE）	術後2日目	術後12日目
間接カロリメトリ（kcal/日）	1,800	1,850

BMI：body mass index, TBF：total body fat, TBP：total body protein, FFM：fat free mass, TBW：total body water

> **Hint 考え方のヒント**
> - 薬剤師として，輸液内容（総液量，総熱量など）をチェックしてください．
> - NSTメンバーとして，適切な栄養療法のプランニングになっているか考えてみてください．

　本項の主眼の一つめは，薬剤師として，輸液内容（総液量，総熱量など）をチェックすることである．そのポイントは「瞬時に判定できるためにはどうすればよいか」である．NST回診などで，中心静脈栄養法（total parenteral nutrition；TPN）の処方せんを見たら，必ず「瞬時に」チェックしていただきたい．「瞬時に」とは手にして「すぐに」という意味で，「短時間で」処方せんの内容の評価・判定ができなければならない．具体的には，1分以内で評価判定できる能力を養っていただきたい．

TPNの処方せんでチェックする項目：

1. アミノ酸製剤の種類が病態に合致しているか

2. 処方の液量，熱量，液量熱量比（kcal/mL），ブドウ糖量，アミノ酸量，窒素量，NPC/N比などの暗算による概算
3. 時間当たりの滴下速度の算出（看護師の勤務時間との兼ね合いも考慮する）
4. 追加の輸液製剤がある場合，
   ● 輸液総量がバッグ許容量内か？
   ● 混合調製作業が清潔作業でできるかどうか？（代わりの既製品はないのか？ 作業工程回数を減らせないか？）

以下に，チェック項目を個々に説明する（5頁参照）．

CHECK：1　アミノ酸製剤の種類

まずアミノ酸は，①酸性・塩基性・中性，②必須・非必須，③分枝アミノ酸（branched chain amino acid；BCAA），芳香族アミノ酸（aromatic amino acid；AAA）に分類される．Fischer比は，BCAA（バリン，ロイシン，イソロイシン）とAAA（チロシン，フェニルアラニン）のモル比であることを確認する．

アミノ酸のこれらの特徴を考慮し，「病態別栄養」の観点から，以下のアミノ酸製剤が市販されている．

・通常用
　BCAA含有率は30％以下である．
　（例）プロテアミン12（BCAA含有率：21.3％，Fischer比：3.08）
　　　　モリプロンF（BCAA含有率：22.6％，Fischer比：3.01）

・侵襲期用
　侵襲期は異化亢進になっているので，BCAA rich（分枝アミノ酸高含有：30％以上）になっており，Fischer比は高くなる．
　（例）アミニック（BCAA含有率：36％，Fischer比：6.44）
　　　　アミゼット（BCAA含有率：31％，Fischer比：4.95）
　　　　アミパレン（BCAA含有率：30％，Fischer比：5.23）

・肝不全用
　肝不全の栄養管理は，BCAA↑，AAA↓，すなわちFischer比↑とすることになっている．侵襲期用よりもさらにFischer比は高くなる．
　（例）アミノレバン（アルギン含有量：3.02g/500mL，Fischer比：37.05）
　　　　テルフィス（アルギン含有量：3.02g/500mL，Fischer比：37.03）

・肝性脳症用
　肝性脳症の栄養管理は，その本態である高アンモニア血症に対してアンモニアの処理を行う目的で，尿素サイクル（オルニチン回路）の代謝回転を高めるために，アルギニンを高含有にしている．モリヘパミンのアルギニン含有量はアミノレバンやテルフィスの約2.5倍になっている．

表2 腎不全用アミノ酸輸液製剤のアミノ酸組成

	アミノ酸（g/dL）	アミユー	ネオアミユー		アミノ酸（g/dL）	アミユー	ネオアミユー
必須アミノ酸	ロイシン	1.125	1.000	非必須アミノ酸	アルギニン	−	0.300
	イソロイシン	0.720	0.750		グリシン	−	0.150
	バリン	0.820	0.750		セリン	−	0.100
	メチオニン	1.125	0.500		アラニン	−	0.300
	リジン	0.820	0.500		プロリン	−	0.200
	トレオニン	0.515	0.250		グルタミン酸	−	0.025
	トリプトファン	0.255	0.250		アスパラギン酸	−	0.025
	フェニルアラニン	1.125	0.500		システイン	−	−
	ヒスチジン（幼児）	0.560	0.250		チロシン	−	0.050

ICU（集中治療部）でクリティカルケアを受けている劇症肝炎の患者が意識清明となって眼をパチッと開けたときは「輸液（栄養）で治療ができた！」と感動的であった．
（例）モリヘパミン（アルギン含有量：3.07g/200mL，Fischer比：54.13）

・腎不全用

腎不全の栄養管理は，蛋白質制限，水分制限，カリウム制限，リン制限が主である．アミノ酸製剤としては，蛋白質を制限するために，必須アミノ酸だけを含有していたアミユー（「アミユー」ではない）が最初に開発市販されたが，必須アミノ酸だけではインバランスであるので，ネオアミユーが新しく開発市販された（表2）．
（例）アミユー（現在，製造販売中止）
　　　ネオアミユー（BCAA含有率：42.37%，Fischer比：5.98）
　　　キドミン（BCAA含有率：45.80%，Fischer比：7.89）

・小児用

小児（新生児・乳児）の栄養管理は，小児では肝機能および腎機能が未熟であるため，糖濃度を制限し，窒素量も制限（非蛋白カロリーN比↑）しなければならない．またアミノ酸の組成も母乳の成分に近いものにしている．
（例）プレアミン-P注射液

今回の症例は，「穿孔性腹膜炎，腹腔内膿瘍（脾彎曲部）にて，結腸全摘，回腸瘻造設術が施行され，術直後からICUで循環呼吸管理を受けている」ということで，明らかに侵襲期の病態である．

ところが，処方されたピーエヌツイン-3号は，ご存知のようにブドウ糖加電解質液とアミノ酸製剤からなるダブルバッグ製剤であり，使用されているアミノ酸製剤はモリプロンFである．モリプロンFは，BCAA rich（分枝アミノ酸高含有：30%以上）ではない「通常用」のアミノ酸製剤である．この点で，本処方は問題である．「侵襲期用」のアミノ酸製剤を含むフルカリックあるいはネオパレンを用いるべきであり，また追加するアミノ酸製剤も「侵襲期用」のアミニックなどを用いるべきである．逆に，通常期に「侵襲期用」のアミノ酸製剤を含むフルカリック，ネオパレン，エルネオパを用いてはいけない．

One Point Lesson

> **ポイント**
>
> すべてのダブルバッグ製剤の，ブドウ糖加電解質液とアミノ酸製剤との組み合わせは熟知しておく．同時にアミノ酸製剤が「通常用」か「侵襲期用」かも覚えておく．
> - ピーエヌツイン：アリメール＋モリプロン F（通常用）
> - アミノトリパ：トリパレン＋アミパレン（侵襲期用）
> - フルカリック：ハイカリック NC ＋アミゼット（侵襲期用）
> - ネオパレン／エルネオパ：ブドウ糖加電解質液（名称なし）＋アミパレン（侵襲期用）

ピーエヌツインが市販された当時，製造している製薬会社にただちに「侵襲期用」のアミノ酸製剤アミニックを用いたダブルバッグ製剤を開発するように助言したが，取り上げられなかった．結局，後発の医薬品メーカーによって市販された．

また，アリメールは製薬会社の方針で製造中止となった．パレメンタール A，B を当時の森下製薬とともに開発した大阪大学小児外科に所属していた人間としては，ショックなことであった．キット製剤（ダブルバッグ製剤）の供給だけでは，製薬会社が掲げているテーマの「total nutritional care；TNC」にならないと思う（少し手厳しいだろうか？）．

CHECK：2　処方内容の概算

筆者は，かつて所属していた大阪大学小児外科教室が開発に関与した歴史があるので，ピーエヌツインを基本にして，すべてのTPN製剤を記憶していた．その後，内容を完全に記憶した（余力ができた）時点で，後から発売されたフルカリックやネオパレンについて，「ピーエヌツインと違う点」を覚えた．

「何か一つ，キーになるものをしっかり覚える」ことが重要であり，またそのほうが楽でもある．

表3　本症例の処方内容

		ピーエヌツイン-3号	モリプロンF	50％ブドウ糖液	総量	予定投与量
液量	(mL)	1,200	400	200	1,800	3,600
熱量	(kcal)	1,161.6	160	400	1,721.6	3,443.2
熱量液量比	(kcal/mL)				0.956	
ブドウ糖量	(g)	250.4		100	350.4	700.8
アミノ酸量	(g)	40.0	40.0		80.0	160.0
窒素量	(g)	6.08	6.08		12.16	24.32
蛋白量（アミノ酸量から）*	(g)	32.5	32.5		65.0	130.1
蛋白量（窒素量から）**	(g)	38.0	38.0		76.0	152.0

＊：［アミノ酸量］÷1.23
＊＊：［窒素量］×6.25
　は，最低暗記しておくべき内容

One Point Lesson

> **ポイント**
> - 基本（キー）となる製品の組成を覚えておく．
>   その知識をもとにして概算（暗算による）を行う．

輸液内容の概算によるチェック方法

表3に示した□のセルについて最低覚えておけば，処方内容が暗算で概算できるはずである．その結果は，液総量3,600mL，熱量3,440kcal，熱量液量比0.956kcal/mL，ブドウ糖量700.8g，アミノ酸量160g，窒素量24.32gとなる．

窒素量については，添付文書に記載された内容まで覚えることは不可能であるので，蛋白質の窒素係数あるいはアミノ酸の窒素係数を用いて計算することになる．

蛋白質の窒素量は16%である．いいかえると，ある蛋白質を分析して1gの窒素が得られたら，蛋白質は6.25g存在していたとされている（蛋白質の窒素係数）．また，1gの蛋白質を加水分解したら1.23gのアミノ酸になるとされているので，1gの窒素からは6.25 × 1.23 = 7.69gのアミノ酸が存在していたといえる（アミノ酸の窒素係数）．

> **ポイント**
> - 蛋白質の窒素係数は6.25，アミノ酸の窒素係数は7.69である．

アミノ酸量160gであるので，窒素量は20.8gとなる．実際の添付文書の情報の24.32gとは差が生じるが概算としては問題ないといえる．

蛋白量の概算によるチェック方法

蛋白量は，アミノ酸量からの計算では160g ÷ 1.23 = 130.1g，窒素量からの計算では24.32g × 6.25 = 152.0gで，体重（72kg）当たりでは130.1g ÷ 72kg = 1.8g/kg，152.0g ÷ 72kg = 2.1g/kgとなる．目標の投与蛋白質量の2.0g/kg/日になっている．

非蛋白カロリー N値の概算によるチェック方法

非蛋白カロリー N比を求める簡易法は，次のような概算方法があるのでぜひ習得してほしい．

ピーエヌツイン-3号は，アリメール3号（800mL）とモリプロンF（400mL）とからなり，ブドウ糖量250.4g，アミノ酸量40g，窒素量6.08gで，非蛋白カロリー N比は164kcal/Ngである．したがって，本症例の処方では，ブドウ糖量700.8g，アミノ酸量160gになっているので，164kcal/Ng ×（700.8g÷250.4g）÷（160g÷40g）= 115kcal/Ngとなる．

あるいは暗算で，ピーエヌツイン-3号と同じ非蛋白カロリー N比になるためには，アミノ酸量が（160g ÷ 40g）= 4倍になっているのだから，250.4g ×4 = 1,001.6gの量のブドウ糖が必要となる．しかし，実際のブドウ糖量は700.8gであるので，164kcal/Ng ×（700.8g ÷ 1,001.6g）= 115kcal/Ngとなる．

CHECK：3　滴下速度

　1時間当たりの滴下速度を算出する．投与熱量は3,240kcal，投与蛋白質量は2.0g/kg/日，熱量液量比が0.956kcal/mLであるので，3,240kcal ÷ 0.956kcal/mL ＝ 3,389mLとなり，1時間当たりの滴下速度は，3,389mL ÷ 24時間 ＝ 141.2mL/時間となる．したがって，140mL/時間の指示は間違っていない．

　ここで，「看護師の勤務時間との兼ね合い」という実際面も考慮しなければならない．看護師の勤務は普通「日勤」，「準夜」，「深夜」の3交代（8時間ごと）であるが，深夜の勤務帯での作業を軽減する意味で「午前」と「準夜間」の2回，あるいは1回/日，TPN輸液バッグの交換が行われることが多い．本処方では，総液量が3,600mLであったので，140mL/時間の滴下速度では，3,600mL ÷ 140mL/時間 ＝ 25.7時間となり，全量投与に1日以上かかるので問題となる．

　この場合，3,600mL ÷ 24時間 ＝ 150mL/時間（この場合，3,600mL × 0.956kcal/mL ＝ 3,441.6kcal）にするか，140mL/時間 × 24時間 ＝ 3,360mLで毎日120mL × 2回 ＝ 240mLずつ「残捨て（残量を捨てる）」（この場合，3,360mL × 0.956kcal/mL ＝ 3,212kcal）にするかである．

CHECK：4　輸液総量

　追加の輸液製剤がある場合，「輸液総量がバッグ許容量内か」のチェックも必要である．薬剤師としては，輸液製剤の許容量の情報を知っておくか，すぐにわかる状態にしておくべきである．ピーエヌツインは，1号，2号，3号すべてバッグのサイズは約2,900mLで，今回の処方（1,800mL）は許容範囲内である．

CHECK：5　混合調製作業

- 混合調製作業が不潔作業かどうか？　作業回数は？

①ピーエヌツイン-3号に，モリプロンF400mLと50％ブドウ糖200mLを混合調製しなければならない．モリプロンFと50％ブドウ糖を病棟で混合調製する作業は，当然不潔作業である．ピーエヌツインだけでの投与では目的を達成できないのか（どうしても追加の輸液製剤が必要なのか）を，一度考えなければならない．アミノ酸製剤（「侵襲期用」）の点からフルカリック，ネオパレンあるいはエルネオパを用いることになり，また高濃度の製剤すなわち，3号液が好ましいので，フルカリック3号での検討となる．今回の処方は非蛋白カロリーN比が115kcal/Ngで，フルカリック3号は160kcal/Ngで窒素量が少ないため単独では使用できない．

②今回の処方ではビタジェクトとエレメンミック注も混合調製しなければならない．フルカリック3号を使用すれば，エレメンミック注のみの注入作業になる．

③その他の点では，フルカリック3号を使用した場合，追加の輸液製剤があるので，隔壁を

開通してしまうことになり，ビタミンと微量元素が混在して配合変化を起こしてしまう可能性がある．配合変化に配慮して，処方1ではビタジェクトを，処方2ではエレメンミック注を分けて混合調製している．

- 代わりの既製品はないのか？

繰り返しになるが，病態別栄養の観点から，アミノ酸製剤は「侵襲期用」のアミノ酸を含む，ダブルバッグ製剤のフルカリックあるいはネオパレンを用いるべきである．フルカリック3号が適応対象となるが，非蛋白カロリーN比の点で使用できない．

One Point Lesson

栄養アセスメントの重要性

栄養療法の実際は図1に示したように，

①栄養状態の把握：まず患者の栄養アセスメントで栄養状態の把握を行い，栄養障害の有無とパターン（Marasmus型かKwashiorkor型のどちらか，あるいは混合型か）を決定する．

②栄養療法の適応決定：次いで栄養療法の適応の決定を行い，投与経路として経腸栄養か経静脈栄養のいずれかを選択する．

③栄養素の組成と量決定：栄養素の組成と投与量（熱量，三大栄養素，水・電解質，微量栄養素）の決定を行う．

④栄養管理の実施：栄養管理を実施する．

⑤治療効果の判定（動的栄養評価）：そして治療効果の判定として，もう一度栄養アセスメント（動的栄養アセスメント）を行う．

このように，栄養療法の始めと終わりに栄養アセスメントが行われなければならない．言い換えれば，「栄養療法は栄養アセスメントに始まり，栄養アセスメントで終わる」といっても過言ではないし，栄養アセスメントが「できない」，あるいは「しない」者は，栄養療法を行う「資格がない」ともいえる．

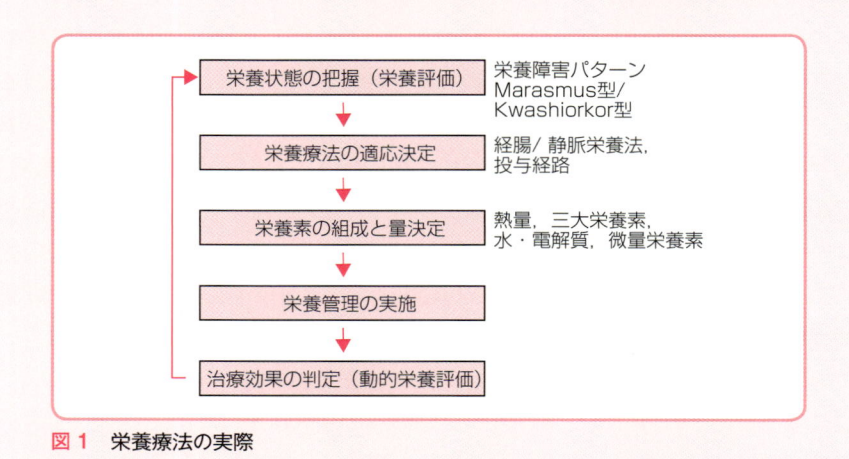

図1 栄養療法の実際

One Point Lesson

投与熱量の設定

「1日投与熱量」は，原則的に「1日必要熱量」を投与しなければならない．さらに「1日必要熱量」，すなわち1日に必要なカロリーは，痩せのため体重をcatch upしなければならない患者や断食入院の患者などでなければ，1日に消費する総カロリー，すなわち「1日総消費熱量（total energy expenditure；TEE）」と同じである．したがって「1日投与熱量」の決定はTEEを推定あるいは算出することになる．

なお，代謝に関する主な用語一覧を**表4**に掲げる（**サイドメモ①**）．

表4 代謝に関する主な用語一覧

基礎代謝率	BMR	basal metabolic rate
基礎消費熱量	BEE	basal energy expenditure
安静時消費熱量	REE	resting energy expenditure
推定REE	pREE	predicted resting energy expenditure
実測REE	mREE	measured resting energy expenditure
活動時消費熱量	AEE	active energy expenditure
食事誘発性熱産生量	DIT	diet induced thermogenesis
活動係数	AI	active index
ストレス係数	SI	stress index

サイドメモ①

代謝に関する用語について（表4参照）

- 基礎代謝率（basal metabolic rate；BMR）は基礎消費熱量（basal energy expenditure；BEE）と同義語で，Harris-Benedictの式から求めるので，推定REE（predicted resting energy expenditure；pREE）とも呼ばれる（式1）．

    BMR ＝ BEE ＝ pREE（式1）

- 1日総消費熱量（TEE）は安静時消費熱量（REE）と活動時消費熱量（AEE）の和である（式2）．

    TEE ＝ REE ＋ AEE（式2）

- AEEは測定不可能であり，また推定する手段もないので，通常は，TEEはBMRに活動係数（AI）とストレス係数（SI）を乗じて求める（Longの式）．

    TEE ＝ BMR × AI × SI（Longの式）

    このときの注意点としては，AIとSIに気をつけることである．AIは，入院患者（トイレ，売店まで歩行可）で1.2～1.3（1.25）である．SIは，飢餓→0.7，軽度ストレス（軽度侵襲手術，消化管瘻）→1.3，中等度ストレス（高度侵襲手術，多発性外傷）→1.5，高度ストレス（腹膜炎，敗血症，熱傷）→2.0とする．

- 実測REE（measured REE；mREE）はBMRと食事誘発性熱産生量（diet induced thermogenesis；DIT）の和である（式3）．空腹時に測定して，DITの成分を消去したREE（mREE）は，時々刻々と変化している代謝動態をとらえていることになる．

> mREE ＝ BMR ＋ DIT（式3）
> ・pREEとmREEとの比（mREE ÷ pREE）は，ストレスの度合いを表すSIと考え「Hillのストレス係数」と呼ばれている．
>   Hillのストレス係数＝ mREE ÷ pREE

間接カロリメトリ（呼気ガス分析）から

より厳密な（理想的な）方法として，間接カロリメトリ（呼気ガス分析）で「実測REE（measured REE；mREE）」を求め，その値に活動係数（active index；AI）を乗じた値をTEEとする（サイドメモ②）．

本症例では，間接カロリメトリで測定したmREEは，術後2日目mREE＝1,800kcal/日であり，またICUで循環呼吸管理中（鎮静状態）であるから，AIは1.0と考え，1日の至適投与熱量は1,800×1.0＝1,800kcal/日となる．

> **サイドメモ②**
>
> Hillのストレス係数（SI）は，
>   SI ＝ mREE ÷ pREE
> であり，これを変形して，
>   SI × pREE ＝ mREE
> ここで，pREE ＝ BMRであるから
>   SI × BMR ＝ mREE
>   BMR × SI ＝ mREE
> となる．
> 一方，Longの式は，これにより
>   TEE ＝ BMR × AI × SI ＝ BMR × SI × AI
>   TEE ＝ mREE × AI
> となる．
> これは「どういう意味なのか？」，「どこがよいのか？」
> Longの式ではAI，SIは「推測」の値で，「推測」が2回入る．一方，mREEは実測値で真実の値であるので，「推測」の値はAIの一つだけになり，正確さ（適正度）が増すことになる．

Longの式（方法）から

しかし，間接カロリメトリの機器は高額であるので，基礎代謝率（BMR）〔＝基礎消費熱量（BEE）＝推定REE（pREE）〕を，Harris-Benedictの式から求め（サイドメモ③），次いで，Longの式〔TEE＝BMR×AI（active index：活動係数）×SI（stress index：ストレス係数）〕に代入してTEEを計算することになる（サイドメモ①）．

サイドメモ③

Harris-Benedictの式について

Harris-Benedictの式のオリジナル「H-B式①」は，

BMR（男性）＝ 66.4730 ＋ 13.7516 ×〔体重（kg）〕＋ 5.0033 ×〔身長（cm）〕
　　　　　　－ 6.7550 ×（年齢）

BMR（女性）＝ 655.0955 ＋ 9.5634 ×〔体重（kg）〕＋ 1.8496 ×〔身長（cm）〕
　　　　　　－ 4.6756 ×（年齢）

である[1]．①性，②体重，③身長，④年齢の4項目の要因からなり，年齢の項目では年をとればとるほど代謝量は低下するので「－」になっている．

通常用いられて（巷に氾濫して）いる式としては，以下のように小数第2位で統一した「H-B式②」がある．

BMR（男性）＝ 66.47 ＋ 13.75 ×（体重）＋ 5.00 ×（身長）－ 6.76 ×（年齢）
BMR（女性）＝ 655.10 ＋ 9.56 ×（体重）＋ 1.85 ×（身長）－ 4.68 ×（年齢）

臨床の現場では，小数第4位までは必要でないので，小数第2位で統一した式でもよいと考える．あるいは，化学実験や物理実験での「有効数字」の考えをもとに，有効数字3桁で統一すると，以下のような「H-B式③」となる．

BMR（男性）＝ 66.5 ＋ 13.8 ×（体重）＋ 5.00 ×（身長）－ 6.76 ×（年齢）
BMR（女性）＝ 655 ＋ 9.56 ×（体重）＋ 1.85 ×（身長）－ 4.68 ×（年齢）

その他の特徴としては，次のような点があげられる．
- 1919年の論文発表以来，90年近く使用されているすばらしい式である．
- 17歳以上が対象であるので，小児は対象ではない．
- 男性と女性で「定数項」の桁が違う．一人ひとりの取り分は，体の大小に関係なく女性のほうが655kcalと大きい．
- 欧米人を対象とした式なので日本人に用いると高値になる．
- 体重で計算するため肥満者では多めになる．

簡易計算法から

さらに，もう一つ簡単なTEEの算出方法（簡易計算法）として，25～30kcal/kg/日（侵襲がない場合は25kcal/kg/日）を用いて算出する方法がある．

問題点 1 　投与熱量の過剰

①本当は，間接カロリメトリ（呼気ガス分析）でmREEを求めるべきであった．少なくともBMRをHarris-Benedictの式から求め，Longの式に代入して計算されるべきであった．

②本症例は腹膜炎で緊急手術を受けた患者なので，強度の侵襲が加わっていると考え，30kcal/kg/日の1.5倍の45kcal/kg/日が用いられたことが間違いであった．

③次いで，計算に用いる体重として，何も考えないで，術後2日目の実測体重72.0kgが使用された点が過ちであった．この体重は，明らかに水分の異常貯留（浮腫）があ

るので用いてはいけない．

　以上のような，投与熱量が45kcal/kg/日×72.0kg＝3,240kcal/日という不適切な栄養管理（10日間）の結果，身体構成成分などの栄養指標は表1のようになった．体重は72.0から66.9kgに減少し，TBF（total body fat）は13.2→14.8kgと1.6kg増加し，TBP（total body protein）は10.3→9.1kgと1.2kg減少した．

　「人体は，いかなる状況下でも（通常時でも侵襲時でも）過剰の熱量は脂肪として身体に蓄積する」ので，本症例ではTBFが1.6kg増加しており，1.6kg×9kcal/g×1,000＝14,400kcal分が過剰であったことが判明する．1日当たりでは14,400kcal÷10日＝1,440kcalの過剰であった．

　これは，投与熱量3,240kcalと1日の至適投与熱量1,800kcalとの差，すなわち，3,240kcal－1,800kcal＝1,440kcalに一致する．

One Point Lesson

適正なTEEを求める

　BMRをHarris-Benedictの式から求め，次いでLongの式（TEE＝BMR×AI×SI）に代入して，TEEを計算することになる．Harris-Benedictの式からBMRを求める際に注意する点は，「どの（いつの）体重を用いるか」を考慮しなければならないことである（サイドメモ④）．

　本症例では，術後2日目の体重72.0kgは，明らかに水分の異常貯留（浮腫）があるため，何も考えないで用いてはいけない．では「どの（いつの）体重を用いるか？」

サイドメモ④

調整体重（adjust body weight）

　Harris-Benedictの式からBMRを求める際，「肥満」と「痩せ」の患者では，実測体重は使用できない．肥満患者では，調整体重（adjust body weight）を用いる（ここでは肥満の定義は理想体重比120%以上とする）．
　　実測体重－理想体重＝A（kg）
　　B（kg）＝A（kg）×0.25
　　調整体重＝理想体重＋B（kg）
　肥満患者の実測体重からBMR，TEEを計算すると過剰熱量となり，理想体重では少なすぎて「ひもじい」投与熱量になる．過剰体重の1/4は認めるという意味と覚える．
　一方，痩せの患者では，理想体重を用いる（ここでは痩せの定義は理想体重比80%以下とする）．
　　理想体重＝〔身長（m）〕^{2}×22.0（kg/m^2）

「健康（通常，usual body weight；UBW）時」を用いる方法

　UBWの66.0kgを用いると，pREE＝1,407.8331kcalとなる．

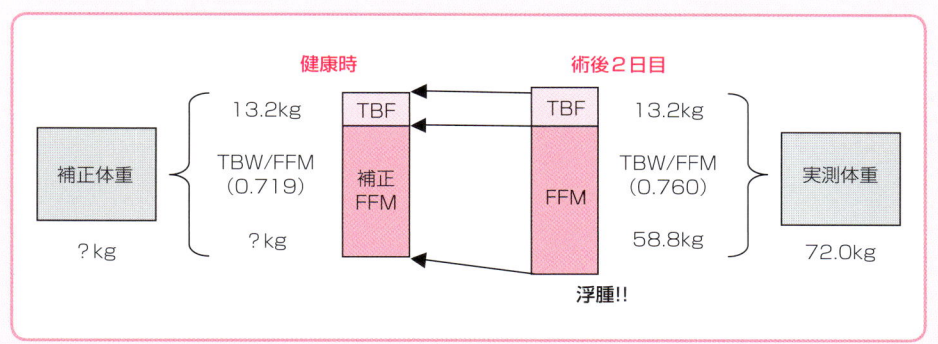

図2 補正体重の算出方法

補正体重を用いる方法（図2）

FFM（fat free mass）は除脂肪量で，TBW（total body water）は体内総水分量であり，その比のTBW/FFMは全身の「浮腫」の程度を表している．術後2日目のTBW/FFMは0.760であるが，健康時の0.719を用いて，FFM（補正）から体重（補正）を算出すると

　　体重（補正）＝FFM（補正）＋TBF＝58.8×（0.719÷0.760）＋13.2＝68.8kg

となり，pREE＝1,446.33548kcalとなる．

ちなみに術後12日目のTBW/FFMは0.754で浮腫があるので，健康時の0.719を用いて，FFM（補正）から体重（補正）を算出すると

　　体重（補正）＝FFM（補正）＋TBF＝52.1×（0.719÷0.754）＋14.8＝64.5kg

となり，pREE＝1,387.2057kcalとなる．

次いで，Longの式（TEE＝BMR×AI×SI）に代入して，TEEを計算することになるが，本症例の患者はICUで循環呼吸管理中（鎮静状態）であるから，AIは1.0と考える．

一方，SIは「Hillのストレス係数」（サイドメモ①）から求める．表4からもわかるように，術後2日目のmREEは1,800kcal，術後12日目のmREEは1,850kcalであるので，術後2日目のSI＝mREE/pREE＝1,800/1,407.83310＝1.2786あるいは＝1,800/1,446.33548＝1.2445で，術後12日目のSI＝1,850/1,407.8331＝1.3141あるいは＝1,850/1,387.2057＝1.3336となる．したがってSIとしては1.3くらいと考える．

以上から，TEE＝BMR×SI×AI＝1,407.8331×1.3×1.0＝1,830.18303kcalとなる．

One Point Lesson

投与蛋白質量の設定

蛋白質量投与は，通常1.0g/kg/日の投与が行われる．本症例は腹膜炎で緊急手術を受けた患者なので，強度の侵襲が加わったと考え，蛋白異化を防止する目的で倍量の2.0g/kg/日の投与が行われた．これについては「正解」はない．通常，1.5g/kg/日以上の投与は行

われても間違いではない．

> **まとめ**　「この管理方法をどう評価しますか？」

①mREEからではなく，必要熱量の簡易計算法の30kcal/kg/日を，強度のストレス下なので，1.5倍の45kcal/kg/日として用い，さらに水分の異常貯留（浮腫）状態の体重72kgから投与熱量を算定した．その結果，投与熱量は「過剰」となり，体内脂肪として蓄積（1.6kg）された．

②蛋白質量2.0g/kg/日の投与でも，侵襲下（腹膜炎）のため蛋白異化を防止できず，TBPが1.2kg減少した．十分な熱量と蛋白質量を投与しても，RTP（rapid turnover protein）は減少し蛋白異化を防げなかったことを意味する．血清Alb値の上昇は体内の過剰水分が是正されたためであると考える．

【引用文献】
1) Harris JA, Benedict FG : A Biometric Study of Basal Metabolism in Man, Carnegie Institution of Washington, Washington, DC, 1919

Lecture 08 末期がん患者の輸液管理

Question
あなたはこの処方の問題点がわかりますか？

60歳，女性，再発卵巣がん，がん性腹膜炎．
呼吸困難，疼痛，イレウス症状が出現し，在宅主治医により在宅中心静脈栄養（home parenteral nutrition；HPN）1,800mL/日で輸液管理されていた．疼痛対策に塩酸モルヒネ800mg/日がTPN（total parenteral nutrition）バッグ内に混合調製されていた．
今回，胸水，腹水および全身の浮腫が強く出現し，また塩酸モルヒネによっても軽減しない神経因性疼痛も出現したので，緩和医療部にコンサルトがなされた．相談・検討の結果，TPN 700mL/日に減量し，塩酸モルヒネ80mg/日を側管から持続静注，ラシックスの適時使用で，胸水，全身浮腫は消失し，腹水と疼痛もかなり減少した．しかし，その後，カテーテル関連血流感染症（catheter related blood stream infection；CRBSI）を合併し，中心静脈カテーテル（central venous catheter；CVC）抜去となった．末梢静脈は非常に細く静脈ルート確保ができない状態で，経口からの水分の摂取も不可能であるため，皮下持続輸液（hypodermoclysis）を開始することになり，以下の輸液処方せんが出された．

【輸液処方せん】
処方1（昼間用）：ソリタ-T3号　500mL
　　　　　　　　塩酸モルヒネ　40mg
　　　　　　　　ラシックス　20mg

処方2（夜間用）：ソリタ-T3号　500mL
　　　　　　　　塩酸モルヒネ　40mg
　　　　　　　　ビタジェクト　1セット

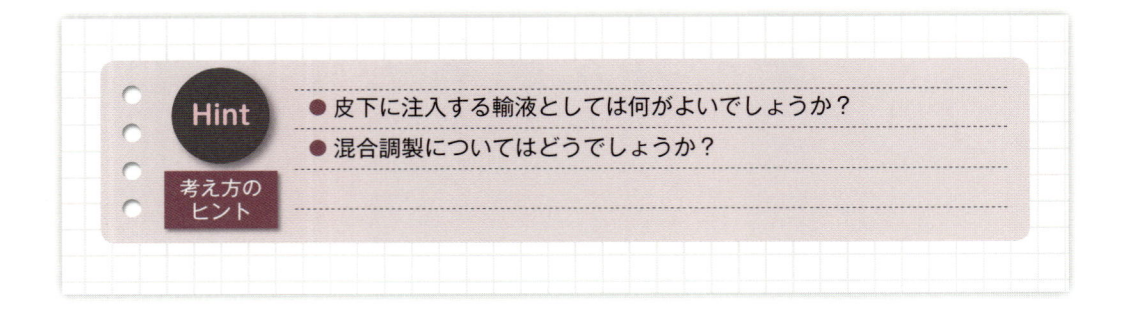

> **Hint 考え方のヒント**
> ● 皮下に注入する輸液としては何がよいでしょうか？
> ● 混合調製についてはどうでしょうか？

　本項のQuestionは，人の死についての奥の深い難しい問題を含んでいる．まず輸液から少し離れ「死について（"死に方"について）」と「終末期医療（ターミナルケア）」の2点について解説し，これらの理解を深めたうえで，具体的な末期がん患者の輸液管理について述べることとする．

A　死について（"死に方"について）

　人は必ず死ぬものである．どこで亡くなるか，すなわち死に場所はどこかというと，約30年前頃を境に自宅で亡くなる人が次第に減り，病院で亡くなる人の割合のほうが多くなっている．現在，在宅死亡の割合は約1/4で，残りの約3/4は病院か施設で死亡している．「畳の上で死ねない」のが日本の現状である．

　人生の幕引きをするのは医者か，自分か，いったい誰なのか？

　普通，なかなか死の準備というものはできない．死に場所が病院や施設であった場合，"死に方"という人生最後の選択が，完全に病院や施設任せになっているケースが多いのが実情である．

　病死を含めた自然死であれば，人間は尊厳を保ったまま死にゆくことができるはずである．これまでの医療は，医師の使命である「ヒポクラテスの誓い」で示されているように，少しでも患者の命を永らえさせることを目指してきた．しかし，医療の発達により延命技術が進歩したため，死を迎える段階でただ「生かされている」だけの状態になってしまっている．死なせてもらえないことが極度に残酷なことになる場合があり，「延命治療という名の拷問」といわれかねない．すでに死期が迫っているときには，単に死期を引き延ばすことにしか役立たない治療は「延命措置」であり，生命を維持するための「生命維持治療」とは異なるものである．

　こうした状態で死を迎えることを望まない立場から，尊厳死の概念が生まれた．

レッスン：1　尊厳死 (death with dignity) とは

　尊厳死の概念は，自分が不治の病で，いまの医学では治る見込みがなくて死が迫っているときに，尊厳死の宣言書である「リビング・ウィル（living will）」を医師に提示して，自らの"死に方"を選ぶ（いたずらに死期を引き延ばす措置を拒否し，人間らしく安らかに，

自然な死をとげる）権利をもっているということである．"死に方"を選ぶ権利を社会に認めてもらおうとする目的で，日本尊厳死協会が1976年に設立された．尊厳死運動とは，人権確立の運動といわれている．

リビング・ウィルとは，「生前の意思」という意味である．自然な死をとげるために生前に行われる，自発的に意思表示された「生前発効の遺言書」のことである．尊厳死の権利を主張して延命治療の打ち切りを希望する内容で，日本尊厳死協会のリビング・ウィルでは，以下のようになっている（抜粋）．

> 私は，私の傷病が不治であり，かつ死が迫っている場合に備えて，私の家族・縁者ならびに私の医療に携わっている方々に次の要望を宣言いたします．
> （中略）
> （1）私の傷病が，現在の医学では不治の状態であり，すでに死期が迫っていると診断された場合には，徒に死期を引き延ばすための延命措置は一切おことわりいたします．（後略）

レッスン：2　尊厳死の難しさ

1. 末期状態（ターミナルステージ）の定義について

本来の意味での尊厳死とは，人間としての尊厳，すなわち単に「生きた物」としてではなく，「人間として」遇されて「人間として」死に至ることで，尊厳を保って死に至る，あるいはそのようにして達成された死を指すとされている．尊厳死を行う条件は，①末期，死期が迫っている状態，②植物状態，遷延性意識障害の状態，③本人の決定――とされている．

死からの回復が不可能で見込みがなく，かつ死期が迫っている末期状態は，「死亡直前期」や「臨死期」と定義されることもある．

この末期状態とはいつ頃を指すのだろうか？

かなり短い時間，1日とかせいぜい数日を指すこともあれば，1～2週間から数週間，場合によっては数カ月というのも末期にあたるという意見がある．しかし同じ末期でも，死亡前数カ月の患者と死亡前数日の患者では，適応となる治療やケアが異なる．

予後関連因子として，①腫瘍状態（部位，組織，病期，転移部位，治療効果など），②全身状態（体重減少，合併症，performance statusなど），③血液検査データ，などが考えられている．これらの情報をもとに，経験を積んだ複数の医師により総合的に判断することが重要であるとされている．ところが，患者の生命予後を判断することは困難で，医者の予後予測が患者の寿命と相関があるのはせいぜい1カ月以内で，1カ月以上の場合については相関するデータはないといわれている．

2. 延命医療中止の判断について

日本学術会議も，1994年に尊厳死を容認するために，
①医学的にみて，患者が回復不能の状態に陥っていること
②意思能力のある状態で，患者が尊厳死の希望を明らかにしているか，患者の意思を確認で

きない場合，近親者など信頼しうる人の証言に基づくこと
③延命医療中止は，担当医が行うこと
の3つの条件をあげている．

尊厳死の主な内容には，「不治かつ末期になった場合，無意味な延命措置を拒否する」のほかに，「苦痛を最大限に和らげる治療を希望する」，「植物状態に陥った場合，生命維持措置を中止する」というものがある．しかし，この「植物状態，遷延性意識障害の状態」の患者に対する延命医療中止の判断は難しい．

その一例が，筋萎縮性側索硬化症（amyotrophic lateral sclerosis；ALS）である．ALSは難病の一つで不治の病とされているが，ALSの患者は延命措置である人工呼吸器により，場合によっては10数年以上という長期間，不自由ではあるが生活でき，生きる喜びを感じている人もいる．人工呼吸器による延命措置が健康や生命を回復するための「通常治療」となる．

レッスン：3　安楽死（euthanasia）との違い

安楽死は尊厳死と混同しがちである．尊厳死と安楽死はどう違うのか．

尊厳死とは，患者が不治かつ末期になったとき，いたずらに死期を引き延ばす延命措置を自分の意思で拒否し，治療をやめてもらい，人間らしく安らかに自然な死をとげることである．尊厳死は不治かつ末期の患者本人の"死に方"のことである．

一方，安楽死は，例えば本人の希望や明確な意思によって，「（致死的薬剤の）注射を打ってくれ」と苦痛を訴えている患者に同情して，「苦しい生」ないし「意味のない生」から患者を解放するという目的で，「意図的」な生命の短縮を行う行為である．「意図的」に達成された死，あるいはその目的を達成するために「意図的」に行われる「死なせる」行為である．「死なせる」ことすなわち「殺す」ことであり，尊厳死とはまったく違う．このことを十分に理解していないと，尊厳死という名のもとに，殺人や自殺幇助が一般化する可能性もある．

安楽死の区分には，「決定のプロセス」に関する区分と，「行為の様態」に関する区分の2つがある．前者には，
①自発的安楽死：患者本人の意思による場合
②非自発的安楽死：患者本人に対応能力がない場合
③反自発的安楽死：患者本人に対応能力があるにもかかわらず，意思を問わずに，あるいは意思に反して決定される場合
などがある．

一方後者には，
①積極的安楽死：毒物あるいは筋弛緩剤などを投与する（死なせる＝殺すこと）
②消極的安楽死：生命維持装置を外し治療しない（死ぬに任せること）
③間接的安楽死：鎮痛薬などによって結果として死を早める
などがある．

自発的消極的（間接的）安楽死が「尊厳死」であり，また，非自発的（反自発的）積極的

安楽死が「慈悲殺」といわれている．
　また，意図的か非意図的（予想的）かによって次のようにも分類される．
①意図的
- 積極的：積極的安楽死
- 消極的：消極的安楽死

②非意図的（予想的）
- 積極的：間接的安楽死
- 消極的：QOL保持を意図する治療停止

> **サイドメモ**
>
> **望ましい死（good death）**
> 　米国の終末期がん患者，HIV感染症患者および家族，医療従事者など計100名に対する面接調査の結果，「望ましい死（good death）」の概念として次の6項目があげられている[1]．
> ①痛みや症状が緩和されている．
> ②自分の意思ですべての選択ができる．
> ③自分の死期をあらかじめ知ったうえで，死に対する準備ができる．
> ④自分の人生が完結したと思える．
> ⑤他者の役に立つ．
> ⑥最期まで人として尊重される．
>
> 　一方，日本人の「望ましい死（good death）」の概念は，主に予後が1年以内の進行がん患者および家族，医療従事者など計63名に対する面接調査の結果では，欧米と大きな相違はなかったが，日本人の特徴として，以下の4つの点があげられている[2]．
> ①自己の意思決定がはっきりしない．
> ②がんと闘う姿勢をもつ人がいた．
> ③家族や周りの人との人間関係を重視している．
> ④他者との情動的な距離を保つ（自分の苦しんでいる姿を見せないなど）人が多かった．

B 終末期医療（ターミナルケア）

　末期がん患者など治療の見込みのない人々が，人間としての尊厳とQOLを保ちつつ，最期の時を過ごすことができるようにする医療が「終末期医療（ターミナルケア）」である．
　「患者の権利に関する世界医師会リスボン宣言」が1981年，リスボン（ポルトガル）での世界医師会総会で採択された．「リスボン宣言」ともよばれている．その後1995年のバリ島（インドネシア）での総会で修正され，2005年のサンティアゴ（チリ）での理事会で編集のうえ修正された．
　リスボン宣言では，患者の権利として，以下の項目について宣言された．

1. 良質の医療を受ける権利
2. 選択の自由
3. 自己決定権
4. 意識のない患者の代理人の権利

5. 法的無能力者の代理人の権利
  6. 患者の意思に反する処置
  7. 情報に関する権利
  8. 守秘義務に関する権利
  9. 健康教育を受ける権利
  10. 尊厳に関する権利
  11. 宗教的支援を受ける権利

「10. 尊厳に関する権利」については，次の3つの内容がある．
- 患者は，その文化および価値観を尊重されるように，その尊厳とプライバシーを守る権利は，医療と医学教育の場において常に尊重されるものとする．
- 患者は，最新の医学知識に基づき苦痛を緩和される権利を有する．
- 患者は，人間的な終末期医療（ターミナルケア）を受ける権利を有し，またできるかぎり尊厳を保ち，かつ安楽に死を迎えるためのあらゆる可能な助力を与えられる権利を有する．

レッスン：1　緩和医療（palliative care）

病気の苦痛にさいなまれた状態から解放されて死を迎えるというのも，尊厳死の一部である．

緩和医療とは，主に延命を目的とするものではなく，QOLを向上することに主眼が置かれ，痛みをはじめとした身体的，精神的苦痛の軽減・除去を目的とした医療である．主に末期がん患者などに対して，医療的処置（緩和医療）に加え，精神的側面を重視した総合的な措置がとられる．緩和ケアともいう．

苦しい生から患者を解放しようとしてなされる行為が，いくばくか患者の余命を短縮する場合は「緩和死」と定義されている．「緩和死」は，たとえ死期が早まる結果になってもできるだけの苦痛を取り除くようにするものである．

世界保健機関（WHO）は，緩和医療の定義について，「治療を目的とした身体的苦痛，精神的苦痛，社会的苦痛の包括的緩和によるQOLの向上に加え，緩和医療の実施にあたっては人間として生きることがもつ霊的（スピリチュアル）な側面を認識・重視し，霊的な苦痛にも配慮すべきである」としている．

緩和医療は，算定基準からは「病床型（緩和ケア病棟入院料）」と「チーム型（緩和ケア診療加算）」に分けられる．施設基準を満たした「緩和ケア病棟」などでは，さまざまなスタッフがその専門性を活かし，患者の全人的ケアの一端を担っている．一方，身体症状を担当する医師・精神症状を担当する医師・看護師・薬剤師などのメンバーで構成される「緩和ケアチーム（palliative care team；PCT）」は，一般の病棟などで緩和ケアを提供している．

レッスン：2　末期がん患者の臨床経過

末期がん患者の主訴は，疼痛が約6割を占め，次いで食欲不振，全身倦怠感，腹部不快・膨満感，呼吸困難の順である．

（1）がん性疼痛[3]

がん性疼痛が出現してからの生存期間（中央値）は11週で，死亡前約3カ月頃からがん性疼痛の出現が急増する．したがってこの時期から十分な除痛処置が必要である．また，がん性疼痛の原因とそれが出現してからの生存期間（中央値）は，腹腔内浸潤は6週，胸膜浸潤は14週，骨盤内浸潤は16週，骨浸潤は20週であった．対処方法としては鎮痛薬が主であるが，神経ブロック，放射線治療，外科的治療もなされる．WHOの「WHO方式がん疼痛治療法」[4]があり，疼痛管理の基本となっている．

（2）身体症状[3]

食欲不振，全身倦怠感，便秘，不眠などが主で，生存期間が約1カ月となった頃から出現頻度が高くなる．生存期間が2週間となった頃から，意識障害，精神運動興奮，幻覚などの「混乱（confusion）」となり，死亡数日前より不穏，死前喘息がみられる．

（3）日常生活動作の障害[3]

腸閉塞による食事摂取不能，骨折・麻痺による運動障害，直腸膀胱障害以外で，自力移動，排便，排尿，食事，水分摂取，会話，応答などが可能だった最終日を重点的に観察すると，生存期間が2週間となった頃から自力移動の障害の頻度が高くなり，生存期間が1週間となった頃から経口薬の内服が困難になる．死亡数日前より水分摂取，会話，応答の障害が急増する．

（4）鎮静（sedation）

「鎮静（sedation）」は，終末期状態（ターミナルステージ）で，疼痛，苦痛・苦悩などで苦しむ患者を鎮静で眠らせて，眠っている間だけでも楽にしてあげようとする治療法である．間欠的投与にするべきという意見もある[5]．

（5）急変[3]

予期せぬ突然の病態の変化によって，数日以内に死に至った場合を「急変」と定義することがある．急変の原因として，出血が約3割，肺炎が約2割，次いで呼吸不全，心不全，消化管穿孔，敗血症，脳血管障害，腎不全があげられる．

レッスン：3　ターミナルステージに応じたケア[3]

ターミナルステージを，前期（6～1カ月），中期（数週間），後期（数日），死亡直前期（数時間）の4つの時期に分けてケアすることになる（表1）．

（1）前期：6～1カ月

- 緩和医療：痛みのコントロール，全身倦怠感，食欲不振，その他悪心・嘔吐，腹水などの症状を緩和する．
- 精神的支え：患者がいままでに歩んできた歴史や，自分の気持ちをわかってほしいという気持ちを理解し，またそれに基づいて対応する．
- 身辺整理への配慮：仕事や財産など身の回りのことを，日常生活動作の障害のない元気なうちに行えるように配慮する．

表 1　末期がん患者のケア

(1) 前期：6〜1カ月
- 緩和医療
- 精神的支え
- 身辺整理への配慮

(2) 中期：数週間
- コルチコステロイドの使用
- 中心静脈栄養法の中止
- 体力の低下による日常生活動作の障害への援助
- 霊的苦痛への援助

(3) 後期：数日
- 安楽ポジションの工夫
- 麻薬の持続皮下注入，皮膚貼付
- 混乱への対応
- 鎮静の考慮

(4) 死亡直前期：数時間
- 気管内挿管，心臓マッサージなどの蘇生術非施行の確認
- 人格をもった人間として遇する

(2) 中期：数週間

- コルチコステロイドの使用：この時期にみられる，全身倦怠感，食欲不振に対して有効である．
- 中心静脈栄養法（total parenteral nutrition；TPN）の中止：この時期の患者では代謝が低下あるいは代謝異常となっているため，TPN施行は，口渇，悪心・嘔吐のほかに高血糖，電解質異常，胸水や腹水の増加，全身浮腫，循環動態異常，感染の原因になる．
- 日常生活動作の援助：体力の低下により，移動，食事，排泄，睡眠などに障害を来す．
- 霊的苦痛への援助

(3) 後期：数日

- 安楽ポジションの工夫：日常生活動作の障害が進行して，座位の維持や寝返りさえできなくなる．楽に過ごせる「安楽ポジション」の工夫が必要になる．
- 麻薬の持続皮下注入，皮膚貼付：悪心・嘔吐，嚥下困難，衰弱や意識低下によって薬物の内服ができなくなる．麻薬の持続皮下注入や，剤形によっては皮膚貼付も考慮する．
- 混乱（confusion）への対応：混乱の原因を鑑別することが重要である．高カルシウム血症の可能性もあるので留意する．
- 鎮静（sedation）の考慮：意識を維持したままでの苦痛緩和が困難な場合は，薬物による鎮静も考慮する．厚生労働省厚生科学研究班作成のガイドライン「苦痛緩和のための鎮静に関するガイドライン」[6]がある．

(4) 死亡直前期：数時間

- 蘇生術非施行の確認：気管内挿管，心臓マッサージなどの蘇生術を行わないのが原則であるので，家族と話し合っておくべきである．
- 人格をもった人間として遇する：意識がない状態でも人格をもった人間として遇することが重要である．非言語的コミュニケーション（手を握る，足をさする，髪を撫でるなど）が主である．

サイドメモ

ホスピス

終末期医療を専門に行う施設はホスピスと呼ばれる.

中世ヨーロッパでは，巡礼者などの旅人を宿泊させる小さな教会があり，旅人が健康上の不調や病で旅立つことができなければ，そのまま治療や看病をしたことから，このような医療看護収容施設をホスピスとよぶようになった．もとは看護にあたる聖職者の無私の献身と歓待を意味する語であるホスピタリティ，また今日の病院を指すホスピタルの語はここから生じた．歴史的には，病院の機能だけでなく孤児院，老人ホーム，行き倒れの収容などの施設の役割を果たした．

現在ホスピスは，施設などの形態や機能の違いから，①病院内病棟型，②病院内独立型，③完全独立型，④病院内緩和ケアチーム，⑤在宅ホスピス——などに分類される．

C 栄養管理から皮下持続輸液まで

いよいよ本症例の「輸液処方せん」をもとに，ターミナルケアを実際に行ううえでの「末期がん患者の輸液管理」の問題点と注意点について述べる．

この症例での「患者背景」および「輸液処方せん」でのポイントは，2つある．一つは栄養・輸液管理に関してで，在宅中心静脈栄養（home parenteral nutrition；HPN）から最終的に皮下持続輸液が施行されたことである．もう一つは，緩和療法の疼痛対策としてのオピオイド使用法に関してで，オピオイドが「輸液バッグ内（HPNと皮下持続輸液の両者で）」に混合調製で使用されたという点である．

レッスン：1　栄養管理の必要性

末期がん患者で食事摂取量が低下すると，安易に中心静脈栄養（total parenteral nutrition；TPN）が施行されることが少なくない．しかし，食事は患者にとって重大な意味があり，また食欲の低下は身体的・精神的苦痛を生じるため，包括的な支援が重要である[7]．多くの患者は，輸液を受けることよりも，自分の口でものを食べることを望んでいるので，「食事が摂取できないから点滴する」前に，「なぜ摂取できないのか」を評価することが重要である．表2に食欲低下として探求されるべき，治療可能な原因を示した．

TPN基本液は高濃度のブドウ糖液であるので，高血糖，食欲不振，口渇を来したり，また胸水や腹水の増加，全身浮腫，循環動態異常，あるいはルート感染の原因となって，患者を逆に苦しめることもある．

ターミナル中期以降（予後が数週間）の患者は，代謝低下や悪液質の状態となっている．TPNが末期がん患者の栄養状態や悪液質を改善して延命効果があるという明らかな臨床データはなく，逆に命を短くすることになっている場合がある．このため，TPNはターミナル中期以降では無効であるとされている．TPNを中止して維持輸液に変更するだけで，食欲が改善したり，他の症状が緩和されたりする場合もある．以下の表3に示したような場合には，TPNは普通の輸液に変更するべきである．

表2　食欲低下の原因

- 疼痛，嘔気・嘔吐などの苦痛症状
- 高カルシウム血症
- 肝腫大・腹水による胃拡張不全症候群
- 口腔の問題
- 嚥下障害
- 消化管閉塞
- 便秘
- 抑うつ状態

〔文献7〕より引用〕

表3　TPNを中止する状態

- ターミナル中期以降（予後が数週間）
- 高血糖（耐糖能の低下）
- 胸水・腹水の貯留
- 肝・腎機能低下
- 末期がん患者特有の全身倦怠感が著明なとき
- TPNを2週間続けて施行しても，全身状態や栄養状態の改善がみられない場合

●本症例では…

　患者背景には記載がないが，末期がん患者の輸液管理においては，一般的に「がん末期のいずれの時期か」，また「performance status」を考慮することが肝要である．

　また，本症例ではTPNを700mLに減量してラシックスを適時使用することで，胸水と全身浮腫が消失し，腹水と疼痛も（モルヒネを減量しても）軽減している．このように，TPN管理の患者が入院してきた場合，まず輸液量を減量するべきで，これにより腹部膨満や息苦しさ，全身の浮腫が改善し，腹水穿刺の回数が劇的に減ることがある．

レッスン：2　末期がん患者における輸液の意味

　末期がん患者における輸液は慎重に検討する必要がある．

　ターミナル期においては，輸液は脱水改善には無効で，死亡2週間前から口渇・口内乾燥感の訴えに対して，輸液による症状改善は認められない．健康人の基準で輸液をすると，健康時に比して全身衰弱により水分必要量が低下しているので，水過剰状態となり，心肺機能に負担をかけたり，組織に流れ込む水分が増えて浮腫が起こるなど，がんターミナル期の患者にとって輸液はマイナスに働く．輸液を行うこと自体が非常に苦痛であったり，がん患者の苦痛を無意味に長引かせたりすることになる．

　ターミナル期の輸液の欠点として，表4に示したものが考えられる．

　一方，輸液をあまりしないでドライに管理すると，脱水が進行し，次第に血圧は低下する．通常，血管内脱水が進むと周囲の組織から水分が流れ込み，徐々に痩せた状態になる．そして，尿量が減って眠っている時間が多くなり，がん性疼痛があっても感じにくくなるため，鎮痛薬の量も通常は減らせることができる．患者をドライにすると，自覚症状の緩和にも役立つことが多い．この時期には患者と家族の会話も成立しにくくなるが，ときどき霧が晴れたように意識レベルが上がることもある．家族は，患者が眠っている状況にだんだんと慣れ，死に対する必要以上の防御反応は薄れ，患者との別れを受け入れるようになる．そして多くの患者は苦痛もあまりなく，眠ったように逝くことが多い．

　ターミナル中期以降では，1日の輸液量を1,000mL以下に抑えたほうが，症状の緩和になることがある．

表4　ターミナル期の輸液の欠点

- 浮腫，腹水，胸水の増加
- 肺うっ血から心不全や肝不全になる
- 気道分泌増加（咳嗽，窒息感）
- 消化管分泌増加による嘔吐，下痢
- 尿量増加による失禁（尿道カテーテルが必要となり逆行感染の可能性が生じる）
- 尿素窒素の低下により意識レベルが上がる（不安感，疼痛などが増加）
- 家族の心理的準備の遅れ
- 患者と家族との身体的接触の妨げ

表5　ターミナル期における輸液の施行基準

- 比較的全身状態が良好
- 経口摂取の増加が期待できない
- 嘔吐，下痢などの症状を軽減させる
- 脱水症状（口渇，倦怠感，せん妄など）がある
- 患者が希望している
- 患者と家族が症状緩和であることを理解している

　ターミナル期における輸液療法の実施に関しては，詳しくは，120頁を超える膨大な資料だが，日本緩和医療学会が策定したガイドラインを参考にしてもらいたい[8]．

　輸液を行う際には，その目的と意味を明確にする必要がある．末期における輸液の目的は症状のコントロールである．すなわち，輸液によって患者が楽になることを目標とし，輸液することでかえって苦痛を与えることにならないようにしなければならない．

　一般に，ターミナル期において輸液を行う場合は，表5にあげた条件をすべて満たすべきである．また，暫定的な期限（例えば2〜3日）を決め，有効でなければ中止することも望ましい．

●本症例では…

　TPNを700mLに減量してラシックスを適時使用することで，胸水と全身浮腫が消失し腹水と疼痛（モルヒネを減量しても）も軽減したが，カテーテル関連血流感染症（catheter related blood stream infection；CRBSI）を合併し，中心静脈カテーテル（central venous catheter；CVC）を抜去した．患者背景には記載がないが，その後は末梢静脈栄養（peripheral parenteral nutrition；PPN）を施行する際には，当然，前述の施行基準（表5）のもと，施行されるべきである．

　そしていよいよ，末梢静脈が非常に細いためPPNを施行するにはルートの確保も困難となり，皮下持続輸液法が開始された．

レッスン：3　皮下持続輸液（hypodermoclysis）[7-9]

　1970年ごろまでは，皮下持続輸液（hypodermoclysis）が小児への輸液として施行されていた．これは，太腿に太い金属針を刺して，短時間に多量の輸液（等張液）を皮下注射するもの（大量皮下注射）である．しかし，安全な留置針（テフロン針）が開発され，末梢静脈やカテーテルによる中心静脈からの補液が普及したので，皮下持続輸液は過去の治療法となっていた．

　1990年代後半になって，在宅医療，ターミナルケアの観点から，また簡便性と安全性から再評価されて，諸外国では高齢者の通常の治療法として，脱水症の治療，誤嚥性肺炎，ター

表6　皮下持続輸液の利点

- 等張の輸液製剤を長時間かけて行うので腫れや痛みが少ない
- 水分過剰の場合には，輸液が吸収されずに皮下に滞留し，脱水の場合は速やかに吸収される
- 輸液過剰にならないので心不全を誘発することはなく，特に在宅で有用である
- 末梢静脈や中心静脈からの補液よりもむしろ副作用（出血，感染など）が少ない
- 安全なプラスチック針を使うので精神科病棟などでも施行が可能である

表7　皮下持続輸液の適応および禁忌

適応：
- 末梢静脈からの補液が管理上困難な場合
  ①血管が見えなくて針が刺せない
  ②認知症やせん妄のため自分で針を抜こうとする
  ③在宅，施設入所者など
- 経口摂取，静脈からの輸液ができないが補液が必要
- 中心静脈カテーテル設置が医学的に不適当と考えられる場合
- 中心静脈からの補液を希望されない場合

禁忌：
- DIC（播種性血管内凝固），出血傾向，浮腫の強い患者

ミナル期の緩和ケアにおける補液の手段として再登場してきた．皮下持続輸液は，胸壁や腹壁のような広い面積の部位の皮下に留置すれば，吸収が速やかである．体重50kgの大人に1,000mLの補液をした場合でも，体重比2%であり大量ではない．

　皮下持続輸液による補液の利点としては，表6に示したものが考えられている．高齢者の場合，維持液500〜700mL/日で必要十分の水・電解質が補充される．また，維持液500〜700mL/日を続けた場合の余命は2〜4カ月であるが，血清電解質は最後まで正常域に維持される．皮下持続輸液による補液の適応（および禁忌）は，表7に示したものなどが対象とされている．

　欠点としては，吸収が緩やかなためショックなどの急性の病気には不適であること，またあくまでも水・電解質の補充が中心であるため栄養学的にはあまり意味がないことである．保険診療上では，生理食塩水のみ皮下注射が許可されている（添付文書参照）．ソリタ-T1号，ソリタ-T3号なども補液として皮下注射が可能であるが，適用外使用となるため，患者，家族の同意が必要である．なお，保険診療上の取り扱いについては地域差があり，減額査定される場合もある．

　皮下持続輸液の方法は，過去の大量皮下注射とはだいぶ変わっており，合併症も少なくなった．具体的な実施方法は以下のとおりである．

皮下持続輸液の実施方法

【準備するもの】
20〜24G静脈留置針（プラスチック製），エクステンションチューブ，フィルムドレッシング材（透明で皮膚の状態が観察できるもの：オプサイトやテガダームなど），テープ類，アルコール綿，輸液薬剤，輸液セット，点滴スタンド

【穿刺方法】
1. プラスチック留置針を胸壁や腹壁のような広い面積の部位の皮下に留置する．
2. 穿刺部位の選択：注射部位を決め体位を整える．皮下脂肪があり浮腫がないところや，

皮膚がたるんでいる部分，体動があっても抜去されにくい場所を選ぶ．皮膚疾患のある部位，臍周囲5cm，ズボンやパンツのゴムが締めつける部分は避ける．
3. 刺入部の皮膚はアルコールで軽く拭くだけでよい．皮膚を少しつまみあげて指と指の間の幅が1cm以上あることを確認する．患者に声をかけ，速やかに浅い角度で針を刺す．皮膚のしわに沿った方向に刺すと留置針が折れにくい．血管を避け，筋肉に到達しないように注意する．刺入後，血液の逆流，強い痛み，末梢のしびれがないかを確認する．
4. プラスチック留置針は，1回留置したら約1週間使え，皮下の感染はない．刺入部周囲をフィルムで固定する．テープで接続部より後方を皮膚に固定する．皮膚の損傷を防ぐため，ガーゼや絆創膏などで針の接続部と皮膚の間にクッションをあてる．
5. 等張の輸液を用いる．高張液では痛みがあり，点滴した部位が硬くなって拘縮を起こす危険がある．
6. 輸液の注入を開始する．20～100mL/時間程度で開始し，痛みがある場合は減速する．薬液は一時的に皮下にたまってから（浮腫になってから）ゆっくり吸収される．また皮下組織の吸収能力に関係しているので，速度を速めても心臓に負担はかからない．
7. 500mLの補液は自然滴下で5～10時間で入れられる．5～24時間で500～1,000mL程度の補液をする．1,000mLの補液をする場合は，2回に分けるか，左右2箇所に針を刺して交互に入れることもある．
8. 点滴速度を速くすると，痛みを生ずるので患者に針を抜かれてしまうことがある．点滴を抜きたがる患者の場合は，背中に刺したり，パジャマの中を通す．
9. 滴下が遅くなった場合，①刺入部を温める，②軽くマッサージを行う，③固定が強すぎないかを確認する．
10. 刺入部位の疼痛・発赤・感染などを確認する．発赤がある場合は速やかに抜去し，別の部位に穿刺し直す．
11. 刺入部周囲に冷たさを訴える場合，ホットパックなどで温める．
12. 針を留置し，数日ごとに場所を変更する．または翼状針を用いて毎回投与後に抜針する（金属針による外傷に注意）．
13. 浮腫があるからといってラシックスを連用すると電解質バランスが崩れる．浮腫がある場合は維持液200mL/日まで減らす．
14. 抗菌薬（アミカシン，ダラシンなど）や利尿薬（ラシックス）は筋注する．

〔文献7）より引用，一部改変〕

●本症例では…
　皮下持続輸液法が開始されたが，適応の条件（表7）の「末梢静脈からの補液が管理上困難な場合」にあてはまるため，この点は問題はないと思われる．しかし，「ソリタ-T3号」が用いられ，塩酸モルヒネとラシックスが混合調製されている点が問題である．生理食塩水などの等張輸液製剤を用いるのが原則であり，ラシックスは筋注すべきであった．
　塩酸モルヒネは，皮下持続輸液だけではなく，HPN施行時のTPN輸液製剤でも輸液バッグ内に混合調製で使用されている．混合調製せずに，別に静脈内あるいは皮下に持続注射する方法，あるいは坐剤や皮膚貼付剤などの違った剤形のオピオイドの利用を考えるべきであったと思われる．

D オピオイドの使用法

　本項では，緩和療法の疼痛対策でのオピオイドの役割と，輸液管理を行ううえでのオピオイドに関する問題点と注意点を解説する．

Cで述べたように，この症例での「患者背景」および「輸液処方せん」でのポイントは，2つある．一つは「栄養・輸液管理」に関してで，在宅中心静脈栄養（home parenteral nutrition；HPN）から最終的に皮下持続輸液が施行されたことと，もう一つは，緩和療法の疼痛対策としてのオピオイドの使用法に関してで，オピオイドが「輸液バッグ内（HPNと皮下持続輸液の両者で）」に混合調製で使用されたことである．

レッスン：1　症状マネジメント

　緩和療法での症状の評価としては，
- 患者自身の評価が基準（ゴールドスタンダード）である
- 開かれた質問（open-ended question）を用いる
- 症状が日常生活へ与える影響と満足度をたずねる
- Numeric Rating Scale（NRS）を用いて症状の強さを評価する

などが重要である[7]．「症状」を包括的に評価するためのツールや「疼痛」を詳しく評価するツールが作られている．

症状の評価

【開かれた質問（open-ended question）】
　「はい，いいえ」という二者択一ではなく，例えば「一番困っていることは何ですか？」，「そのことについてさらに詳しく教えてください」，「ほかにつらいことがありますか？」など，患者が自由に話すことができるように質問する．

【Numeric Rating Scale（NRS）】
　症状の強さを客観的にとらえ経時的に評価するために，「症状がまったくないレベルを"0"，苦痛がこれ以上考えられないくらいのひどいレベルを"10"すると，今の症状の強さはどれくらいになりますか？」と質問する．

【「症状」を包括的に評価するためのツール】
　①患者が記入するもの（「生活のしやすさに関する質問票」）[10]や，②医療者が記入するもの（Support Team Assessment Schedule；STAS-J）[11]などがあり，患者の状況にあわせて使用する．

【STAS-J】
　以下の5段階を評価の目安としている．
0：症状がない
1：現在の治療に満足している．時折，断続的な症状がある
2：時に悪い日があり，日常生活に支障を来す（中程度）
　　薬の調節や何らかの処置が必要だが，ひどい症状ではない
3：しばしばひどい症状があり，日常生活に著しく支障を来す（重度）
4：ひどい症状が持続的にある

レッスン：2　疼痛の評価

　疼痛の評価では，患者自身が痛みをどのように感じているかを評価することが重要である．

評価内容は，
- 日常生活への影響（特に睡眠への影響）
- 部位と経過
- 現在行っている治療への反応
- 強さ（NRSなどのアセスメントスケールを用いる）
- 性状（内臓痛，体性痛，神経障害性疼痛）
- パターン（持続痛，突出痛）
- 増悪因子と軽快因子
- レスキューの効果と副作用

などがあげられる．「緩和ケア普及のための地域プロジェクト」の「疼痛の評価シート」[10]を用いれば，確実にもれなく評価ができる．

アセスメントスケール

痛みは主観的で，客観的に表すことができないので，補助的なツールとしてアセスメントスケールを使用することになる．痛みの程度を表すスケールには次のようなものがある．いずれのスケールも患者が示す．
- VAS（Visual Analogue Scale）：10cmの線上の適当な場所に印をつけて数値（cm）で表す．
- NRS（Numeric Rating Scale）：0〜10（5の場合もある）までの数字を用いて表す．
- VRS（Verbal Rating Scale）：痛みを言葉で表現する（0：痛みなし，1：弱い痛み，2：中程度の痛み，3：強い痛み，4：激痛）
- フェイススケール：痛みの程度をイラストにした顔の表情で示す

これらのスケールで，痛みの程度をほかの患者と比較することはできないが，患者と医療者のコミュニケーションのツールとなることが望ましく，また医療者同士のコミュニケーションの目的や患者自身が自分の痛みに向き合うために必要な場合に役立つと思われる．

レッスン：3　疼痛治療の概要

一般的に，疼痛の治療はWHO方式がん疼痛治療の5原則（表8）に沿って行われる．このWHO方式がん疼痛治療に基づいた指導管理に対して，2008年4月から「がん性疼痛緩和指導管理料」（100点）が加算された[12]．これによって，十分な鎮痛効果が得られる適正な麻薬処方が増えることが期待されている．

表8 WHO方式がん性疼痛治療法の5原則

1. 経口投与を基本とする（by mouth）
2. 痛みの強さに応じた効力の鎮痛薬を選ぶ（by the ladder）
3. 患者ごとに適量を求める（for the individual）
4. 時刻を決めて規則正しく投与し，頓用指示をしない（by the clock）
5. 以上4原則を守ったうえで，細かい配慮（以下①〜⑧）を行う（attention to detail）
   ①痛みの原因と鎮痛薬についての正しい情報を提供する
   ②患者の状態の変化を監視し，治療効果の判定を頻回に行う
   ③強い痛みから1つずつ対応していく
   ④鎮痛薬の副作用に対する防止策を確実に実施する
   ⑤必要に応じて鎮痛補助薬を併用する
   ⑥禁忌でないかぎり，NSAIDsを併用する
   ⑦不眠の解消を図る
   ⑧患者の心理面の変化にも配慮する

レッスン：4　WHO方式がん性疼痛治療の実際

　実際の疼痛に対する薬物療法は，大きく分けて「痛みをとる」，「副作用対策をする」の2つの項目からなっている．まず，WHO三段階除痛ラダー[7]（図1）に沿って疼痛治療を行う．すなわち，痛みの強さに応じた薬剤を選択する．

1. NSAIDs（non-steroidal anti-inflammatory drugs）の開始

　NSAIDsを定期投与とし，胃潰瘍の予防薬を投与し，レスキューの指示をあわせて行う．また腎機能障害，出血傾向を確認する．NSAIDsで鎮痛が不十分な場合，オピオイドを導入する．

2. オピオイドの導入

　投与方法を考える（経口投与は可能か？）．腎機能障害の有無をチェックして，腎機能障

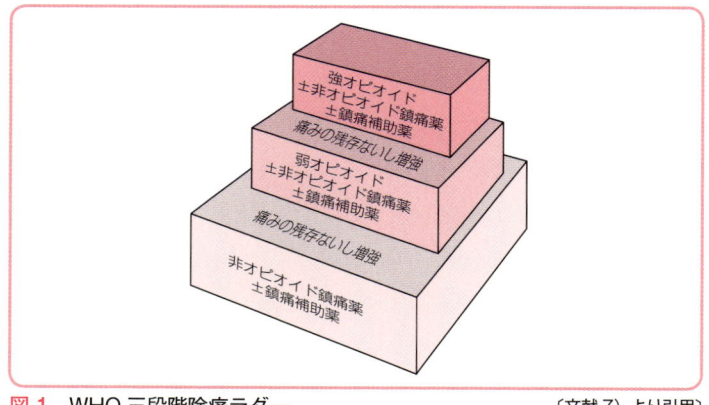

図1　WHO三段階除痛ラダー　　　　　　　　　　　　　〔文献7〕より引用〕

害が重度なときはモルヒネを原則として使用しない．①腎機能障害が重度な場合，②75歳以上，③認知症がある，④精神症状がある症例などオピオイドの導入が難しいときは，専門医にコンサルテーションする．

　オピオイドを定期投与したら，嘔気・便秘の予防および「レスキュー」の指示を行う．NSAIDsは原則として併用する．効果判定期間は1～3日，「症状なし」あるいは「現在の治療に満足している」で評価する．

3．残存・増強した痛みの治療
（1）持続痛の治療のポイント
　まず，NSAIDsの増量を行い，無効の場合，嘔気・眠気が生じない範囲でオピオイドを30～50％増量する．オピオイドの投与量に絶対的な上限はない．オピオイドローテーション，あるいは放射線治療および神経ブロックの適応があるかどうかについても検討する．

> **オピオイドローテーション**
>
> 　オピオイドローテーションとは，あるオピオイドを使用した際，副作用（便秘，嘔気・嘔吐，眠気と錯乱，呼吸抑制，痒みなど）が制御不能あるいは増量によっても鎮痛が不十分な場合やその他の理由により，「1つのオピオイドをより好ましい反応を得るためにほかのオピオイドに置換すること」と定義されている．opioid switching あるいは opioid substitution ともいわれる．オピオイドローテーションを施行しようとする際，以下の可能性を除外しなければならない．
> ①副作用がオピオイド以外の原因による
> ②脱水（オピオイドの代謝物の排泄が滞る）のために副作用が出現している
> ③薬物同士の相互作用

（2）突出痛（breakthrough pain）の治療のポイント
　定期的なオピオイドの増量だけでは突出痛をなくすことはできない．まず，非オピオイド鎮痛薬（NSAIDsまたはアセトアミノフェン）を最大投与量まで増量する．

　骨転移の痛みに対しては，骨転移部の固定（コルセットなど装具の着用），放射線治療およびビスホスホネート製剤の適応を考える．レスキューとしては，反復条件・反復間隔・1日最大投与回数を明示して処方して，患者に使用方法を指導する．

　最後に，定期オピオイドの慎重な増量もやむをえない．

4．オピオイドの副作用対策
　オピオイドの副作用には，嘔気，便秘，眠気，せん妄などがある．対処方法の詳細については，日本医師会の「がん緩和ケアガイドブック2008年版」[7]を参照されたい．

レッスン:5　モルヒネの非経口投与法[13]

　鎮痛薬投与の第一選択は経口投与であるが，病態によっては経口投与が不可能なことも少なくなく，最も適切な投与経路を選択する必要がある．基本的には，モルヒネの非経口投与法には，①直腸内投与，②皮下・静脈内注射，③硬膜外・髄腔内注入，④皮膚貼付などがある．

①直腸内投与

　アンペック坐剤（モルヒネ塩酸塩坐剤）では，経口投与量の2/3量を用いる．挿入後約30分から吸収され，約1.5時間後に最高血中濃度に達する．このため，挿入後30分以内に排便した場合には同量を再度挿入する．挿入2時間以降に排便があった場合は，再挿入する必要はない．

②皮下・静脈内注射

　モルヒネの血中濃度は，持続皮下注入法と持続点滴静注法では有意差はない．経口投与量の1/2量を1日量として投与する．全身状態が急速に悪化して経口不能に陥った場合は，内服量の1/3を維持量とする．4時間ごとのワンショットの注射の反復は避け，持続注入とする．初めてモルヒネ持続静注法を導入する場合は，モルヒネ2〜5mgを約5分間隔で，ルートの側管より，患者が疼痛を訴えなくなるまで注入する．その総量を初回量とし，1日の維持量は初回量の4倍とした．微量の調節や臨時投与がしにくいので，輸液ボトル内にモルヒネを混合調製せずに，モルヒネを小瓶に入れ，あるいは持続微量注入ポンプなどで，側管経由で使用中の点滴セットにつなぐ．「中心静脈注射の回路」より，「精密持続点滴静注射を行った場合　1日80点」と算定されている．

　持続静注中に疼痛が増強したときには，1時間のモルヒネ量を約5分間隔で疼痛が消失するまで早送りをする．頓用のモルヒネは原則として別の注射器を用いて三方活栓から注入する．患者が自殺目的に大量注入するおそれがあるので，持続注入器の早送りを用いるのは危険である．1日に数回の早送りが必要なときは，維持量を1.5倍に増量する．

　痛みが増強したとき患者自身で臨時追加投与ができるPCA（patient-controlled analgesia）ポンプを用いることもできるが，高価な機械で操作も慣れが必要なため，全症例に用いるのは難しい．

③硬膜外・髄腔内注入

　オピオイドは，硬膜外・髄腔内注入で鎮痛に用いるときにも，鎮痛作用以外の薬理作用が出現しうるので，その予防が必須である．

④皮膚貼付フィルム

　デュロテップパッチ（フェンタニル貼付剤）がある．経皮吸収による「超徐放剤」で，通常72時間効果がある．現在，在宅緩和ケア現場で大きな役割を果たしており，急速に普及しているオピオイドである．消化管の副作用（特に便秘）が軽微である．体温が上昇すると吸収が速くなるので，72時間より早く効果が減弱することに注意する．またレスキュードーズの設定が容易ではない．パッチ2.5mg＝経口モルヒネ90mgとして換算し，その1/6をレスキュードーズとする．ただし，開始時はその量の半量から始めるほうがよい．

レッスン：6　モルヒネ注射液の配合変化

　アミノフィリンや炭酸水素ナトリウム，フロセミドはモルヒネと配合禁忌薬剤である．ドロレプタン，レペタン，セレネース，アタラックス-P，トリプタノール，ウインタミン，10％キシロカイン，プリンペラン，水溶性プレドニン，プロスタルモンF，アドナなどとの混合調製は可能である．

　中心静脈輸液製剤との配合変化についての記載はない．「中心静脈注射の回路」より，「精密持続点滴注射を行った場合　1日80点」と算定されていることもあり，特に問題はないと考える（もし問題があればお教え願いたい）．

レッスン：7　モルヒネの減量・中止

　モルヒネの減量は徐々に行う．オピオイドを長期にわたって反復投与している場合は，急激に減量・中止すると退薬症候が発現する．そのため，モルヒネの急激な減量や中止を行わないのが原則であり，患者の状態を十分に観察しながら慎重に漸減する必要がある．

　実際の減量方法に関しては，一般的には，1日投与量を1/2～2/3量に減量し，1日投与回数（投与間隔）は変更せずに2～3日間経過観察する．この段階で疼痛が再発した場合には，最初の投与量に戻す．疼痛が再発しなければ，さらに1/2～2/3量に減量し，2～3日間経過観察する．減量に要する期間は，①モルヒネの投与量が100mg/日以下の場合は最低1週間以上，②100～300mg/日の場合は2週間以上，③300mg/日以上の場合は3週間以上の期間をかけるべきである．

レッスン：8　薬剤管理上の規制

　皆さんご存知のように，習慣性のある薬剤は記録（台帳）管理が必要で，「いつ，誰に，誰が施行したか」を台帳記入し，請求は必ず空アンプルとともに請求伝票を用いて行う．

　習慣性のある薬剤としては，ペンタジン，レペタン，ラボナール，塩酸モルヒネ，フェンタニル，オピスタンなどがあげられる．貼付剤のデュロテップパッチでは，剥がした後の使用済みのパッチも回収しなければならない．

　在宅医療で処方されるバルーン式ディスポーザブルタイプの連続注入器に入った麻薬注射液は，①交付または譲り渡し，②連続注入器の交換および保管，③返却および廃棄においての取り扱いで厳しく注意点が記載されている．アンプルに入ったままの交付または譲り渡しは当然禁止（処方せんも含めて）されている．また，連続注入器の構造も注入速度を変更できず，薬液を取り出せない構造になっている．

まとめ　本症例のまとめ

問題点 1　モルヒネの非経口投与法について

　本症例では，モルヒネが皮下持続輸液だけではなく，在宅中心静脈栄養（home parenteral nutrition；HPN）施行時の中心静脈栄養（total parenteral nutrition；TPN）輸液製剤でも輸液バッグ内に混合調製で使用されている点が問題になる．

　「レッスン5　モルヒネの非経口投与法」や C でも述べたように，HPNバッグ内に混合調製しないで，別に静脈内あるいは皮下に持続注射する方法，アンペック坐剤やデュロテップパッチなどの違った剤形のオピオイドの利用を考えるべきであった．

　静脈内あるいは皮下持続注射では，側管からの投与にポンプがもう1台必要となる．HPN輸液用のポンプとオピオイド持続投与用のポンプの2台になると，HPNの指導管理料が一つしか算定できないので，「持ち出し」になってしまう問題もある．

　「レッスン8　薬剤管理上の規制」にみるように，塩酸モルヒネは習慣性のある薬剤としての管理が必要となる．レスキュードーズの設定が容易ではないという欠点はあるものの，消化管の副作用（特に便秘）が軽微であることから，デュロテップパッチの使用が最適であったと考える．

問題点 2　モルヒネの減量・中止法について

　本症例では，モルヒネは，HPNバッグ内に800mg/日，混合調製されていた．その後緩和医療部のコンサルトの結果，その1/10の量の80mg/日に減量できた．「レッスン7　モルヒネの減量・中止」で述べたように，「減量に要する期間は，300mg/日以上の場合は3週間以上の期間をかけるべき」であるが，患者背景に記載がない．

【引用文献】

1) Steinhauser KE, et al：In search of a good death: observations of patients, families, and provid. Ann Intern Med, 132（10）：825-832, 2000
2) Hirai K, et al：Good death in Japanese cancer care: a qualitative study. J Pain Symptom Manage, 31（2）：140-147, 2006
3) 松岡洋人, 垣藤　暁：特集 知っておきたい癌緩和ケアの進歩. 外科治療, 96：885-890, 2007
4) World Health Organization：Cancer Pain Relief and Palliative Care：Report of a WHO Expert Committee, Technical Report Series No. 804, 1990
5) 星野一正：セデーションをめぐる生命倫理的観点からの考察. わたしの生命はだれのもの―尊厳死と安楽死と慈悲殺と, 大蔵省印刷局出版, 1996, pp280-289
6) 厚生労働省厚生科学研究「がん医療における緩和医療及び精神腫瘍学のあり方と普及に関する研究」班：苦痛緩和のための鎮静に関するガイドライン, 2005（http://www.jspm.ne.jp/guidelines/sedation/sedation01.pdf）
7) 日本医師会・監：がん緩和ケアガイドブック2008年版（http://dl.med.or.jp/dl-med/etc/cancer/cancer_care.pdf）
8) 日本緩和医療学会：終末期がん患者に対する輸液治療のガイドライン（http://www.jspm.ne.jp/guidelines/glhyd/glhyd01.pdf）
9) Sasson M, Shvartzman P：Hypodermoclysis: an alternative infusion technique. Am Fam Physician, 64（9）：1575-1578, 2001
10) がん対策のための戦略研究「緩和ケア普及のための地域プロジェクト」（http://gankanwa.jp/）
11) 日本ホスピス・緩和ケア研究振興財団：STASスコアリングマニュアル第3版（http://plaza.umin.ac.jp/stas）
12) 厚生労働省「療担規則及び薬担規則並びに療担基準に基づき厚生労働大臣が定める掲示事項等の一部を改正する件」（平成20年厚生労働省告示第97号）
13) 真野　徹：癌疼痛および終末期の諸症状に対する緩和医療の処方　第3版（癌疼痛に対する麻薬性鎮痛剤の処方　第8版）（http://www.ne.jp/asahi/get/di/mano/gan3_2.html）

【参考文献】

1) 国立がんセンター中央病院薬剤部・編著：モルヒネによるがん疼痛緩和, 改訂版, ミクス, 2001

Lecture 09 肝硬変患者の輸液管理

Question
あなたはこの処方の問題点がわかりますか？

症例：64歳，女性
【既往歴】15歳時，便秘症．29歳時，骨盤骨折（交通事故）．50歳時，C型肝炎．
【生活歴】スナックのママとして30年間以上活躍してきた．毎日ウイスキー 1本以上は飲んでいた．
【現病歴】肝硬変のため近医で治療中，2008年10月10日深夜，大量吐血のため出血性ショック状態で，救急病院に救急車によって担送入院した．このとき意識レベルはJapan Coma Scale（JCS）でⅡ-30であった．食道静脈瘤破裂による大量出血との診断下に，ただちに内頸静脈から中心静脈カテーテル挿入（central venous catheterization；CVC）の後，輸血および輸液管理が開始され，また止血目的でS-Bチューブ（Sengstaken-Blakemore tube）が挿入された．

入院翌日，状態が安定し止血確認後S-Bチューブを抜去し，食道・胃内視鏡検査が行われ，静脈瘤に対して内視鏡的静脈瘤結紮術（endoscopic variceal ligation；EVL）と内視鏡的静脈瘤硬化療法（endoscopic injection sclerotherapy；EIS）が施行された．胃うっ血症の所見もあった．

入院後5日目に意識障害と羽ばたき振戦が出現した．経口摂取不能と考え，中心静脈栄養法（total parenteral nutrition；TPN）を開始することになり，以下の輸液処方せんが出された．
【TPN開始時の身体所見】身長160.3cm，体重39.9kg（BMI 15.5 kg/m^2），TSF 4mm，AC 19.0cm．眼瞼結膜貧血あり，眼球結膜黄染あり，浮腫・腹水あり，クモ状血管腫あり，手掌紅斑あり，四肢・体幹の筋肉量少ない．
【TPN開始時の血液検査結果】赤血球数280万/μL，白血球数8,000/μL，血小板数12万/μL，Hb 10g/dL，Ht 30%，血清アル

ブミン2.8g/dL，ALT 100IU/L，AST 80IU/L，血清総ビリルビン3.0mg/dL，コリンエステラーゼ140IU/L，血清アンモニア76μg/dL，Fischer比1.7

【輸液処方内容】
- 1日目　　：ピーエヌツイン-1号（1,000mL）
  プレフィルドシリンジタイプ（エレメンミック注，ビタジェクト）
- 2日目　　：ピーエヌツイン-2号（1,100mL）
  プレフィルドシリンジタイプ（エレメンミック注，ビタジェクト）
- 3日目以降：ピーエヌツイン-3号（1,200mL）
  プレフィルドシリンジタイプ（エレメンミック注，ビタジェクト）

Hint 考え方のヒント
- 肝硬変患者の栄養管理は？
- 肝性脳症時の輸液管理は？

A 肝硬変の病態・所見

まずは患者の状態を把握するうえで知っておかねばならない医学用語（Questionの赤字部分）の解説を中心に行う．

レッスン：1　出血について

●骨盤骨折

骨盤は1つの仙骨と左右1対の長骨・恥骨・坐骨の計7つの骨が逆円錐形状に結合してできている．長骨・恥骨・坐骨3つをあわせて寛骨といい，大腿骨と関節を形成している．骨盤骨折では，近傍にある総腸骨動脈や内腸骨動脈などの動脈を損傷して致死的な腹腔内出血を引き起こすことがある．本症例のように，交通事故や転落事故での骨盤骨折は，頸椎損傷や胸部外傷に並んで出血性ショックより重篤状態になり大量輸血が行われる．

●出血性ショック

　ショックとは，重要臓器への血流が障害される急性の末梢循環不全をいい，末梢血管虚脱，静脈還流量減少，心拍出量低下などの循環障害の状態になる．出血，熱傷，敗血症，心不全，アナフィラキシーなどが主な原因となる．原因別に対処して適切に治療を行わなければ致死的である．出血性ショックでは，通常，止血処置と輸血が行われる．

　本症例では，止血処置として破裂した食道静脈瘤のS-Bチューブによる圧迫止血と大量輸血が行われた．

●Japan Coma Scale（JCS）（表1）

　Japan Coma Scale（JCS）は，意識レベルを覚醒の程度によって分類したもので1974年に発表され，わが国で広く普及している．「3-3-9度方式」とも呼ばれ，数値が大きくなるほど意識障害が重い．しかし，覚醒の定義が曖昧で意識障害を正確に評価できない，また評価者による結果のばらつきなどの欠点があった．

表1　Japan Coma Scale（JCS）

1. 覚醒している		
	1	だいたい意識清明だが，いまひとつはっきりしない
	2	見当識障害あり
	3	名前，生年月日が言えない
2. 刺激すると覚醒する		
	10	呼びかけで容易に開眼する
	20	大きな声，または体を揺さぶることにより開眼する
	30	痛み刺激でかろうじて開眼する
3. 刺激しても覚醒しない		
	100	痛みに対して払いのける動作をする
	200	痛み刺激で手足を動かしたり顔をしかめたりする
	300	痛み刺激に対してまったく動かない

Emergency Coma Scale（ECS）

　救急現場の外傷診療でよく使用されるGlasgow Coma Scale（GCS）（表2）は評価者間の一致率が高く，国際的に普及しているが，スコア化が複雑で判定に時間がかかるという欠点がある．

　これらのさまざまな問題点を改善すべく，Emergency Coma Scale（ECS）（表3）が2002年に作られた．ECSでは覚醒の定義を明確にすることで評価者の一致性を改善し，3桁の点数は異常肢位も表現できるように5段階のスケールとなっている．

表2 Glasgow Coma Scale（GCS）

E：開眼 (eye opening)
- 4 自発的に開眼する
- 3 呼びかけで開眼する
- 2 痛み刺激を与えると開眼する
- 1 開眼しない

V：言語反応 (verbal response)
- 5 見当識の保たれた会話
- 4 会話に混乱がある
- 3 混乱した発語のみ
- 2 理解不能の音声のみ
- 1 なし

M：運動反応 (best motor response)
- 6 命令に従う
- 5 合目的的な運動をする
- 4 逃避反応としての運動
- 3 異常な屈曲運動
- 2 伸展反応
- 1 まったく動かない

表3 Emergency Coma Scale（ECS）

Ⅰ桁 覚醒している（自発的な開眼，発語，または合目的的な動作を認める）
- 1 見当識あり
- 2 見当識なし

Ⅱ桁 覚醒できる（刺激による開眼，発語または従命をみる）
- 10 呼びかけにより
- 20 痛み刺激により

Ⅲ桁 覚醒しない（痛み刺激でも開眼・発語および従命なく運動反射のみをみる）
- 100L 痛みの部位に四肢をもっていく，払いのける
- 100W 引っ込める（脇を開けて）または顔をしかめる
- 200F 屈曲する（脇を閉めて）
- 200E 伸展する
- 300 動きがまったくない

L: localize, W: withdraw, F: flexion, E: extension

レッスン：2 肝炎について

●C型肝炎

ウイルス性肝炎には，A，B，C，DおよびE型などがある．少なくともA，B，C型のウイルス性肝炎の特徴（感染経路や自然経過，キャリアなど）は知っておかねばならない（表4）．

本症例では，35年前の骨盤骨折時の大量輸血により，当時は明らかになっていなかった「非A型非B型肝炎（現在のC型肝炎）」に感染したものと考えられる．C型肝炎の自然経過は図1に示した．

表4 ウイルス性肝炎の特徴

	ウイルス	感染経路	潜伏期間	キャリア	慢性化	備考
A型	RNA	食物・水	2〜6週	なし	なし	生の魚介類
B型	DNA	血液・体液	1〜6カ月	110万人	あり	性的感染あり
C型	RNA	輸血・血液製剤	2〜16週	160万人	あり	感染力は弱い

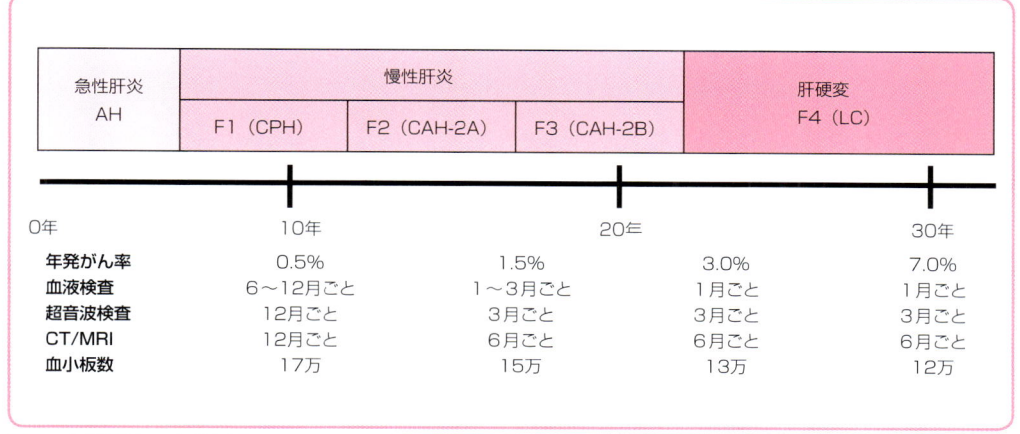

	急性肝炎 AH	慢性肝炎			肝硬変 F4 (LC)
		F1 (CPH)	F2 (CAH-2A)	F3 (CAH-2B)	
	0年	10年		20年	30年
年発がん率		0.5%	1.5%	3.0%	7.0%
血液検査		6〜12月ごと	1〜3月ごと	1月ごと	1月ごと
超音波検査		12月ごと	3月ごと	3月ごと	3月ごと
CT/MRI		12月ごと	6月ごと	6月ごと	6月ごと
血小板数		17万	15万	13万	12万

図1　C型肝炎の自然経過　〔今村雅俊，小俣政男：C型慢性肝炎の長期経過とFollow upの方法より引用〕
AH：急性肝炎，CPH：慢性持続性肝炎，CAH：慢性活動性肝炎，LH：肝硬変

レッスン：3　肝硬変について（栄養管理を除く）

●クモ状血管腫，手掌紅斑

　クモ状血管腫は，上半身の毛細血管が5〜10mmの範囲で部分的に拡張し，赤く発疹のようにみえる血管腫で，手掌紅斑は指先や手のひらが赤くなった状態をいう．

肝硬変による肝機能障害

　肝臓の役割は，大きく（大雑把に）分類すると，「物質を作る」と「毒を解毒する」の2つといえる．
　肝硬変による肝機能障害で，「物質を作る」合成能力の低下では，血液凝固作用物質合成能力も低下して，出血傾向になりやすい．一方，「毒を解毒する」解毒能力の低下では，エストロゲンの分解力も低下し「エストロゲン過剰状態」になる．その結果，末梢血管が拡張し，男性における肝硬変の現症（身体所見）の一つである乳房腫大（女性化乳房）がみられることもある．

間接ビリルビン

　赤血球が寿命（約120日）で壊され，ヘモグロビンが分解され，間接ビリルビンという色素が生じる．間接ビリルビンが肝臓でグルクロン酸抱合を受け，水溶性の直接ビリルビン（抱合ビリルビン）となり，胆道に排泄されている．黄疸は血液中にビリルビンが増え，皮下にビリルビンが沈着することによって現れる症状である．ビリルビンは糞便の茶色の素なので，皮膚が黄染（黄疸）し，また異物沈着なので痒くなる．
　肝機能障害や胆管障害などがあると直接ビリルビンが血液中に増加する．一方，総胆管結石などでは，肝臓でのグルクロン酸抱合は正常に行われているので，間接ビリルビンが血液中に増加してくる．

アンモニアの処理能力低下

神経毒性のあるアンモニアは，肝臓で尿素回路（オルニチン回路）と呼ばれる複雑な酵素反応によって無毒化され，尿素として腎臓から尿中に排泄される．アンモニアの処理能力が低下すると，高アンモニア血症から肝性脳症になる．

● 門脈圧亢進症と静脈瘤

　肝硬変の肝組織では，びまん性の線維増生，肝小葉の改築，再生結節がみられる．門脈血は類洞に流れ込んでいるが，肝硬変では，類洞の血行障害と肝臓内で門脈枝や肝静脈の圧迫などによって（簡単にいえば「硬く」なって），門脈の内圧が上昇する．
　門脈圧が亢進すると，その圧の逃げ道として「側副血行路」と呼ばれるバイパスが発達する．この側副血行路が食道や胃の粘膜下の静脈に圧力をかけ，血管が変形して「コブ状」になって静脈瘤が形成される．
　食道に静脈瘤ができても自覚症状はほとんどない．しかし，本症例のように静脈瘤が大きくなり破裂すると，大量吐血により出血性ショックを引き起こし生命にかかわる状態となるため，救急処置が必要となる．

「メドゥーサの頭」

門脈圧亢進により他の静脈に圧力がかかると，脾静脈では脾腫，直腸静脈では痔核が認められ，腹壁静脈では臍を中心として腹壁に放射状に広がる腹壁静脈怒張「メドゥーサの頭：Caput Medusae」（メドゥーサとはギリシャ神話中の蛇の髪をもった怪物）がみられる．

● 胃うっ血症

　門脈圧亢進症性胃症（portal hypertensive gastropathy；PHG）とも呼ばれ，肝硬変の消化管出血の原因で静脈瘤に次いで多い．門脈圧亢進症により胃粘膜の毛細血管が増加・拡張してうっ血状態となり，出血性胃炎の症状を来し，びまん性の発赤と出血がみられる．薬物治療として，胃酸分泌抑制剤（H_2ブロッカーなど）や粘膜防御剤など，また門脈圧降下作用のある薬剤が使われる．

門脈圧降下作用のある薬剤

　抗利尿ホルモンのバソプレシンは，内臓血管を収縮させるため門脈圧が下降し，一過性に止血効果が期待できる．
　βブロッカーは，心収縮力を抑制，心拍数を低減し，門脈流入血流量を減少させ，門脈圧を低下させる．また側副血行路の血流量も減少させる．
　虚血性心疾患薬剤のニトログリセリンは，肝内門脈血管抵抗を低下させ，門脈血流量を低下させることなく門脈圧を低下させる．

●S-Bチューブ（Sengstaken-Blakemore tube）（図2）
　胃内まで挿入し先端側の1つ目のバルーンで固定し，破裂した静脈瘤を2つ目のバルーンで圧迫止血する特殊なチューブで，出血性ショックなどに対する救命救急治療の一つである．

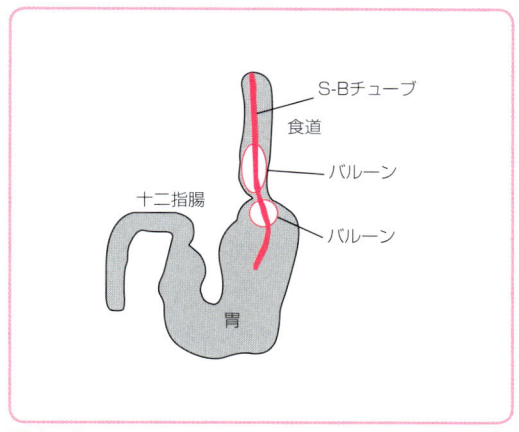

図2　Sengstaken-Blakemore tube（S-Bチューブ）

●内視鏡的静脈瘤結紮術（endoscopic variceal ligation；EVL）
　ゴムのリングを先端に取り付けた内視鏡を静脈瘤まで挿入し，静脈瘤にゴムのリングを引っかけて結紮する．これにより血流は遮断され，静脈瘤は壊死・脱落する．1回の手技で複数個のリングを食道胃接合部から「らせん状」にかけることができる．手技が比較的容易で，食道静脈瘤治療の第一選択の治療法として，本症例のような緊急出血例でも使われる．リング脱落による出血，かけすぎによる食道狭窄などに注意を要する．

●内視鏡的静脈瘤硬化療法（endoscopic injection sclerotherapy；EIS）
　食道静脈瘤に対して，内視鏡的に静脈瘤の血管内外に細い針を刺して，そこから界面活性剤などを注入し，静脈瘤を硬化させ，出血（破裂）を防止する手技である．胸痛，発熱，食道穿孔，肺梗塞，食道狭窄，腎不全などの合併症がある．

IVR（interventional radiology）による治療

　　IVRとは，血管造影を介した介入治療，血管内治療の意味である．心筋梗塞での冠動脈治療や肝臓がんに対する肝動脈塞栓療法など，さまざまな治療に応用されている．手術に比べ患者に侵襲が少なく，治療期間は短く経費も少ない．
　　肝硬変の静脈瘤に対するIVRによる治療には，以下のような方法がある．
　・B-RTO（balloon occluded retrograde transvenous obliteration）
　　バルーン閉塞下逆行性静脈塞栓術のことで，胃静脈瘤では「胃腎シャント」を通じて左腎静脈と交通している場合が多いことを利用してアクセスする．バルーンカテーテルを大腿静脈（あるいは内頸静脈）から挿入して，左腎静脈を経由して，胃腎短絡路（シャント）にバルーンカテーテルの先端を誘導し，そこでバルーンを膨らませた後，胃の静脈瘤に対して液状の物質を注入して閉塞させる．腎不全や肺梗塞などの合併症がある．
　・TIPS（transjugular intrahepatic portosystemic shunt）
　　経頸静脈的肝内門脈肝静脈短絡術のことである．

- PTO (percutaneous transhepatic obliteration)
  経皮的に肝臓を穿刺して（経肝）的塞栓術を行うことで，カテーテルを選択的に静脈瘤の供血路（左胃静脈や短胃静脈）に進めて，ゼルフォームなどを注入する．

静脈瘤の外科的治療

1. 直達手術
- 食道離断術
  中下部食道の血行遮断，食道離断，脾臓摘出，腹部食道胃噴門部血行遮断，選択的迷走神経切離，幽門形成を行う．
- Hassab術
  胃食道周囲の血行郭清（血行の遮断）を行う術式で，食道離断は行わず，脾臓摘出を同時に行う．
2. 短絡路（シャント）手術（遠位脾腎静脈吻合術）
  脾臓への血流を選択的に胃静脈へバイパスさせる術式である．
3. 短絡路（シャント）閉鎖術
  門脈と大循環に短絡路を有する症例に対して行う術式である．

レッスン:4　肝性脳症について

　非代償期の肝硬変では，肝機能がかなり低下して，血中のアンモニア濃度が上昇する．この高アンモニア血症によって引き起こされる，意識障害を主とした精神神経症状を来す病態を肝性脳症（hepatic encephalopathy）と呼ぶ．

　肝硬変が進んで門脈圧亢進症となると，「左胃静脈→食道静脈瘤→奇静脈」や「脾静脈→左腎静脈（脾腎シャント）」などの側副血行路に門脈血が流入・迂回し大循環に入る．このためアンモニアが肝臓で代謝（無毒化）されないまま全身に循環して，中枢神経に障害を起こし，意識障害を来す．

● 羽ばたき振戦

　肝性脳症の診察では，「肝性口臭（特有の甘い臭いのアンモニア臭）」や「羽ばたき振戦（両腕を前に伸ばし，手背屈させると手に振戦がみられる）」の有無を診る．その他，潜在型脳症の診断方法として，簡単な計算をさせたり，number connection testをすることもある．

number connection test

　紙に不規則に記入された1〜25までの数字を，順に1〜25まで結んでいくテストで，慢性型で3分以上，急性型で1分以上の時間がかかると肝性脳症があると診断できる．

レッスン：5　その他

●central venous catheterization（CVC）

　一部の病院では，まだ「IVH」という用語が臨床現場で使われている．「IVH」とは，intravenous hyperalimentationの略で，いまでは国際的には使われておらず「死語」といっても過言ではない．筆者も以前，大阪大学医学部附属病院時代に，海外からの病院見学者から「IVHという単語がわからない．HIVのことか？」と聞かれたことがある．

　正しくは「total parenteral nutrition（TPN）」，または最近の米国の教科書では「peripheral parenteral nutrition（PPN）」と対照的に「central parenteral nutrition（CPN）」という記述もみられる．

　「IVH」という用語を使用するだけでも間違いなのに，「今からIVHを入れるので，準備を」などと平気で使われている．「IVH」は栄養法なので，少なくとも「IVHカテーテルを入れる」というべきである（これでも間違っているのだが）．正しくは「central venous catheterization（CVC）をする」あるいは「central venous catheter（CVC）を挿入する」と言わねばならない．日本医療機能評価機構認定病院患者安全推進協議会が策定した指針（筆者も参画した）では，「中心静脈カテーテル挿入（CVC）」と記載している．

　同様に昨今の「PEG」ブームで，「PEG」，「PEG」と何にでも「PEG」という用語が使われている．「PEG」は，percutaneous endoscopic gastrostomyの略で，日本語で「経皮内視鏡的胃瘻造設術」という「手術術式名」であるのに，例えば「PEGからの栄養剤の注入」のように誤用されている．

●眼瞼結膜貧血，眼球結膜黄染

　現症（身体所見）で提示されなければならない項目の一つである．「眼瞼結膜」は患者の下眼瞼を「あっかんべー」させて診る．貧血では赤みはなく白色である．通常は赤い（結膜炎でも赤くなるが）．「眼球結膜」は「白眼の部分」を診て，黄色かった（黄染していた）ら，黄疸ありと考える．皮膚の黄染の有無も当然診るべきである．

B　肝硬変の栄養管理

レッスン：1　肝障害時の蛋白・アミノ酸代謝の特徴

　肝臓は，身体の「工場」で，物質を作る（合成），解毒する（代謝）機能を有する．肝機能と機能障害時病態と徴候の関係を表5に示す．劇症肝炎や非代償性肝硬変といった重症肝機能障害症例では，表6のような代謝面での特徴がある．

　蛋白質は約20種類のアミノ酸から構成されている．アミノ酸は必須アミノ酸（essential amino acids；E）と非必須アミノ酸（non-essential amino acids；N）に分類され，必須アミノ酸（9種類）は体内で作ることができないため外界（食物）から補給されなければならない．通常，血中の必須アミノ酸と非必須アミノ酸の比（E/N比）は1：1である．

　肝臓はアミノ酸代謝における主要臓器の一つであり，肝硬変が進行した非代償期ではこの

表5　肝機能と機能障害時病態と徴候

	肝機能	機能障害時病態	徴　候
合成	（アルブミン） （血液凝固因子）	低アルブミン血症 血液凝固異常	浮腫, 腹水 出血傾向
代謝	（アンモニア） （ビリルビン）	高アンモニア血症 高ビリルビン血症	肝性脳症 黄疸

表6　重症肝機能障害の代謝上の特徴

- 異化の亢進（骨格筋の崩壊によるアミノ酸の放出，窒素排泄の増加）
- 末梢組織におけるインスリン感受性の低下，糖利用率の低下，耐糖能異常
- 血漿アミノ酸パターンの異常
- 水・電解質異常（水，ナトリウムの排泄障害）

代謝に異常が生じ，血中のアミノ酸組成に著明な変化が起こる．非必須アミノ酸の芳香族アミノ酸（aromatic amino acid；AAA）のフェニルアラニン，チロシン，トリプトファンの肝での代謝速度が低下することにより，これらの血中レベルが上昇する．また必須アミノ酸の分枝アミノ酸（branched chain amino acid；BCAA）のバリン，ロイシン，イソロイシンは，重要なエネルギー源として筋組織で利用と分解が亢進し，血中レベルが低下する．その結果，Fischer比〔バリン＋ロイシン＋イソロイシン/フェニルアラニン＋チロシン（BCAA/AAA）：モル比〕（健常者で3.0以上）が低下する．

　肝障害時には，エネルギー源である糖質が減少することにより，BCAAがエネルギー源として利用され，尿素合成の低下による高アンモニア血症を来すことがある．有害物質であるアンモニアの解毒は筋肉や脳でBCAAの酸化と共役的に行われるため，BCAAの減少を来す．そのため，骨格筋蛋白の異化が亢進して筋肉量が減少する結果となり，アンモニアの解毒機構として重要な役割を果たす骨格筋量が低下して，脳内のアンモニア取り込み量が増大するという悪循環に陥る．

　また，これらのアミノ酸代謝異常および脳血液関門の中性アミノ酸に対する透過性が亢進し，脳内にAAAが蓄積する．その結果，これらを前駆物質とする偽性神経伝達物質である生体アミンの脳内レベルが増加し，生理的な神経伝達物質であるドパミン，ノルアドレナリンの脳内レベルが低下することが，肝性脳症の原因としてのアミノ酸代謝異常説の根拠となっている．

レッスン：2　BCAA投与の意義

　Fischerらは，肝障害時における血漿アミノ酸パターンの異常に着目し，これを是正するために，BCAAを多く含みAAAおよびメチオニンを減量した特殊組成のアミノ酸製剤を考案した．また，この輸液製剤を用いることで，肝性脳症の改善に有効であることを臨床的に示した．近年，BCAAの投与は単に血漿アミノ酸パターンを改善させるだけでなく，さまざ

表7 肝機能障害時におけるBCAA投与の意義

- 血漿アミノ酸パターンの是正
- エネルギー基質（主として骨格筋）
- 肝での蛋白（アルブミン）合成の促進
- 筋蛋白の異化（分解）抑制と合成促進
- 肝予備能の改善の効果
- 肝性脳症に対する効果

まな栄養学的な効果が報告されている（表7）.

　食事由来の蛋白質は，腸内細菌の作用によりアンモニアとなる．このため肝硬変では，高蛋白食が「窒素負荷」となって，肝性脳症を誘発あるいは悪化させることがある．このような状態を「蛋白不耐症（protein intolerance）」という．蛋白不耐症では，摂取蛋白量を制限（40g/日程度）しなければならないが，この制限により低蛋白質状態を助長するというジレンマが生じる．このため，低蛋白食（0.5～1.2g/kg/日）にBCAA高含有の肝不全用経腸栄養剤（アミノレバンEN，ヘパンED），BCAA顆粒剤（リーバクト）などを投与するBCAA療法が，低アルブミン血症の改善を目的として併用されている．

　低アルブミン血症および肝硬変で現れる症状（こむら返り，不眠症，全身倦怠感など）を改善して，患者のQOLを向上させることを目的としてBCAA製剤が使用される．適応は肝硬変が進行した状態ではなく，外来通院しており食事も通常に摂取している初期の患者が対象である．病態がかなり進行した状態では，肝性脳症や低アルブミン血症などの合併症の症状改善を目的として使用されている．

　蛋白不耐症がなく低アルブミン血症を認める症例で，リーバクトの投与が長期予後の改善に有用であったとの報告がある[1]．

レッスン：3　肝硬変の一般栄養療法

　肝不全の病態は，肝細胞数の絶対的減少と門脈-体循環シャント（血流が肝をバイパスする現象）であり，高度の肝機能障害を来す．肝不全の原因疾患のうち，肝不全を来す頻度が最も高いのが肝硬変である[2]．

　肝硬変患者は一般に，蛋白，エネルギー，あるいはその両者が不足する蛋白・エネルギー低栄養状態（protein-energy malnutrition；PEM）にある．このため，栄養評価（身体計測）が重要で，その結果や年齢および食習慣調査結果なども参考にして，また肝硬変の重症度の有無を考慮して，栄養治療のプランニングを行う．図3に示したように，慢性肝炎および肝硬変の代償期と非代償期では原因療法はもちろんのこと栄養療法の内容も異なるので，「患者が現在どの状態にいるのか」を確認することが非常に重要となる．肝硬変の進行度（代償期か非代償期）はアルブミン値とFischer比により評価することになる（表8）．

　肝硬変の栄養管理については，「肝硬変栄養管理のガイドライン（日本病態栄養学会，2003年）」にあわせて管理することになる[3]．必要熱量は，「日本人の栄養所要量（2010年）」の栄養所要量を目安とする．耐糖能異常がある場合は，標準体重1kg当たり25～30kcal/

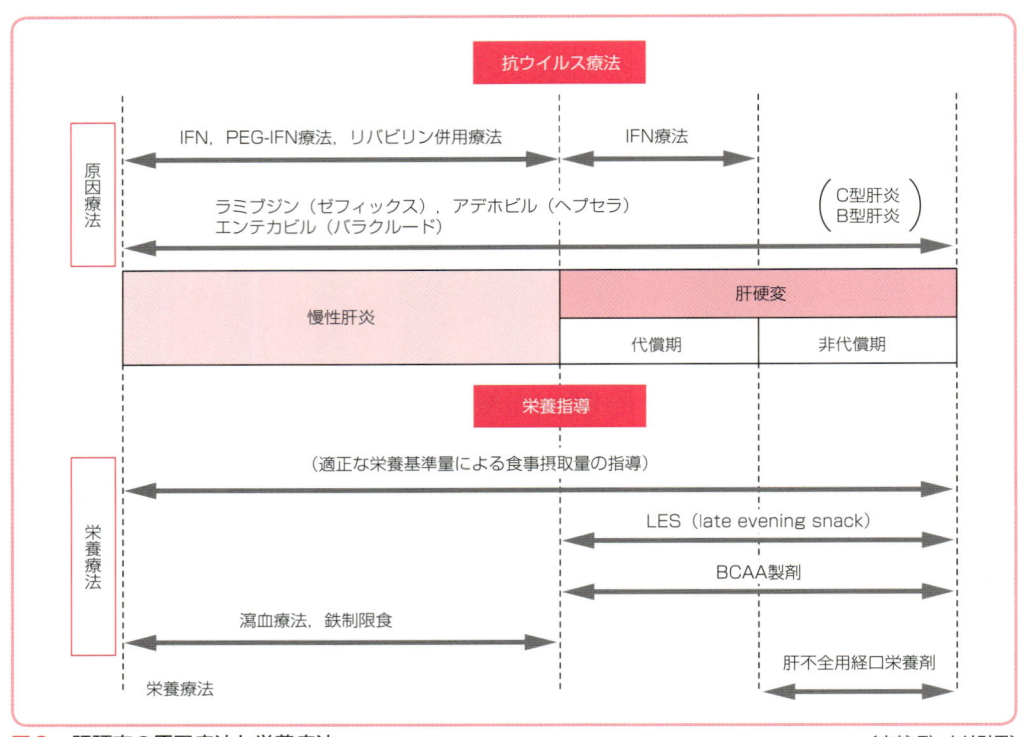

図3 肝硬変の原因療法と栄養療法 〔文献7〕より引用〕

表8 肝硬変の進行度の評価基準

	代償性肝硬変	非代償性肝硬変
血清アルブミン値	3.6g/dL 以上	3.5g/dL 以下
Fischer 比	2.1 以上	2.0 以下

日とする．蛋白質必要量は，蛋白不耐症がない場合は1.0～1.5g/kg/日とし，蛋白不耐症がある場合は低蛋白食（0.5～0.7g/kg/日）とする．また，肝硬変・肝不全の栄養療法では，BCAAが長期予後を改善することから，肝不全用経腸栄養剤を用いる．

しかし，いくらBCAA製剤を服用しても日常の食事をおろそかにしては何の意味もない．当然のこととして日常の食事内容が重要である．BCAAの割合が多い食品は，コーンフレーク，牛乳，タマゴ，鶏肉，牛肉，魚介類などである．豆腐などの大豆類はFisher比が低いので注意が必要である．アンモニア上昇の原因となる便秘の予防のため，緑黄色野菜などの食物繊維は積極的に摂取するようにする．

欧州静脈経腸栄養学会（ESPEN）のガイドラインでは，慢性肝炎および肝硬変代償期には，一般的に蛋白：1.2～1.5g/kg，総熱量：35～40kcal/kgなど，バランスのとれた食事療法を行うことになっている[4]．

肝硬変の成因によっても，栄養療法の内容が異なる．アルコール依存症では，食事をほとんど摂取せずに飲酒（味噌だけをツマミに飲んだり，枡酒の場合，枡の角に塩を乗せて飲んだり）して，低栄養状態に陥っている患者が多い．このため高蛋白・高エネルギー食（蛋白

質：1.5g/kg，総熱量：35〜40kcal/kg）による栄養状態の改善を図る．

また微量栄養素の欠乏も問題で，ビタミンB_1欠乏による「Wernicke脳症」や「多発神経炎」，ビタミンB_{12}欠乏による「大球性貧血」や「末梢神経炎」を発症することもあるので，ビタミンB群の補給も考慮しなければならない．

レッスン：4　肝硬変特有の栄養療法

1．鉄制限食療法（iron restriction diet therapy）

鉄は，2価のFe（++）イオンから3価のFe（+++）イオンになるときにフリーラジカルを生じ，肝細胞にとって毒性があると考えられている．肝臓内の過剰の鉄を赤血球造血に動員させる目的に「瀉血療法」が行われる．瀉血の効果を高めるために，鉄制限食（鉄量6mg/日以下）を併用する．貧血対策に勧められる食材（赤身肉，内臓，貝類，青菜類，チョコレートなど）の摂取を控え，また鉄製の調理器具は使用しないようにする．

2．就寝前軽食摂取療法（late evening snack；LES）

健常人では，1日必要熱量の約5割は炭水化物から産生され，残り3割が脂肪から，2割が窒素化合物から産生される．しかし肝硬変患者では，肝細胞の絶対数が減少（肝臓萎縮）してグリコーゲンの貯蔵量が減少し，またインスリン抵抗性を合併するため，エネルギー基質としての糖利用が低下し，代償性に脂肪の燃焼比率が増加している．これは健常人における3日間の絶食でもたらされる代謝状態と同じである．

朝食は英語では「breakfast」であるが，これはfast（断食）をbreak（やめる）という意味である．すなわち，夕食を摂取した後，就寝している間は「断食」中なのである．したがって，肝硬変患者ではわずか一晩で「エネルギー飢餓状態」となる．この飢餓状態は臨床的に問題であり，肝硬変患者の生存期間そのものを規定するため，アウトカムマーカーとしても重要であると考えられている．

飢餓状態の代謝状況を改善するためには，飢餓時間を短くすればよいという考えから編み出されたのが分割食である．1日6回分割食が最も理想的であるが現実的には困難で，1日4分割食（1日3食＋寝る前の夜食），すなわち摂取総熱量より200kcal程度を分割し，軽食として就寝前に摂取するlate evening snack（LES）が考案された．

肝硬変では，グルコースが一番利用しやすいエネルギー源である．さらに肝硬変の低蛋白栄養状態を改善するためには，BCAAも夜間に投与したほうが好ましいというデータもあり，BCAAを含有する製剤を用いて分割食あるいは夜食を行うのは，一番よい方法として考えられるようになった．

最近では，BCAAのロイシンが細胞内の転写因子を調節して，インスリン非依存性のグルコースの取り込みや燃焼を促進するなど，エネルギー代謝に関与するというメカニズムがわかってきている．栄養素としてのBCAA以外に，調節因子としてのBCAAがエネルギー代謝を改善していると考えられている．

LESの効果については，脂質代謝の改善および間接熱量計で燃焼比率が改善することはわ

かっている．脂肪はエネルギー源として非常に効率がよい．しかし肝硬変ではやむなく脂肪酸は燃えているので，脂肪乳剤を点滴しても利用されない．

　LESの変形として食事に代わる方法が考え出されている．食事がゆっくり吸収されるのではないかという考えから，夕食前にあるいはLESとともに食物繊維を摂取するという方法がある．また糖代謝異常があった場合には，αグルコシダーゼ阻害薬を投与して，二糖類の吸収を抑えることにより，LESの代わりにする方法もある．

　LES施行の実際と問題点に関しては，以下の点があげられる．

- 投与熱量：間接熱量計の測定の研究から，1回のLESとして200kcal程度（おにぎり1個で2単位160kcal）が適切と考えられている．正確に200kcalでなくても少し幅をもたせてもよい．
- 食事内容：長期にわたって食事回数を増やすこと自体が困難である．高齢者でも食べやすいような内容にし，個別対応することも必要である．飽きがこないように，2週間で1クールになるように設定している施設もある．
- 投与するタイミング：高齢者（70歳）の調査では，平均21時30分頃に就寝し，夕食時間は19時30分頃である．夕食後2時間で追加の食事を摂ることは，現実的には困難である．早朝あるいは夜間目が覚めたときも可とするような，少し融通性のあるLESも考える必要がある．
- 耐糖能異常：肝硬変患者の2/3には耐糖能異常があり，肝硬変で糖尿病を合併していると生命予後が明らかに悪い．分割食で回数が増えるとエネルギー摂取量が増えるため，耐糖能異常がある患者では問題となる．
- エビデンス：長期投与に関するエビデンスがない．

レッスン：5　肝障害時の輸液管理

　急性肝不全は，その原因疾患としてさまざまなものが知られているが，一般に進行性で予後が不良であり，経口摂取不能の場合が多い[5]．治療は中心静脈栄養法（total parenteral nutrition；TPN）が主体となる．治療の基本理念は肝壊死の阻止と肝再生の促進である．主として合併症対策を含めた全身管理と，特殊療法と呼ばれている治療法に分けられる[6]．TPNの適応となる肝障害には，劇症肝炎，非代償性肝硬変，術後の肝不全，また食道・胃静脈瘤などの消化管出血や脳症極期は経口摂取が困難なことからTPNを行う．以下に管理法のポイントを示す．

- 輸液量は，2,000mL/日前後とするが，体重，尿量，腹水や腎不全などの全身合併症の有無を考慮して決定する．
- 総投与熱量は1,200～1,600kcal/日を目標にする．
- 糖質はブドウ糖を基本に30～35kcal/kg/日投与する．ブドウ糖の持続投与（10～15g/時間）を行い，血糖値は200mg/dL前後を目安とし，ビタミKを含めたビタミンの補給も行う．
- アミノ酸は，基本的には肝性脳症の誘発防止のため，BCAA高含有肝不全用アミノ酸製剤

（アミノレバン，テルフィス，モリヘパミン）を用いる．投与量は0.8～1.5g/kg/日が一般的である．なお，ロイシンにより低血糖を来しやすいので注意を要する．劇症肝炎が典型例である急性肝不全では，多臓器不全（multiple organ failure；MOF）に準じて管理するが，BCAA高含有の輸液は禁忌であると考えられている．肝性脳症を合併した場合は，TPN用アミノ酸製剤としてアルギニン高含有のモリヘパミンが使用される．

- 肝障害時における脂肪投与の是非に関してはいまだに確立した見解はない．しかし脂肪乳剤投与により，細網内皮系の機能低下や，遊離トリプトファンの増加による肝性脳症の悪化の可能性が指摘されており，急性期では脂肪乳剤の使用を控え，肝不全が高度な例では使用を避ける．
- 微量元素は，長期TPN施行例では亜鉛やセレンなどの微量元素の欠乏に注意が必要である．また，鉄の投与は控えたほうがよい．

【具体的な処方例】
ハイカリック-3号　700mL（ブドウ糖250g，カロリー量1,000kcal）
アミノレバン，テルフィスまたはモリヘパミン　400mL
ビタジェクトA液・B液　各1シリンジ
エレメンミック注　1シリンジ

- TPN基本液としては，ハイカリック-3号は水分量を控えるためにブドウ糖濃度が高濃度（35.7％）でナトリウムが含有されていないので，肝不全用としては理想的である．
- アミノ酸液は，AAA値が正常域に近い場合は侵襲用アミノ酸液（アミニック，アミパレン，アミゼット）を用いてもよいが，肝性脳症の誘発防止のため，BCAAを多量に含む肝不全用アミノ酸製剤（アミノレバン，テルフィス，モリヘパミン）を用いる．モリヘパミンは他の2者よりアルギニンの含有量が約2倍以上と高く，尿素サイクル（オルニチン回路）を活性化し，尿素の処理能を高める．
- 微量栄養素は，TPN輸液ラインのclosed systemの堅持のため，ビタミン，微量元素ともに，プレフィルドシリンジタイプのビタジェクトA液・B液，エレメンミック注を使用する．

C　肝性脳症の栄養管理

本項では「肝性脳症の栄養管理」を解説し，その後，本症例の「輸液処方内容」の問題点と注意点について述べることにする．

レッスン：1　肝硬変とアンモニアの代謝

食物中の蛋白質は消化されアミノ酸まで分解され，一部は蛋白質に再び合成されるが，残

りは最終的にアンモニア，二酸化炭素と水に分解される．アンモニアはそのほかに腸内細菌の代謝によっても産生される．

アンモニアは有毒であるので，肝臓で尿素回路（urea cycle），別名オルニチン回路と呼ばれる複雑な酵素反応によって，アンモニア2分子と二酸化炭素とが脱水して結合した無毒性の尿素になり，腎臓から尿中に排泄される．

非代償期の肝硬変ではこのアンモニアの処理能力が落ちており，血中のアンモニア濃度が上昇（正常値：30～80μg/dL）する．また，肝硬変が進行して門脈圧亢進症となると「左胃静脈→食道静脈瘤→奇静脈」や「脾静脈→左腎静脈（脾-腎シャント）」などの側副血行路（バイパス）に門脈血が迂回して流れ込み，大循環へと入る．このためアンモニアが肝臓で代謝されないまま中枢神経に至って障害を起こし，意識障害を来すことになる．

レッスン：2　肝性脳症（hepatic encephalopathy）について

非代償性肝硬変患者で，血中アンモニア濃度が上昇して意識障害を主とした精神神経症状を来す病態を肝性脳症と呼んでいる．しかし肝性脳症発生のメカニズムは現在も完全には解明されておらずさまざまな説がある．アンモニアだけではなく，アンモニア以外の中毒性物質（低級脂肪酸，フェノール，インドール，アミンなど）が相乗的に作用して脳症に至るとも考えられている．

1．肝性昏睡

肝性脳症は肝性昏睡ともいい，程度に差はあり症状は多彩で，表9のように5段階に分類される．症状が軽度のときは忘れっぽいなどの症状のみであるため，肝性脳症の発症に気づかないことがある．軽い症状が重症化する前の「前触れ」であることが多く，この時点でこういった症状を見逃さないようにしなければならない．また，意識障害，特に昏睡度が深い

表9　昏睡度分類（犬山シンポジウム，1981年）

昏睡度	精神症状	参考事項
I	・睡眠-覚醒リズムの逆転 ・多幸気分，ときに抑うつ状態 ・だらしなく，気にもとめない態度	・retrospective にしか判定できない場合が多い
II	・指南力（時・場所）障害，物をとり違える（confusion） ・異常行動（例：お金をまく，化粧品をゴミ箱に捨てるなど） ・ときに傾眠状態（普通の呼びかけで開眼し，会話ができる） ・無礼な言動があったりするが，医師の指示に従う態度をみせる	・興奮状態がない ・尿，便失禁がない ・羽ばたき振戦あり
III	・しばしば興奮状態またはせん妄状態を伴い，反抗的態度をみせる ・嗜眠状態（ほとんど眠っている） ・外的刺激で開眼しうるが，医師の指示に従わない，または従えない（簡単な命令には応じうる）	・羽ばたき振戦あり 　（患者の協力が得られる場合） ・指南力は高度に障害
IV	・昏睡（完全な意識の消失） ・痛み刺激に反応する	・刺激に対して，払いのける動作，顔をしかめるなどがみられる
V	・深昏睡 ・痛み刺激にもまったく反応しない	

表10 意識障害を来す疾患
- 糖尿病性昏睡
- 低血糖発作
- 尿毒症性昏睡
- アルコール離脱症状
- 脳血管障害
- 脳炎
- 薬物中毒
- てんかん

表11 肝性脳症の発症誘因
- 蛋白の過剰摂取
- 便秘を繰り返す
- 利尿薬を服用中
- 睡眠薬・鎮静薬を服用中
- 感染症
- 消化管出血
- 手術

表12 肝性脳症の増悪因子
- 低酸素状態
- 循環不全
- 低血圧
- 低血糖
- 電解質異常
- 低アルブミン

ときは，ほかの疾患によるものを鑑別しておく必要がある（表10）．

2．肝性脳症の発症誘因と増悪因子

非代償性の肝硬変患者での肝性脳症の発症誘因には表11のような事項があり，また脳症を増悪させる因子としては，表12のような事項があげられる．

3．肝性脳症の治療および治療薬

非代償性肝硬変に発症した肝性脳症に対しては，①肝性脳症の発症誘因と増悪因子の除去，②血中アンモニア濃度の補正——の2つに主眼を置いた治療が行われる．発症誘因の除去として，①過食や高蛋白食の改善（食事療法），②便秘に対して便通のコントロール，③利尿薬過剰投与の改善，④感染症・消化管出血などの治療——などがあげられる．

一方，血中アンモニア濃度を下げる目的で，次のような各種の薬剤の投与が行われる．

（1）ラクツロース，ラクチトール，ラフィノース

ラクツロースは難消化性オリゴ糖の合成二糖類で，消化管に吸収されることなく下部消化管に達し，乳酸菌により分解され有機酸（乳酸・酢酸）が産生される．これによって腸管が酸性化され（腸内pHを低下させ），アンモニア産生菌の発育を抑制し，アンモニアの吸収が抑えられる．経口投与では1日量30〜90mL程度を2〜3回に分けて投与する．下痢になりやすいので量の調節が必要で，1日に軟便が2〜3回となるように調節する．また下痢による脱水やカリウムの喪失により，逆に脳症の増悪を引き起こすこともあるので注意を要する．

ラクチトールは第2世代の合成二糖類として最近発売された．三糖類のラフィノースは甘さが弱く，下痢が少なく，またビフィズス菌の増殖作用が強いことから，今後期待されている．

また，急激なアンモニアの上昇による脳症に対しては，ラクツロースによる浣腸（100mLを生理食塩水または微温湯に薄めて1日1〜2回）が行われる．

（2）腸溶性ビフィズス菌（*Bifidobacterium longum*）

腸内pHを低下させ，アンモニア産生を減少させる作用があり，高アンモニア血症対策として用いるられる．

（3）アミノグリコシド系抗菌薬

血中アンモニア濃度のコントロールが困難な場合，「消化管の清浄化」の意味で，腸管から吸収されないカナマイシンなどの抗菌薬を併用することがある（1日2～4g）．そのほかにポリミキシンB，バンコマイシンなども使用される．

なお，カナマイシンの効果発現には12～24時間かかること，カナマイシンの長期投与は聴覚障害の副作用が出現する場合があること，また長期の連用で耐性菌の出現と菌交代症の発現などが起こることなどに注意が必要である．

（4）そのほかの薬剤

そのほか，以下のような薬剤が用いられる．

- フルマゼニル：ベンゾジアゼピン（手術時に使われる鎮静薬）に対する拮抗薬で，麻薬中毒治療薬に分類される．肝性脳症に対して効果があったとの報告がある．
- 卵黄コリン：肝硬変例に卵黄コリンを経口投与することにより，肝性脳症が改善するという報告もある．
- グリセオール：「昏睡度Ⅴ」と深い昏睡状態の場合は，グリセオールなどを用いて脳圧を降下させることもある．

レッスン：3　栄養管理のポイント

肝性脳症で入院した患者は経口摂取不能である場合が多いので，まず中心静脈栄養（total parenteral nutrition；TPN）管理が行われ，モリヘパミンやアミノレバンなどの分枝アミノ酸（branched chain amino acids；BCAA）高含有の点滴用製剤が使用される．症状改善後は経口摂取開始後，経口のBCAA製剤に切り替える．

1．食事療法のポイント

肝性脳症でも食事療法が大切である．次の点に主眼をおいた食事療法が重要となる．

- 蛋白質の摂取制限：食事由来の蛋白質は，腸内細菌の作用によりアンモニアを発生するので，蛋白質の摂取を1日40gくらいまで制限する．
- 摂取熱量の制限：過剰な熱量摂取は脂肪肝になる原因となり，また結果的に炭水化物や食物繊維の量が少なくなる．肥満の人は1,700kcal，運動量の多い人は2,000kcalぐらいが推奨される．
- BCAA摂取の励行：BCAAの含有割合が多い（Fischer比が高くなる）食物として，コーンフレーク，牛乳，鶏卵，鶏肉，牛肉，魚介類などがある．しかし豆腐などの大豆類はBCAAの含有割合が低い（Fischer比が低くなる）ので注意が必要である．
- 食物繊維（緑黄色野菜など）摂取の励行：食物繊維は便秘を予防して血中アンモニア濃度の上昇を防ぐので，積極的に摂取するようにする．排便を促進させ，アンモニアの腸管内吸収を阻害させる．
- 塩分制限：腹水やむくみのある場合は，1日あたり5～6g程度に塩分制限を行う．

２．BCAA製剤投与について

　BCAAは主として骨格筋でよく酸化されエネルギー源として利用され，また蛋白の異化を抑制し逆に合成を促進することによって血清アルブミン濃度を高めるなど，肝予備能の改善の効果もある．肝硬変では，骨格筋蛋白の異化が亢進し，アンモニアの解毒機構として重要な役割を果たす骨格筋量が低下し，脳内のアンモニア取り込み量が増大している．骨格筋蛋白の異化を防ぎ，また高アンモニア血症を治療目的としてBCAA高含有のアミノ酸製剤が開発され，肝性脳症に対して一定の効果が認められている[8]．

　食品からBCAAを補充するには限界がある．このため，経口的にBCAA製剤を補充すれば，肝臓での蛋白質合成が促進してアルブミン値が上昇し，栄養状態が改善し，また肝性脳症や腹水の改善効果も期待できる．このことから，肝性脳症を伴う重い肝臓病で栄養状態が悪いときに経口用BCAA製剤が用いられるようになった．口から飲める経口用BCAA製剤には「アミノレバンEN」，「ヘパンED」と「リーバクト」の３種類の医薬品がある．

　アミノレバンENとヘパンEDは「肝不全用経腸栄養製剤」で，BCAAのほかにペプチドや他の栄養素（糖質，脂質，ビタミン，ミネラル）を含み，その効能効果は「肝性脳症を伴う慢性肝不全患者の栄養状態の改善」となっている．リーバクトはBCAA（イソロイシン，ロイシン，バリン）のみしか含まれておらず，その効能効果は「食事摂取が十分にもかかわらず低アルブミン血症を呈する非代償性肝硬変患者の低アルブミン血症の改善」である．

（1）アミノレバンEN

　１回量として１包（50g）を約180mLの水または微温湯に溶解し（210kcal/210mL），食事とともに１日３回経口摂取する．なお，年齢・症状に応じて適宜増減する．本剤の１日量（150g）で補充される蛋白質は40.5g，BCAA量は16.7g，総熱量は630kcalである．

（2）ヘパンED

　１回量として１包（80g）を250mLの水または微温湯に溶解し，１日２回服用する．本剤の１日量（160g）で補充される蛋白質は22.4g，BCAA量は10.9g，総熱量は620kcalである．食事に追加して服用する．

　なお，アミノレバンENやヘパンEDを用いるときは，１日合計500〜600mLと結構な量の水分を飲まなければならない．これだけでお腹が一杯になる場合もある．

（3）リーバクト

　リーバクトは顆粒状のBCAA製剤で，LOTUS試験（サイドメモ参照）でも非代償性肝硬変患者に対して有意な結果が得られている．１包4.15gで，前述のようにBCAAのみが含まれており，内容はL-イソロイシン：952mg，L-ロイシン：1,904mg，L-バリン：1,144mgである．そのまま水で流し込むタイプの薬なのでお腹が一杯になることは少ない．常用投与量（３包/日）により12gのBCAAの摂取が可能である．

　本剤の適用対象となる患者は，血清アルブミン値が3.5g/dL以下の低アルブミン血症を呈し，腹水・浮腫または肝性脳症を現有するか，その既往のある非代償性肝硬変患者のうち，食事摂取量が十分にもかかわらず低アルブミン血症を呈する患者，または，糖尿病や肝性脳症の合併などで総熱量や総蛋白質（アミノ酸）量の制限が必要な患者である．糖尿病や肝性脳症の合併などがなく，かつ十分な食事摂取が可能にもかかわらず食事摂取量が不足の場合

には食事指導を行う．なお，肝性脳症の発現などが原因で食事摂取量不足の場合には，熱量および蛋白質（アミノ酸）を含む薬剤を投与する．

　なお，①肝性脳症で昏睡度がⅢ度以上の患者，②総ビリルビン値が3mg/dL以上の患者，③肝臓での蛋白合成能が著しく低下した患者——には，肝硬変が高度に進行しており本剤の効果が期待できないため投与しない．

サイドメモ

LOTUS試験（Long Term Survival Study）について

　LOTUS試験とは，十分な食事摂取にもかかわらず低アルブミン血症（2.5～3.5g/dL）を呈する非代償性肝硬変患者646例（全国89施設）を，リーバクト投与群314例，食事のみ群308例に分けて2000～2005年まで長期フォローを行った結果，次のような結果が得られた研究をいう．

- リーバクト投与群で，有意に血清アルブミン値が上昇した．
- 腹水の増悪や肝性脳症，食道静脈瘤などの症状（イベント）発現率が，リーバクト投与群で有意に抑制された．
- リーバクト投与群で有意にQOLが良好で，特に全体的健康感に有意差を認めた．
- BMI 25kg/m^{2}以上の肥満を呈する患者の肝細胞がん発生率を有意に低下させた．

まとめ　本症例での栄養・輸液管理

1．経静脈栄養管理

　一般的に，肝性脳症で入院した患者では，経口摂取不能である場合が多いので，まず経静脈栄養管理が行われ，モリヘパミンやアミノレバンなどのBCAA高含有の点滴用製剤が使用される．症状改善後は経口摂取開始後，経口のBCAA製剤に切り替える．欧州静脈経腸栄養学会（ESPEN）のガイドライン（表13）では，静脈栄養について以下のように言及されている．

- 原則的には経口または経腸栄養を優先すべきである．
- 静脈栄養は，経腸栄養が不可能か実際的でない場合にかぎって用いられる．
- 静脈栄養では，エネルギーはグルコースと脂肪で供給され，非窒素性カロリーの35～50％を脂肪で補う．窒素源は，特別な場合を除いて，通常のアミノ酸組成の輸液剤を用いるべきである．上記の計算には理想体重を用いる．

2．輸液管理のポイント

　今回の症例での輸液処方内容では，肝硬変の栄養管理のなかでも「肝性脳症の輸液管理」がチェックポイントになる．

　肝性脳症でのTPN輸液管理のポイントとして，輸液量，総投与熱量，糖質量，TPN基本液（ブドウ糖加電解質液）などについては，「B肝硬変の栄養管理」の「レッスン5　肝障害時の輸液管理」を参照されたい．なおアミノ酸は，BCAA高含有肝不全用アミノ酸製剤（アミノレバン，テルフィス，モリヘパミン）を用いる．アミノレバンとテルフィスは同一の成

表13 肝疾患ガイドライン——慢性肝疾患例に対する栄養療法(ESPEN, 1997年)

臨床像	非窒素性エネルギー (kcal/kg/日)	蛋白質・アミノ酸 (g/kg/日)
代償性肝硬変合併症	25〜35	1.0〜1.2
栄養障害あり	35〜40	1.5
脳症(Ⅰ〜Ⅱ)	25〜35	一時的に0.5, その後1.0〜1.5 蛋白不耐症の場合, 植物性蛋白質やBCAAを経口補充する
脳症(Ⅲ〜Ⅳ)	25〜35	0.5〜1.2 BCAA高含有輸液を投与

分で, モリヘパミンは, ほかの2者よりアルギニンの含有濃度が約2.5倍と高く, 尿素サイクル(オルニチン回路)を活性化し, 尿素の処理能を高めるので, 基本的には肝性脳症の治療のためには, 第一選択のアミノ酸製剤となる.

3. 推奨処方例

今回の症例の輸液処方内容では, ピーエヌツインが使用されている. ピーエヌツインのTPN基本液はアリメール(現在, 製造販売中止)であるが, 水分量を控えるためにブドウ糖濃度がより高濃度(35.7%)でナトリウムが含有されていない「ハイカリック-3号」が適切と思われる. また, ピーエヌツインのアミノ酸製剤はモリプロンFだが, BCAA高含有でない通常のアミノ酸製剤であるので不適である. よって, 推奨される処方例は以下のとおりである.

【推奨される処方例】
ハイカリック-3号　700mL(ブドウ糖250g, 熱量1,000kcal)
モリヘパミン　400mL(アミノ酸40g, 熱量400kcal)
エレメンミック注　1シリンジ
ビタジェクトA液・B液　各1シリンジ

しかし, さらに深い意味では, この処方でも「微量元素およびビタミンの投与」について問題点がある. すなわち, エレメンミック注およびビタジェクトA液・B液は, どちらも画一化された「定食(固定)メニュー」になっている点である.

非代償性肝硬変では,「B肝硬変の栄養管理」の「レッスン4　肝硬変特有の栄養療法」のなかの「1. 鉄制限食療法」で解説したように, 肝細胞にとっては毒性がある鉄を制限しなければならない. また銅とマンガンは胆汁を介して排泄されるので, 胆汁排泄障害時には投与量を制限する必要がある. 特にマンガンは, 脳内蓄積によるパーキンソン様症状の出現やMRI検査のT1強調画像で淡蒼球に高信号域を認める報告[9]がなされている. このため, 微量元素製剤のマンガン含有量は以前の20μmolから1μmolに減量されている.

同様に, ビタジェクトA液・B液などのTPN用総合ビタミン剤も「定食(固定)メニュー」

であるため，非代償性肝硬変では脂溶性ビタミン，特にビタミンKが不足しているので，余分に投与すべきである．

【引用文献】
1) Kato A, et al : How to select BCAA preparations. Hepatol Res, 30S : S30-S35, 2004
2) 市田文弘，他：慢性肝炎の肝組織診断基準—新犬山分類．犬山シンポジウム記録刊行会・編，中外医学社，1996, pp183-188
3) 渡辺明治，他：Consensus Ⅰ　治療食と栄養教育 1；肝硬変．日本病態栄養学会誌，5：83, 2002
4) Plauth M, et al : ESPEN Guidelines on Enteral Nutrition: Liver disease. Clin Nutr, 25 : 285-294, 2006
5) 武藤泰敏：Ⅴ 劇症肝炎・亜急性肝炎　A 劇症肝炎．最新内科学大系 48 ウイルス肝炎—肝感染症　肝・胆道疾患 2（鎌田武信，武藤泰敏・編），中山書店，1991, p205
6) 森　健治，他：急性肝不全．内科，67：1183, 1991
7) 肝と栄養の会・編：実践 肝疾患の栄養療法．南江堂，2006
8) 鈴木一幸，他：肝性脳症—特殊アミノ酸．肝胆膵，23：969-975, 1991
9) 紀平為子：微量元素と神経精神疾患．日本医師会雑誌，129：649-653, 2003

Lecture 10 胃全摘出術後合併症により腎不全となった患者の輸液管理

Question
あなたはこの処方の問題点がわかりますか？

症例：79歳，女性
【既往歴】60歳時，脳梗塞（左半身不全麻痺）．73歳時，脳梗塞再発（構音障害，歩行障害：車いす状態）
【現病歴】2008年12月5日夕食後嘔吐（黒色吐物）して，救急病院に救急車により搬送入院．食道胃内視鏡検査で，噴門部の胃がん（Borrmann 2型）が認められた．右鎖骨下静脈から中心静脈カテーテルを挿入（central venous catheterization；CVC）し，中心静脈栄養（total parenteral nutrition；TPN）管理を開始．12月15日に胃全摘出術（Roux-en Y吻合再建）が施行された．12月20日から38.5℃の熱発出現．食道造影検査で食道小腸吻合部の縫合不全（リーク）を確認．12月22日の胸腹部CT検査で右横隔膜下に約10cm大の膿瘍と胸水貯留（両側）を認めたため，同日，緊急的に腹部ドレナージ術施行およびチューブ空腸瘻をY字脚から30cm肛門側に造設．12月26日から肝機能障害および腎機能障害がみられ，以後血液透析を週3回施行することになった．吻合部のリークもなくなったので，2009年1月13日から経口摂取を経腸栄養剤リーナレンPro3.5（250mL，400kcal）で開始し，その後リーナレンPro3.5（750mL，1,200kcal）からリーナレンPro1.0とリーナレンPro3.5（1,000mL，1,600kcal）を併用するようになった頃より，下痢が出現し始めた．キャロラクトおよびGFOを処方するも効果なく，TPNを再開し経腸栄養剤をエレンタール（600mL，600kcal）に変更しても頑固な下痢が続いたため，NSTに栄養管理のコンサルテーションがなされた．
【NST介入時の身体所見】身長153.3cm，体重50.5kg（BMI 21.5 kg/m^2）．眼瞼結膜貧血あり，眼球結膜黄染なし，下腿に浮腫あり，四肢・体幹の筋肉量少ない
【NST介入時の血液検査結果】赤血球数290万/μL，白血球数8,100/

μL，血小板数15万/μL，Hb 11g/dL，Ht 40.8%，TP 5.1g/dL，血清アルブミン2.8g/dL，ALT 49IU/L，AST 80IU/L，BUN 68.0mg/dL，血清クレアチニン2.8mg/dL，Na 151mEq/L，K 3.3mEq/L

- 輸液処方内容

ハイカリックRF	750mL	オーツカMV注	1セット
ネオアミュー	400mL	エレメンミック注	1セット
ポタコールR	500mL		

- 経腸栄養内容・その他の薬剤

エレンタール	2袋（1袋80g，300kcal）
キャロラクト-F	3包（1包5g）分3
GFO	3袋（1袋15g）分3

Hint 考え方のヒント
- 腎不全時の輸液管理は？
- 下痢患者の栄養管理は？

A 症例を理解するための基礎的知識

まず，患者の状態を把握するうえで知っておかねばならない医学用語（Questionの赤字部分）の解説を行う．

レッスン：1　胃がんについて

●病理病態

　胃がんとは胃粘膜に発生した悪性腫瘍で，「腸上皮」ががん化した「腺がん」がほとんどである．

　進展様式は，胃粘膜からがんが増大して直接隣接臓器（膵臓，横行結腸など）へ浸潤する「漿膜浸潤」，門脈を介して血行性に転移する「肝転移」，周囲のリンパ節に転移する「リンパ節転移」，また腹腔内にがん細胞が撒き散らばって小結節を多数形成する「腹膜播種」の4通りがある．

●症　状

　ほとんどが無症状であるが，出血による貧血，消化管狭窄による嘔気・嘔吐などがみられ

る．進行すれば低栄養状態になり体重が減少する．

　本症例の嘔吐の原因は，がんの進行による消化管狭窄の有無が原因であるかは不明であるが，黒色吐物は腫瘍からの出血が胃酸により黒く変色したためと考えられる．

　嘔吐に関しては，回数・量はもちろん，食事との関係（食直後かなど），吐き方（噴水状），吐物の性状（食物残渣の有無，色）についての観察（情報集め）が重要である．特に色に関しては，「無色透明か黄色か」で胆汁が混じっているか，また「赤色か黒色か」で胃より口側での出血（あるいは喀血）なのか胃内での出血かを判断する．喀血は泡沫を含み赤色の場合が多い．ただし，胃より口側での出血や喀血でも，血液が胃内に流れ込んで，これを嘔吐していることもあることを念頭に置く必要がある．

●検　査

　食道胃X線造影検査および食道胃内視鏡検査で，占拠部位，大きさ（広がり・深達度），肉眼型分類（Borrmann分類）[1]（表1）などを評価し，食道胃内視鏡検査では生検（病理診断用組織採取）が行われ，それにより病理組織診断がされる．また胸腹部CT検査や腹部エコーなどでは，胃壁深達度（図1），また周囲臓器（リンパ節も含める）や遠隔臓器への浸潤や転移の有無が検討される．この情報から，胃がん進行度（Stage）[1] が評価され，手術適応と手術術式（切除範囲も含める）が決定されるので重要な検査である（表2）．

●診断：噴門部の胃がん（Borrmann 2型）

　胃の解剖（図2）は，臨床家の共通の「言語（常識）」なので熟知しておかねばならない．

　胃は食道に続く袋状の臓器で，食道から胃への入口を「噴門」，十二指腸への出口を「幽門」という．胃は大きく3つの部分に分けられ，噴門から左側に膨らんだ部分を「胃底部（解剖実習は臥位の献体で行われ，臥位で一番底になる部分）」，中央部を「胃体部」，幽門の前の部分を「幽門部（幽門前庭部）」と呼ぶ．胃の大きな彎曲部を「大彎」，小さな彎曲部を「小彎」

表1　肉眼型分類（Borrmann分類）

0型：表在型	病変の肉眼的形態が，軽度な隆起や陥凹を示すにすぎないもの
1型：腫瘤型	明らかに隆起した形態を示し，周囲粘膜との境界が明瞭なもの
2型：潰瘍限局型	潰瘍を形成し，潰瘍をとりまく胃壁が肥厚し周堤を形成する。周堤と周囲粘膜との境界が比較的明瞭なもの
3型：潰瘍浸潤型	潰瘍を形成し，潰瘍をとりまく胃壁が肥厚し周堤を形成するが，周堤と周囲粘膜との境界が不明瞭なもの
4型：びまん浸潤型	著明な潰瘍形成も周堤もなく，胃壁の肥厚・硬化を特徴とし，病巣と周囲粘膜との境界が不明瞭なもの
5型：分類不能	上記0～4型のいずれにも分類しがたいもの

（文献2）より引用，改変〕

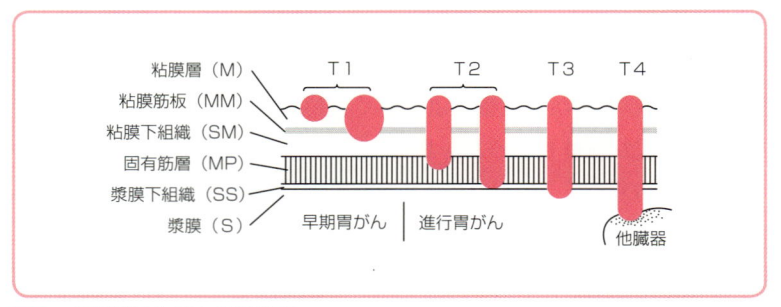

図1 胃壁構造とがんの深達度 〔文献3〕より引用,改変〕

表2 胃がん進行度（Stage）と日常診療

	N0	N1(1〜2個)	N2(3〜6個)	N3(7個以上)
T1a(M)	IA ESD/EMR（一括切除） 〔分化型, 2cm以下, UL（−）〕 胃切除D1（上記以外）	IB 定型手術	IIA 定型手術	IIB 定型手術
T1b(SM)	IA 胃切除D1 （分化型, 1.5cm以下） 胃切除D1＋ （上記以外）			
T2(MP)	IB 定型手術	IIA 定型手術 補助化療(pStage IIA)	IIB 定型手術 補助化療(pStage IIB)	IIIA 定型手術 補助化療(pStage IIIA)
T3(SS)	IIA 定型手術	IIB 定型手術 補助化療(pStage IIB)	IIIA 定型手術 補助化療(pStage IIIA)	IIIB 定型手術 補助化療(pStage IIIB)
T4a(SE)	IIB 定型手術 補助化療(pStage IIB)	IIIA 定型手術 補助化療(pStage IIIA)	IIIB 定型手術 補助化療(pStage IIIB)	IIIC 定型手術 補助化療(pStage IIIC)
T4b(SI)	IIIB 定型手術＋合併切除 補助化療(pStage IIIB)	IIIB 定型手術＋合併切除 補助化療(pStage IIIB)	IIIC 定型手術＋合併切除 補助化療(pStage IIIC)	IIIC 定型手術＋合併切除 補助化療(pStage IIIC)
Any T/N, M1	IV 化学療法, 放射線治療, 緩和手術, 対症療法			

N：転移個数をカウントする領域リンパ節は, No.1〜12, 14vであり,
それ以外のリンパ節転移はM1とする. 〔文献4〕より引用, 改変〕

という．小彎のくびれて角（アングル）状になった部分を「胃角」という．例えば，「胃の胃体部小彎側（胃角部やや口側より）前壁に径3cmのBorrmann 1型の腫瘍を認める」という言い方をする.

●治　療

　手術以外の主な治療法としては, 化学療法と放射線療法がある.

　化学療法は手術不能の進行胃がんに適応され, 米国のEastern Cooperative Oncology Group（ECOG）の研究でも成果が報告されている. また手術可能症例でも, 手術後に「補助療法（adjuvant chemotherapy）」として, また手術前に化学療法を行って腫瘍縮小を図る試み（neoadjuvant chemotherapy）もなされ, その延命効果が示されつつある.

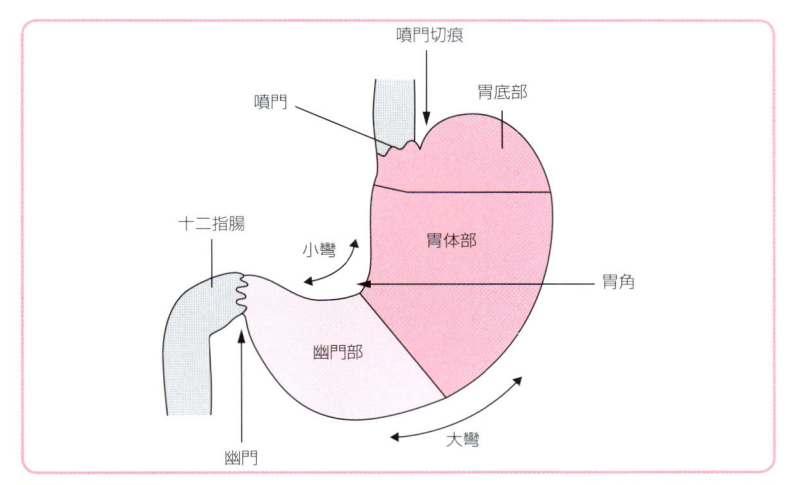

図2　胃の区分　　　　　　　　　　　　　　　　　　　　　　　　　　　　〔文献5〕より引用，改変〕

　一方，放射線療法は，胃がんは放射線感受性が低いがん腫であるため，主に骨転移の疼痛に対する「緩和療法」として行われていたが，最近，術前化学・放射線療法による著効例も報告されるようになった．

●手術：胃全摘出術（Roux-en Y吻合再建）

　占拠部位，大きさ（広がり・深達度），肉眼型分類（Borrmann分類），周囲臓器（リンパ節も含める）や遠隔臓器への浸潤や転移の有無などから胃がん進行度（Stage）が評価され，手術適応と手術術式（切除範囲も含める）が決定される（表2）．

　手術には，「根治的手術（radical operation）」と「姑息的手術（palliative operation）」があり，根治的手術は手術によって根治性がある場合の手術で，消化管のがんでは「がん切除（摘出）」，「リンパ節郭清」ならびに「再建」が行われる．他の臓器のがんでは切除することが主である（取れば終了である）のに対して，消化管のがんでは宿命として，切除したら再び食物が通ることができるように消化管を再建しなければならない．「倍」の労力（時間）を要することになる．「やっとがんを切除し，リンパ節郭清もできた」と思って一息ついても，まだ再建術が残っている．特に膵頭十二指腸切除術（pancreaticoduodenectomy；PD），幽門輪温存膵頭十二指腸切除術（pylorus preserving pancreaticoduodenectomy；PPPD）は大変である．PDでは，幽門側胃部分切除，総胆管切除・胆嚢摘出，膵頭部切除がされており，そこから残胃，残総胆管，膵体尾部を小腸でつなぎ合わさなければならない．

　根治的手術には，「胃切除術」のほかに，胃壁深達度が浅い場合（図1）に行われる「内視鏡的粘膜切除術（endoscopic mucosal resection；EMR）」や「内視鏡的粘膜下切開剥離（切除）術（endoscopic submucosal dissection；ESD）」がある．

　胃切除術には，「開復術」と「腹腔鏡下手術（laparoscopic surgery）」がある．後者は侵襲面（患者への負担を軽減する意味）から，主にリンパ節郭清を要さない「早期胃がん」で適応となる．さらに胃切除術には，胃局所切除術，胃部分切除術〔噴門側胃部分切除術（proximal gastrectomy）あるいは幽門側胃部分切除術（distal gastrectomy）〕と胃全

摘（出）術（total gastrectomy）がある（図3）．医療現場では，胃部分切除術は「部切（ぶせつ）」，胃全摘（出）術は「トタール（ドイツ語読み）」と呼ばれている．胃全摘（出）術が行われると「進行がんだったの？」と思う人もいるが，早期がんであったとしても，胃底部なら処理する血管の走行（解剖学的理由）の点から，これまでは噴門側胃部分切除術ではなく胃全摘（出）術が行われた．

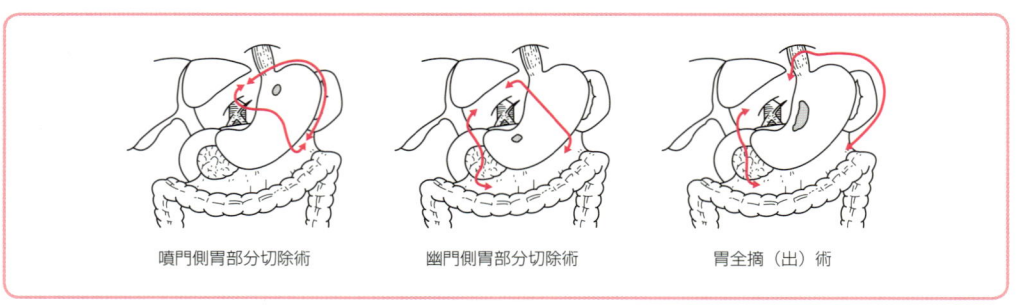

図3 胃切除術　　〔文献6）より引用，改変〕

次に，主な再建法としては，BillrothⅠ法，BillrothⅡ法，Roux-en Y吻合法，食道胃吻合法，空腸間置法などがある（図4）．再建法のRoux-en Y吻合の再建Y字吻合部から末梢を「Y字脚」と呼ぶ．生理学的な（もって生まれた状態の）食物の流れになっているのは，BillrothⅠ法と食道胃吻合法である．しかし，外科医は「縫合不全（リーク）の確率が大きくなるので，吻合箇所が多くなることを嫌う」，あるいは「自分が習って修得した（自信と経験がある）術式をやりたがる」ので，術式（詳細部）に関してはどの方法がよいかの一定の見解はない．

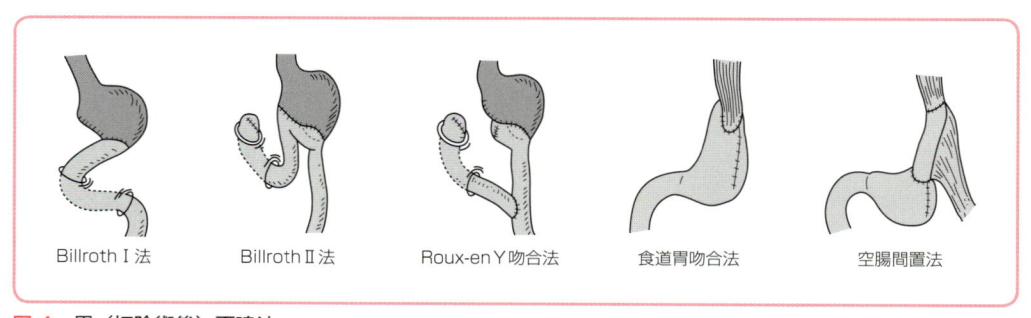

図4 胃（切除術後）再建法　　〔文献7）より引用，改変〕

当然，胃がん手術患者はすべて同じであると考えてはいけない．胃がん進行度（Stage），胃切除術術式と再建術方法は少なくともチェックしなければ（できなければ）ならない．

一方，姑息的手術としては胃空腸吻合術（gastrojejunostomy）などの消化管バイパス術や胃瘻造設術（gastrostomy）が行われる．

レッスン：2　胃切除後合併症について

●胃切除後合併症

　胃切除後合併症としては，術後時期別に表3に示したようなものがあげられる．「胃切除後症候群」とも呼ばれる．

表3　胃切除後合併症

> **直後**：術後出血
> **早期**：縫合不全，吻合部狭窄，イレウス，術後急性胆嚢炎
> **後期**：ダンピング症候群（早期・後期），輸入脚症候群（盲管症候群），消化吸収障害，貧血，骨代謝障害，胆石症，逆流性食道炎，残胃炎，残胃がん

●縫合不全（リーク）

　術後5日目頃に起こりやすい．「雑」に縫った場合と「丁寧」に縫った場合を比較検討した動物実験で，「雑」に縫っても5日間無事に経過したら，縫合不全（リーク）が起こらなかったという報告がある．すなわち「どんなに下手に縫っても5日間もてばOK」ということである．本症例でも12月15日に手術されて12月20日に熱発がみられており，ちょうど5日目である．

　今回は運悪く観察されなかった（ドレーンの先端がうまくリーク部に挿入されていなかった）が，初回手術時に挿入されている「インフォメーションドレーン」から膿様（ややトロミのある黄色～黄緑）の排液が観測されることもある．術後数日間は，外科医は「びくびく」しながら毎日ガーゼ交換をして（特にドレーンの排液の性状をチェックして）いる．

　リークの症状としては，痛みや違和感を感じることがある．また38.5℃の熱発が生じ，続いてWBC数，CRP数の順に上昇し，逆に軽快するにつれて発熱が消失し，WBC数，CRP数の順に減少する．リークの診断として食道造影検査が必ず行われる．リークの程度の評価，すなわちマイナーリーク（ひげ状）なのかメジャーリーク（ジャジャ漏れ＝大量に漏れている）なのか確認を行い，それによって治療方針が決定される．また腹腔内膿瘍や胸水の存在の有無については，「胸腹部CT検査」が有用である．

　手術としては，通常，膿瘍に対して腹部ドレナージ術が施行され，絶飲絶食にするためチューブ空腸瘻が造設される．

レッスン：3　透析について

●血液透析（hemodialysis；HD）

　透析の方法は大きく分けて，血液透析（hemodialysis；HD）と腹膜透析（peritoneal dialysis；PD）の2つがある．HDは機械に血液を循環させて濾過するもので，PDは腹膜を濾過装置として使う．HDを行っている人が圧倒的に多い．

HDは，前腕の血管に造設した「内シャント」や「ブラッドアクセス」からポンプを使って，1分間に約200mLの血液をダイアライザー（透析器）に循環させた後，体に戻す方法である．ダイアライザーは透析膜の細い管を約1万本束ねたもので，管の中を血液が流れ，周囲を透析液が流れている．この多数の管を通して老廃物や水分・電解質などが透析液の側に移動して血液は浄化される（図5）．

　HDは専門の医療機関に週3回程度（1回4〜5時間）通院して行う．

　HDの問題点としては，
- 病院に拘束される
- 針刺しの痛みと針の跡ができる
- 透析中，血圧下降，痙攣，頭痛，吐き気，痒みなどが起きることがある
- 透析前後で体調の変動が大きい
- 食事・水分の制限が厳しい（結局透析をするのだからといって実行しない患者もいる）
- 抗凝固薬の使用で，透析中および透析後に易出血状態になる
- 長期の透析によってさまざまな合併症が起きる

などがあげられる．

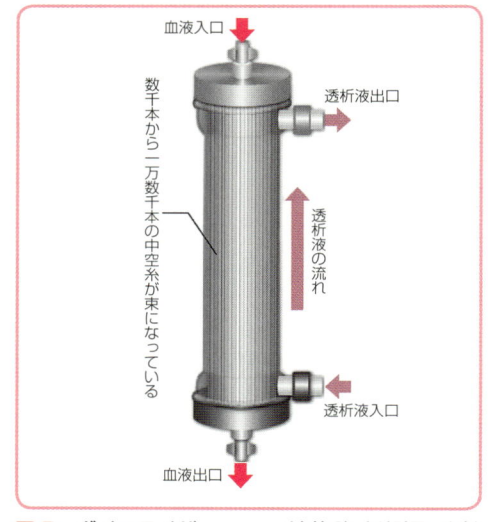

図5　ダイアライザー（中空糸型）　〔文献8）より引用，改変〕

　HDの合併症としては，
- 骨代謝異常：腎不全によるビタミンD活性化障害，カルシウム不足，高リン血症によって骨が脆くなる
- 透析アミロイドーシス：アミロイド（透析で十分に除去できない変性した蛋白質）が骨や関節に沈着して，痛み，しびれ，関節可動域低下などの症状を起こす．代表的なものに「手根管症候群」がある
- 心不全：体内水分量の変動によって心臓に負担をかけることで生じる
- その他：動脈硬化，感染症，悪性腫瘍になりやすい

などがあげられる．

●血液濾過（hemofiltration；HF）

　HFは，透水性の高い膜を使用し，中空糸の内側に流れている血液側に圧力をかけて，大量の限外濾過を行う特殊な血液浄化方法である．ほぼ血清成分と同様の電解質液の補充により体液の補正が可能で，低分子量蛋白などの中〜大分子量物質の除去に優れている．

●腹膜透析（peritoneal dialysis；PD）

　機械の透析装置ではなく腹膜（毛細血管が表面に網の目のように分布している）を透析膜として使用する方法である．具体的には，腹膜血管を流れる血液と，カテーテルを通して腹腔内に貯液した透析液（1〜2L）との間で拡散と限外濾過を生じさせる（血液中の老廃物

や不要な水分・電解質が透析液の中に滲み出てくる）ことで血液浄化を行い，一定時間後にこの液を体外に排出し，新しい透析液と入れ替える．

持続携帯式腹膜透析（continuous ambulatory peritoneal dialysis；CAPD）では，この作業を1日4回程度（通常は朝，昼，夕方，就寝前）に行って，24時間連続した透析をする．夜間就寝時に自動腹膜透析装置を使って透析液を交換する「自動腹膜透析（automated peritoneal dialysis；APD）」がある．また，continuous cycler peritoneal dialysis（CCPD）は腹膜透析液の交換を一定時間ごとに行う装置（サイクラー）を用いてCAPDとAPDを併用する方法である．

PDはHDに比較して，通院による時間的拘束が月1回程度に減り，自宅や勤務先で自分のスケジュールで施行できる．また心臓にかかる負担が少ない．

最近ではHDとPDの併用治療法も行われている．基本的に週1回のHDと週5日間のCAPDを行う血液浄化法で，これにより通院回数が週1回に減り，また2日間の「腹膜休息」が可能となる．

PDの問題点としては，
- カテーテルが原因で腹膜炎になることがある
- 腹重感や腹部膨満感がある
- 交換用の透析液の保管場所を確保・整備・管理する必要がある
- 腹膜の機能が衰えればできなくなる
- HDに比べて普及度が低く，実施している医療機関が少ない

などがあげられる．

レッスン：4　血液検査データ（BUN，血清クレアチニン）

●非蛋白窒素（non-protein nitrogen；NPN）

血清中の蛋白質以外の窒素化合物を非蛋白窒素（non-protein nitrogen；NPN）といい，尿素，尿酸，クレアチニン，クレアチン，アミノ酸，アンモニアなどが含まれる．NPNの42〜48％を尿素窒素が占め，腎不全では80〜90％まで増加する．

尿素は蛋白代謝の，尿酸はプリン（核酸）代謝の，クレアチニンは筋肉のクレアチン代謝の最終産物である．いずれも主として腎から排泄される．これらの物質の血中濃度は，体内蛋白代謝，体内分布，腎からの窒素排泄などのバランスによって決まる．これらの物質の血中濃度や尿中排泄量の測定は，それぞれの代謝動態やその異常を判定するうえで極めて重要となる．

●血中尿素窒素（blood urea nitrogen；BUN）

尿素は，肝臓の尿素サイクルにおいて，アミノ酸の脱アミノによって生じたアンモニアと二酸化炭素から合成され，血中では血漿と血球中の水分中に分布している．腎糸球体から濾過され，一部尿細管で再吸収され，残りが尿中に排泄される．

臨床検査では歴史的に尿素量を尿素分子の窒素量として表していたので，血中尿素窒素（blood urea nitrogen；BUN）といわれている．尿素窒素量を2.14倍すると尿素量が得

られる．

　BUNの基準範囲は，8～20mg/dL（尿素として20～40mg/dL）であり，22mg/dL以上は異常である．女性より男性のほうが高値で，40歳以上で年齢とともに増加する．日内変動が認められ，日中高く夜間に低い．日差変動として3.8mg/dL程度みられる．

　尿素は，腎からの排泄に関係する因子と体内での生成に関する腎前性因子（蛋白摂取量，組織崩壊，消化管出血など）や循環血液量の異常（脱水，血液濃縮）などの因子によって変動する．

　妊娠，低蛋白食摂取時，肝不全，尿崩症，マンニトールなどによる強制利尿で低下し，蛋白の大量摂取，消化管出血，体組織崩壊時に，一過性高窒素血症になる．脱水（血液濃縮）で一過性～持続性高窒素血症になる．尿路閉塞，反射性，手術後乏尿などの乏尿や，腎機能障害（ときに組織崩壊亢進を合併）によるBUNの排泄障害でBUN 30～60mg/dL程度の持続性高窒素血症になる．腎不全（前尿毒症期），肝硬変症（腹水貯留），広範ながんでは，BUN 60～100mg/dL程度の持続性高窒素血症になる．腎不全（尿毒症）ではBUN 100～400mg/dL程度の持続性高窒素血症になる（表4）．

表4　BUN異常と原因疾患・病態

BUN（mg/dL）	状態	原因疾患・病態
0～8	低窒素血症	妊娠・肝不全・強制利尿
8～20	正常	
20～30	一過性高窒素血症	BUN過剰産生
30		脱水（血液濃縮）
30～60	持続性高窒素血症	BUN排泄障害
60～100		腎不全（前尿毒症期） 肝硬変症（腹水貯留） 広範ながん
100～400		腎不全（尿毒症）

　サイアザイド系利尿薬，エタクリン酸，また腎障害・蛋白異化促進作用を有するテトラサイクリン系抗菌薬などによって，BUNは中等度の上昇をみることがある．一方，成長ホルモンや蛋白同化ホルモンにはBUN低下作用がある．

●クレアチニン（creatinine；Cr）

　腎で，グリシンとアルギニンからグアニド酢酸が合成され，肝でメチル基が転移されてクレアチン（creatine）が生成される．クレアチンは，血中に入り，その98％は筋肉に，一部は神経に分布する．クレアチンは，クレアチンキナーゼの作用により高エネルギーリン酸化合物であるクレアチンリン酸に合成され，節肉収縮のエネルギー源として重要な役割を果たす．

　クレアチンは，腎糸球体から濾過され尿細管で再吸収されるので，ほとんど尿中に排泄されない．血清クレアチンが増加すると腎での生合成が抑えられ，また尿中排泄量が増加する．

　体内総クレアチン量（100～120g）の約1％が毎日合成され，同量が脱水されてクレ

アチニンとなり，あるいは筋・神経内でクレアチンリン酸から直接に生成され，血中に出現し，腎糸球体から濾過されたのち，ほとんど再吸収されずに尿中に排泄される．

クレアチニンの基準範囲は，男性：0.8～1.2mg/dL，女性：0.68～0.9mg/dL，である．幼児では低値である．糸球体濾過率（glomerular filtration rate；GFR）低下時，脱水，筋肉量増加で高値になり，筋ジストロフィーで低値になる．

1日当たりのクレアチニン尿中排泄量は，主として筋肉のクレアチン総量（筋の総量）に比例し，成人では体重kgあたりほぼ一定で「クレアチニン係数」といわれる．食事性因子や尿量などにほとんど影響されない．血清クレアチニン濃度はGFRと密接な相関があり，腎機能障害の指標としてBUNより正確である．

● BUN/Cr比

透析の適応および経過判定に，血中尿素窒素（mg/dL）と外的因子の影響を受けにくい腎機能の指標である血清クレアチニン（mg/dL）との比（BUN/Cr比）が，高窒素血症の病態を把握するのに有用とされている．BUN/Cr比は正常では約10であり，慢性腎疾患で合併症のない場合には，GFRが低下しても同様の関係を示す．BUN/Cr比＞10の原因には，①過剰蛋白摂取，②腸管出血，③熱傷，高熱，手術，④大量ステロイド投与，⑤尿路不完全閉塞，⑥脱水症（長時間の激しい運動，発汗，下痢，嘔吐），⑦重症心不全――などが，またBUN/Cr比＜10の原因には，低蛋白食事療法や透析療法施行時などがあげられる．

B 栄養管理について

レッスン：1 腎不全の栄養管理

1. 栄養管理の重要性

腎不全では，栄養不良はよく認められ，合併症の発生や死亡に大きく関与する．腎不全における栄養不良の原因としては，①栄養摂取量の低下，②栄養成分の喪失の増加，③蛋白異化の亢進――などがあげられる．特に腎不全に固有な因子としては，尿毒症性物質の蓄積，腎性貧血，アシドーシス，慢性炎症などがある（表5）．このうち慢性炎症は，腎不全の進行とともに認められ，食欲の低下，蛋白異化の亢進と蛋白同化の低下，サイトカインによる代謝亢進の原因となる．

腎不全患者の治療において，栄養管理が重要な役割を果たす理由として，次のようなことがあげられる．

①尿細管濾過量の減少に伴い，クレアチニン，尿素などの窒素代謝物が体内に蓄積することで，食欲不振などの消化器症状や筋蛋白の崩壊の促進などの代謝上の変化がみられる．
②これらの窒素代謝物の産生は，摂取蛋白量を制限することで抑制することが可能である．

2. 主な注意点

腎不全での栄養療法の注意点としては，以下の点があげられる．
①急性腎不全と慢性腎不全，また透析例と非透析例では病態が異なるので，病態にあわせる．

表5　腎不全における蛋白・エネルギー栄養不良の原因

1. 炎　症
2. 栄養摂取低下
   - 尿毒症
   - 腎排泄遅延
   - レプチン増加
   - 合併症によるもの
3. 透析廃液中への栄養成分喪失
4. 代謝性アシドーシス
5. 合併症
6. 尿毒症に伴う内分泌障害
   - インスリン抵抗性
   - insulin-like growth factor-1（IGF-1），成長ホルモンへの抵抗性
   - 副甲状腺機能亢進症
   - 高グルカゴン血症
   - 低テストステロン血症
7. 血液喪失
   - 潜在的消化管出血
   - 血管穿刺に伴う血液喪失（血液透析）
   - ダイアライザー内残血（血液透析）

〔文献9）より一部引用，改変〕

②他の疾患と同様，静脈栄養よりも経腸栄養を用いる．
③浮腫や脱水などで体重の変化が起きていることが多く，体重として，理想体重を，透析患者では透析後のdry weight（乾燥体重）を用いる．
④水分，電解質，栄養素などの許容範囲が狭く，簡単に欠乏または過剰状態に陥りやすい．
⑤合併症が起こりやすいので，厳重なモニタリングを行う．
⑥腎代替療法との関連を考慮する．

レッスン：2　急性腎不全

　腎臓は，糸球体で血漿を濾過して老廃物を除去し，必要な水分と電解質を尿細管で再吸収して体液の恒常性を保っている．
　急性腎不全は，原因により以下の3つに分類される．
①腎前性：腎血流量の低下（心拍出量低下，血漿量減少など）
②腎実質性：腎実質そのものの障害
③腎後性：腎より下位の尿路系の閉塞
　腎前性腎不全が最多で，次いで狭義の急性腎不全（尿細管壊死）である．また急性腎不全は，入院患者の5％を占め，ICU患者では30〜50％である．

1．急性腎不全の栄養管理

　急性腎不全では，腎機能が急激に低下し，体液の恒常性が保てなくなり，電解質異常，高

窒素血症，代謝性アシドーシス，体液貯留を呈し，尿毒症症状が出現する．

　尿毒症症状により全身倦怠感や食欲低下がみられ，経口摂取低下により低栄養状態となる．急性腎不全では，栄養不良は予後を左右する重要な因子である．一般に，急性腎不全の死亡率は40〜60%とされているが，経口摂取や経管経腸栄養が不能で栄養不良状態に陥った患者が敗血症やショックを伴った場合，死亡率は80〜90%に達する[9]．このことは，多臓器不全など重篤な合併症を併発した慢性腎不全，透析患者にもあてはまる[10]．

　急性腎不全の原因が敗血症やショックなどの侵襲による場合には，高度な異化亢進状態になり，消費熱量が増大して体蛋白の崩壊を起こし，血清中のカリウム，リン，尿素窒素濃度は上昇し，代謝性アシドーシスが進行する．腎で合成されるアミノ酸（アルギニン，シスチン，チロシン，セリンなど）が減少する．

　窒素バランスが正となるようにアミノ酸投与量を，蛋白摂取量(g/日)/6.25−〔尿中尿素窒素(g/日)＋4〕の式で算出して調整する．

　0.6g/kg/日程度から開始して，0.8g/kg/日を目標にするが，BUNが100mg/dLを超えないように徐々に増量する．

　また，急性腎不全の病期別の栄養管理法は次のとおりである．

- 発症期および乏尿期では，異化亢進状態のため十分なカロリーを投与し，窒素性老廃物の産生を抑えるため，蛋白質は0.6g/kg/日程度とする．塩分（ナトリウム）やカリウムは厳しく制限する．
- 利尿期では，ナトリウム，カリウム，水分の補充に努める．熱量・蛋白質量については徐々に普通食扱いとする．
- 透析実施時はカロリー（熱量）を十分に投与し，蛋白質量は透析で喪失される分も考慮する．水溶性ビタミンも同様である．

　Drumlら[11]は，急性腎不全患者を異化亢進状態のレベルから3群に分類，それに基づいた栄養プランニングを推奨している（表6）．

表6　急性腎不全患者の分類別栄養所要量

	異化亢進の程度		
	軽度	中等度	重度
推奨熱量（kcal/kg/日）	25	25〜30	25〜35
熱量供給源	ブドウ糖	ブドウ糖＋脂質	ブドウ糖＋脂質
ブドウ糖（g/kg/日）	3.0〜5.0	3.0〜5.0	3.0〜5.0
脂質（g/kg/日）		0.5〜1.0	0.8〜1.2
アミノ酸/蛋白質（g/kg/日）	0.6〜1.0	0.8〜1.2	1.0〜1.5
栄養投与ルート	経口	経腸または経管	経腸または経管
病態の例	薬物中毒など	待機的手術後など	敗血症・多臓器不全など
死亡率	20%	60%	＞80%

2. 透析時非経腸栄養（intradialytic parenteral nutrition；IDPN）

　通常，腎不全はエネルギー代謝異常の主要因ではなく，透析療法などの腎代替療法も消費熱量を増大させない．しかし，敗血症または多臓器不全に合併した急性腎不全では蛋白異化が亢進し，熱量，蛋白の必要量は著明に増加する．これに伴い，創傷治癒の障害，免疫機能の低下をしばしば合併する．さらに乏尿や無尿を伴うことが多く，体液および電解質の注意深い管理を要する．この場合は中心静脈栄養（total parenteral nutrition；TPN）による積極的な栄養管理が必要である．経腸栄養に無理にこだわらずに，TPNによる適切な栄養補給を行って，栄養維持および改善を図ることが重要である．単に不足している物質を補充したり，蛋白合成の材料を与えるだけでは根本的な治療とはならない[12]．

（1）水分量

　透析の導入により，腎不全患者においても投与水分量の制限が緩和される．しかし，水分量はバランスシートに基づき厳密に算出する必要がある．水分投与量の目安は，尿量＋不感蒸泄量〔体重（kg）×15〕＋喪失量である．腎不全患者では電解質の排泄障害が存在し，アシドーシスや組織の崩壊，異化の亢進により，容易に高カリウム血症に陥りやすく，また水分の貯留による相対的な低ナトリウム血症を呈していることがある．

（2）ブドウ糖

　エネルギー基質として，ブドウ糖を少ない水分量で投与することが必要となる．熱源としてはグルコースが基本である．乏尿により投与水分量を制限する必要がある場合は，TPN基本液として50％，70％の高張グルコース液を用いる．

　腎不全症例では一般に末梢組織のインスリン抵抗性を伴うため，肝臓での糖新生の亢進，骨格筋での糖の取り込みが50％低下するなどが原因となり，容易に高血糖に陥りやすく，インスリン投与を必要とする場合がある．腎不全では異化亢進による体蛋白の崩壊が顕著であり，これに加え末梢組織でのインスリン抵抗性が出現して耐糖能異常を併発することが多い．また，血糖コントロールを厳密に行うことで，予後が改善される．

（3）アミノ酸

　蛋白異化の程度と透析療法施行に左右される．透析施行時は，蛋白喪失分を含めて1.0～1.4g/kg/日を目標にする．負の窒素バランスの改善目的であるが，1.5g/kg/日を超える蛋白負荷は有効ではない．高張糖液の投与のみでは窒素平衡を維持することは不可能である．細胞へのアミノ酸の取り込みを促進させ，窒素化合物の蓄積，ならびに尿毒症症状の出現を防止するために，特殊なアミノ酸製剤の併用が必要となる．

　従来，尿素が非必須アミノ酸に再利用されることを根拠に，少量の必須アミノ酸を投与する必須アミノ酸療法が唱えられた．この目的に沿って作製されたアミノ酸製剤（例：アミユー）では，アルギニンを含まないことによる高アンモニア血症，意識障害の可能性が指摘され，また尿素から合成される非必須アミノ酸はわずかな量にすぎず，窒素平衡の維持には役立たないとされている．したがって必須アミノ酸と同様に非必須アミノ酸も同時に投与すべきである．その後，非必須アミノ酸を加えた腎不全用アミノ酸製剤（ネオアミユー，キドミン）が発売され，これらは分枝アミノ酸（branched chain amino acid；BCAA）も豊富に含んでいる．

腎不全では体内窒素代謝産物の蛋白合成への再利用のためには，ときには非蛋白カロリー／N比が500以上必要となる[13]．

（4）脂肪製剤

脂肪製剤は，必須脂肪酸の供給と熱源（1.1kcal/mL）として有用であり，1〜1.5g/kg/日以内の投与が可能である．腎不全時は，熱源として脂肪は利用効率が良好でなく，また同化効果が小さいといわれている．しかし，必須脂肪酸の欠乏を防ぐために脂肪乳剤の投与が必要で，全投与カロリーの5％程度を目安とする．ただし，重症の膵炎，敗血症，肝障害，播種性血管内凝固症候群，血栓性疾患などでは，投与禁忌である．

（5）微量栄養素

水溶性ビタミンでは，ビタミンB_{12}は血中での残存率が高く，ビタミンB_{12}以外は喪失分を見込んで補充する必要がある．脂溶性ビタミンでは，ビタミンAの血中濃度は高く，少量の投与で毒性を示すことがある．腎でのビタミンD活性化酵素が障害されると，ビタミンD欠乏症と同様の状態となる．

微量元素として臨床上問題となるのは，亜鉛，銅，セレン，アルミニウムである．慢性透析患者や経口摂取が長期に困難な患者では，欠乏症状に注意する．

レッスン：3　慢性腎不全

慢性腎不全とは，腎機能障害が進行して数カ月から数年にわたって持続的・不可逆的に腎機能が低下して，体液の恒常性が保てなくなった状態である．

慢性腎不全では，細胞のインスリン感受性が低下して糖の利用障害を起こし，糖代謝異常を来す．摂食低下により体蛋白の崩壊もみられるようになり，BCAAの減少，非必須アミノ酸の過剰状態などのアミノ酸代謝異常を来す．慢性腎不全の保存期では，蛋白質制限による食事療法が行われる．

本症例は多臓器不全から急性腎不全になった症例であるので，また，慢性腎不全に関して，慢性腎臓病（chronic kidney disease；CKD）（表7〜9）の概念が導入されたので，詳細については成書を参照されたい．

表7　CKD（chronic kidney disease）とは

「尿蛋白陽性などの尿所見の異常，画像所見，血液検査所見，病理所見などから腎障害の存在が明らかである」か「腎機能の低下（GFR＜60mL/分/1.73m^2）」かのいずれか，あるいは両方が，3カ月以上持続する状態

表8 CKDのステージ分類

病期ステージ	重症度の説明	進行度による分類〔GFR（mL/分/1.73m^2）〕
	ハイリスク群	≧90以上（CKDのリスクファクターを有する状態で）
1	腎障害は存在するが，GFRは正常または亢進	≧90
2	腎障害が存在し，GFR軽度低下	60〜89
3	GFR中等度低下	30〜59
4	GFR高度低下	15〜29
5	腎不全	<15

透析患者（血液透析，腹膜透析）の場合にはD，移植患者の場合にはTをつける．

表9 CKDステージ分類と栄養療法

Ⅰ．エネルギー			
厚生労働省策定の日本人の食事摂取基準2005年版と同一とする．			
Ⅱ．蛋白質，食塩，カリウム			

病期	蛋白質（g/kg/日）	食塩（g/日）	カリウム（mg/日）
ステージ1（GFR＞90mL/分）			
尿蛋白量0.3〜0.5g/日以下	0.9〜1.0	10未満*	
尿蛋白量0.6g/日以上	0.6〜0.8	3〜6	
ステージ2（GFR 60〜89mL/分）			
尿蛋白量0.3〜0.5g/日以下	0.9〜1.0	10未満*	
尿蛋白量0.6g/日以上	0.6〜0.8	3〜6	
ステージ3（GFR 30〜59mL/分）			
尿蛋白量0.3〜0.5g/日以下	0.9〜1.0	3〜6	
尿蛋白量0.6g/日以上	0.6〜0.8	3〜6	
ステージ4（GFR 15〜29mL/分）	0.6	3〜6	1,500
ステージ5（GFR＜15mL/分）（透析導入遅延を目指す場合）	0.3〜0.6	3〜6	1,500

＊：高血圧の場合は6未満

レッスン：4　透析患者の栄養管理

1．血液透析

血液透析患者の栄養管理で考慮すべき点は，以下のとおりである．

①透析液への蛋白，アミノ酸の喪失を考慮する必要がある．

②必要熱量は，日本腎臓学会ガイドラインでは30〜35kcal/kg/日とされている．

③蛋白量は，窒素平衡を保つ必要量が基本である．6〜9g/treatmentのアミノ酸が喪失することも考慮して1.0〜1.2g/kg/日とされている．しかし，必要以上に蛋白質を摂取すると，血清尿素窒素値の上昇やリンの高値を来す．

④脂質は，日本腎臓学会ガイドラインでは総カロリーの25％前後とし，飽和脂肪酸：一価不飽和脂肪酸：多価不飽和脂肪酸の割合を1：1.5：1としている．脂質は総エネルギーの30％以下とし，飽和脂肪酸は総エネルギーの7％未満，多価不飽和脂肪酸を10％以上，一価不飽和脂肪酸を20％以上にすることが勧められる[14]．

⑤代謝性アシドーシスは蛋白異化を亢進させて，窒素平衡を負にする作用がある．

2. 腹膜透析

　腹膜透析では，透析液中に高濃度含まれるブドウ糖が腹腔から体内へ吸収され，エネルギーの摂取過剰が比較的多くみられる．しかし一方で，血液透析よりも透析排液中への蛋白質の喪失が4〜6g/日，アミノ酸の喪失が10〜13g/日と多いため，経口摂取量が少ないと血液透析よりも重篤な低栄養を引き起こしやすい．腹膜透析患者の20〜40％が低栄養を示すとされる[15]．

　腹膜透析患者の栄養管理で考慮すべき点は，以下のとおりである．
①経腸栄養では腹部膨満を来しやすく，嘔吐に注意する．
②投与熱量は高濃度のブドウ糖が透析液から吸収される分を差し引いて投与する．使用する透析液のブドウ糖濃度，透析液の貯留時間，腹膜の透過性により左右されるが，おおむね500〜700kcal/日である．
③蛋白質は，腹膜透析液へのアミノ酸喪失（0.3〜0.5g/exchange）が血液透析患者より少し多めとし，1.1〜1.3g/kg/日が推奨される．
④水分は1日の腹膜透析の除水量＋尿量が目安である．
⑤塩分は正確には腹膜透析排液と蓄尿中の塩分を補う量であるが，腹膜透析の除水量1,000mLにつき7.5g，尿量100mLにつき0.5gとする．
⑥血清カリウムが低下するリスクが高く，制限する必要がない場合が多い．

C　腎不全用経腸栄養剤

レッスン：1　経腸栄養剤

　John F. Kennedy元大統領により画策された「アポロ計画」により，1969年に月に人類を送り込むことができた．このとき開発されたのが，消化吸収がよく，栄養価も高く，栄養バランスもよい「宇宙食」である（興味あることに同じころ，Stanley J. Dudrick博士により中心静脈栄養の研究が確立つつあった）．この宇宙食が，臨床の現場で低残渣食（low residue diet；LRD）として応用利用されるようになり，臨床栄養が飛躍的に進歩した．

　経腸栄養剤には医薬品と食品，また粉末と液体がある．医薬品は医師の診察（診断）と処方せんが必要であるが，保険適用がある（おおむね3割自己負担）．食品は全額自己負担となる．また液体状製剤は調製の手間がなく手軽であるが，持ち運びが不便である．

1. 経腸栄養剤の分類[16]
（1）低残渣食（LRD，半消化態栄養剤）

　低残渣食（LRD）は半消化態栄養剤とも呼ばれ，窒素源としては蛋白精製物（カゼイン，乳蛋白，大豆蛋白，卵アルブミンなど）を加工して用いている．糖質はデキストリンのほか種々の単糖類や二糖類からなり，乳糖を含まない製剤が多い．脂質は植物油を中心とした長

鎖脂肪酸トリグリセリド（long chain triglyceride；LCT）や脂肪吸収を効率よくするため中鎖脂肪酸トリグリセリド（medium chain triglyceride；MCT）を多く含んでいる製剤もある．これらに微量元素やビタミンが加えられている．

LRDは一部消化が必要であり，著しい消化吸収障害を有する患者には投与が難しい．主として，消化吸収能には障害がないが経口摂取不能の脳神経外科，口腔外科，耳鼻科領域の患者などに用いられる．浸透圧は低く下痢を起こしにくく，脂肪乳剤の経静脈的投与が不要などの利点がある．理論的には長期の単独投与が可能で，欠乏症状の出現しやすい乳幼児においても満足する栄養効果が期待できる．味も比較的よく経口投与も可能で，フレーバーなどにより味の選択ができる製品もある．

食品のLRDは約100品目あるが，医薬品のみを表10に示した．

表10　医薬品：低残渣食（low residue diet；LRD），半消化態栄養剤

	熱　量	浸透圧（mOsm/L）
クリニミール（粉末）*	450 kcal/100g	300
ベスビオン（粉末）*	452 kcal/100g	500
サスタジェン（粉末）*	390 kcal/100g	712
エンシュア・リキッド（液体）	1kcal/mL	360

＊：現在，製造販売終了

（2）成分栄養剤（ED，消化態栄養剤）

成分栄養剤（elemental diet；ED）は，最小単位の化学成分から構成されている．窒素源としては，合成アミノ酸で構成されている．糖質は溶解時の浸透圧が高くなるなどの問題があって二糖類やデキストリンが用いられる．脂肪の消化には脂肪が乳化されていることが必要であり，EDに用いられているアミノ酸では界面活性作用が弱く，安定した乳化状態を保ちにくい．また消化吸収障害では脂肪の吸収が阻害される．これらの理由からEDでは脂肪の含量が減じられている．

EDは完全に水溶性であり，内径1mm程度の細いチューブでも通過するため，経鼻的に与えても患者の苦痛が少なく，細い狭窄部も通過するという利点をもっている．消化を要さないため腸内細菌叢の変化ないし数の減少が報告されている．また窒素源がアミノ酸であるため，食物アレルギーの心配がなく，炎症性腸疾患などへの投与に最適である．欠点として，味はアミノ酸特有のにおいがあるため，経口的な投与は困難なことが多い．溶解時の浸透圧が高く下痢が起こりやすい．脂肪をほとんど含まないため必須脂肪酸の補給が必要とされる．

EDには，医薬品のエレンタール（粉末）とエレンタールP（粉末）しかない（表11）．

表11　医薬品：成分栄養剤（elemental diet；ED），消化態栄養剤

	熱　量	浸透圧（mOsm/L）
エレンタール（粉末）	375 kcal/100g	760
エレンタールP（粉末）	390 kcal/100g	630

(3) 低分子ペプチド栄養剤（CDD, 消化態栄養剤）

　低分子ペプチド栄養剤は，CDD（chemical defined diet）とも呼ばれる．摂取された蛋白質が消化され，小腸管粘膜（腸管上皮）細胞から吸収され，門脈を通して肝臓に送られ代謝される．EDの窒素源は，アミノ酸あるいは低分子（ジ・トリ）ペプチドで消化酵素を必要とせずに，上部消化管で速やかに吸収され，消化吸収能の低下している患者に適している．しかし，以下の理由から，CDDのほうが消化吸収面ではより優れていると考えられている．

①消化すなわち蛋白質の分解は胃・十二指腸および小腸で行われるが，アミノ酸まで分解されるのではなく，大部分は低分子（ジ・トリ）ペプチドで，遊離アミノ酸は低濃度である．
②小腸上皮細胞には，アミノ酸と低分子ペプチドの担体（キャリア）はそれぞれ別個に存在する．
③低分子ペプチドの吸収速度はアミノ酸の吸収速度に比べて速い．

　溶解時の浸透圧はEDより低く，下痢の副作用の発生が少ない．構成成分のほとんどが消化態であるため，EDと同様，消化吸収障害を有する患者にも投与が可能である．脂肪含量はEDに比べて高いので注意を要する．

　低分子ペプチドの経腸栄養剤としては，医薬品としてエンテルード（粉末）とツインライン（液体）があったが（表12），エンテルードが2009年3月に販売終了となり，その後継の食品版としてエンテミール（粉末）が，また液体状のペプチーノが販売された（表13）．

表12　医薬品：低ペプチド栄養剤（chemical defined diet；CDD），消化態栄養剤

	熱　量	浸透圧（mOsm/L）
エンテルード（粉末）*	410 kcal/100g	534
ツインライン（液体）	400 kcal/100g	595〜640

＊：現在，製造販売終了

表13　食品：低ペプチド栄養剤（chemical defined diet；CDD），消化態栄養剤

	熱　量	浸透圧（mOsm/L）
エンテミール（粉末）	410 kcal/100g	534
ペプチーノ（液体）	1kcal/mL	460

　エンテミールとペプチーノは違ったコンセプトで開発・市販されている．エンテミールのエネルギー構成比は，糖質（デキストリン）72％，蛋白質（卵白ペプチド）15％，脂質13％である．約70％が低分子（ジ・トリ）ペプチドである．一方，液体状のペプチーノ（200kcal/200mLパック）のエネルギー構成比は，糖質（デキストリン）86％，蛋白質（乳清ペプチド）14％，脂質0％である．約50％が低分子（ジ・トリ）ペプチドである．また食物繊維も含まれておらず，無残渣である．ビタミンB_1が1mg/200mLパックと強化（栄養機能食品）されている．浸透圧も460mOsm/Lと，LRDなみの低浸透圧になっている．

2. 腎不全用経腸栄養剤の特徴

経腸栄養剤の大半は「食品」扱いなので，「病態別」という効能を示す表現をしてはいけないことになっているなど，サプリメントとして厚生労働省の規制がある．たしかにメーカーも過剰気味の宣伝をしているケースが見受けられるが，反対に「言葉狩り」という批判もある．

市販の経腸栄養剤のほとんどは非蛋白カロリー N 比が150前後で，カリウム，リンが比較的多く含まれており，1kcal/mL となっているものが主流である．しかし，腎不全患者では，水分過剰，高カリウム血症・高リン血症が問題となり，水分量，カリウム，リン，蛋白質量を抑えることや比較的十分な熱量を投与することが必要となる．このため通常の 1kcal/mL の濃度では水分過剰になるので，1.5〜2.0kcal/mL の濃度の製品が用意されている．また，蛋白質制限下に十分な熱量投与することが腎不全の進行抑制に有効であるとされており，非蛋白カロリー N 比を350以上に高く設定する必要がある．

腎不全患者では，ビタミン A，ビタミン D，リン，マグネシウムの摂取は制限される．特に脂溶性のビタミン A，ビタミン D は中毒になる危険がある．水溶性ビタミンである B_1，B_6，葉酸は，蛋白質制限や透析による喪失で欠乏状態となりやすい．ビタミン C も欠乏していることが多いが，過剰投与により高シュウ酸血症を来すので注意が必要である．亜鉛は消化管からの吸収が低下するため，欠乏しやすい．

腎不全用の経腸栄養剤は，医薬品ではなく食品（濃厚栄養流動食あるいは経腸栄養食品）に分類される．以下，簡単に述べる．

(1) レナウェル

テルモ社から発売されている腎不全用の経腸栄養剤で，レナウェル A（エース）とレナウェル 3（スリー）の 2 種類がある．いずれも 1 パック 200kcal/125mL（1.6kcal/mL）と高濃度になっている．蛋白質はレナウェル A が 0.75g，レナウェル 3 が 3.0g と低く抑えられている．

熱量を稼ぐために脂質の割合が多く，全熱量の 40％を占める．浸透圧は，レナウェル A で 390mOsm/L，レナウェル 3 で 340mOsm/L と，濃厚なわりに低めである．リン，カリウムは，両者ともパック当たり 20mg に減らし，ナトリウム，カルシウム，マグネシウムもそれぞれパック当たり 60mg，10mg，3mg と制限されている．鉄（2.5mg/パック）は 1 日所要量の 1/4 にとなっている．脂溶性ビタミンのビタミン A，ビタミン D がパック当たり 1 日所要量の 1/20 に抑えられている．ビタミン E（6mg/パック）は 1 日所要量の 3/4 となっている．欠乏が懸念される水溶性ビタミンのビタミン B_1，B_2，B_6，B_{12}，ナイアシン，パントテン酸，葉酸，ビタミン C はパック当たり 1 日所要量の 1/2 が含まれている．食物繊維は 3g/パックと多い．

(2) リーナレン Pro1.0，リーナレン Pro3.5

1999 年 6 月に明治乳業株式会社から発売された腎不全用の経腸栄養剤で，低蛋白量のリーナレン Pro1.0（1g/100kcal）と中程度の蛋白量のリーナレン Pro3.5（3.5g/100kcal）の 2 種類がある．2 種類の製剤を混ぜ合わせて蛋白質量を調整できる．いずれも水分制限ができるように 400kcal/250mL（1.6kcal/mL）と高濃度になっている．

日本腎臓学会により作成されたガイドライン[17]を参考に，リン，カリウムは低く抑え

られている．ナトリウムはリーナレンPro1.0では30mg/100kcalと低いが，リーナレンPro3.5では60mg/100kcalと比較的標準的な組成となっている．カルシウム，マグネシウムもそれぞれ30mg/100kcal，15mg/100kcalと，レナウェルよりは多い．一般の栄養剤のカルシウム50〜60mg/100kcal，マグネシウム20〜30mg/100kcalよりは低く抑えられている．浸透圧は比較的高く，500mOsm/Lである．ビタミンAを少なくし，水溶性ビタミンは1,200kcalと処方時に所要量をほぼ満たすような組成で，不足しがちなビタミンB$_6$，葉酸が多く設定されている．食物繊維は1g/100kcalと多い．2008年2月に販売終了となった．

(3) リーナレンLoGIC1.0，リーナレンLoGIC3.5

2006年6月に明治乳業株式会社より発売された腎不全用の経腸栄養剤で，リーナレンLoGIC1.0とリーナレンLoGIC3.5がある．リーナレンProと糖尿病用経腸栄養剤のインスローの特徴をあわせもつ，糖質と蛋白質を調製した濃厚流動食である．LoGICとはlow glycemic index conceptの略で，糖質の吸収速度に配慮した糖質組成になっている．リーナレンProと同じように1.6kcal/mLと高濃度で，蛋白質量は1g/100kcalと3.5g/100kcalであり，両者を混ぜ合わせることで蛋白質量を調整できる．2009年1月に販売終了となった．本症例はちょうど過渡期で在庫中の分を使用した．

(4) リーナレンLP，リーナレンMP

2008年12月に，リーナレンLoGIC1.0とリーナレンLoGIC3.5の後継の製品として発売された．LPとはlow protein，MPとはmedium proteinの略でリーナレンLoGIC1.0とリーナレンLoGIC3.5と同様，糖質と蛋白質を調製した濃厚流動食であり，また両者を混ぜ合わせることで蛋白質量を調整できる．

レッスン：2　経腸栄養剤使用中の合併症としての下痢

経腸栄養剤使用中の下痢は，最もよくみられる合併症である．その原因として，①栄養剤の投与速度，②栄養剤の温度，③栄養剤の浸透圧，④細菌混入，⑤栄養剤の食物繊維の含有が低い——などがあげられる．

患者側の問題としては，①腸内細菌叢の異常，②消化吸収能の低下，③栄養剤に対するアレルギー——などがある．

経腸栄養剤使用中の下痢の対策としては，①投与速度を下げる，②栄養剤の温度を常温〜体温に近くする，③栄養剤を水で薄めて浸透圧を下げる（300mOsmが最適である），④衛生的な管理を徹底する，⑤食物繊維を含む栄養剤を使用する——などがあげられる．

また，患者側の問題に対しては，以下の対応が必要となる．

①腸内細菌叢の異常には整腸剤の投与や病的な細菌が検出されれば抗菌薬を投与する．
②消化吸収能の低下の原因として，腸管の浮腫による吸収障害がある場合には，中心静脈栄養法を併用し浮腫改善を図り，腸炎などの場合には経腸栄養を中止して腸管を安静にして原疾患の治療を行う．
③栄養剤に対するアレルギーが考えられる場合には，成分の異なる栄養剤に変更する．

D 本症例の処方内容と問題点

レッスン：1　本症例での経腸栄養管理のまとめ

1．下痢の対策

　腎不全用経腸栄養剤は，少ない水分でより濃厚で，脂肪も比較的多く含まれ，熱量が高められている．リーナレンも浸透圧が高く，下痢の副作用が問題となることが少なくない．その対策としては，投与速度を下げる（時間をかけて投与する）こと，場合によっては希釈して投与することなどがある．そのほかに，止瀉および整腸作用を期待して「ニンジン末」がしばしば使用される．キャロラクトFは，食物繊維と生きたビフィズス菌も含有している．

　リーナレンに含まれているパラチノースは，ショ糖（砂糖）代替甘味料の一つである（表14～16）．パラチノースは，ショ糖（砂糖）のα-1,2結合を転移酵素の作用によりα-1,6

表14　ショ糖代替甘味料の甘味度

単糖類：ソルビトール（0.6～0.7），キシリトール（1.0）
二糖類：パラチノース（0.45），ラクチトール（0.3～0.4），マルチトール（0.7～0.8）
その他
　ジペプチド：アスパルテーム（180）
　ショ糖塩素化物：スクラロース（600）
　テルペノイド配糖体：ステビオサイド（100～180）

（　）内の数値はショ糖の甘味度を1とした場合の甘味度

表15　ショ糖代替甘味料の1g当たりの熱量（エネルギー量）

0（kcal/g）：エリスリトール　ステビオサイド　スクラロース
2（kcal/g）：マルチトール　ラクチトール
3（kcal/g）：キシリトール　ソルビトール
4（kcal/g）：パラチノース　アスパルテーム

表16　ショ糖代替甘味料の消化管での吸収について

- 小腸で吸収され，大腸では吸収されないもの：
　パラチノース　エリスリトール　アスパルテーム
- ほとんどが小腸で吸収され，大腸では一部が吸収されるもの：
　キシリトール　ソルビトール　ステビオサイド
- 小腸で一部が吸収され，大部分が大腸で吸収されるもの：
　マルチトール　ラクチトール
- 小腸と大腸においてほとんど吸収されないもの：
　スクラロース

結合に作り替えたものである．1954年に「パラチノース生産菌」が発見され，1984年に量産化され販売されるようになり，現在食品などに使われている．その特徴としては，
- 甘味度はショ糖の45％
- 熱量（エネルギー量）はショ糖と同じ4kcal/g
- 非う蝕誘発性，う歯（虫歯）予防
- 血糖値の上昇を抑制する効果
- 血中インスリン濃度を下げる効果

などがある．

　非う蝕誘発性の甘味料，特にキシリトール，ソルビトール，二糖類（マルチトール，ラクチトール）を大量に摂取すると，しばしば一過性の下痢（緩下作用）が起こるとされている．しかしパラチノースは，小腸ですべてゆっくり消化吸収されるため下痢を誘発しないとされており，本症例での下痢の原因とは考えにくい．

2．エレンタールの使用について

　リーナレンなどの低残渣食（low residue diet；LRD）を使用する場合の下痢の原因として，消化不良（消化吸収能の低下）が考えられるので，本症例では消化態栄養剤の成分栄養剤（elemental diet；ED）のエレンタールに変更された．しかしエレンタールは浸透圧が760mOsm/Lと高い．浸透圧が高い場合も下痢や腹痛の原因となるので，エレンタールに変更した処方は問題である．低分子ペプチド栄養剤（chemical defined diet；CDD）のエンテミール（浸透圧534mOsm/L）か，ペプチーノ（浸透圧460mOsm/L）を使用すべきであった．

　腎不全の栄養管理では「蛋白質量＝窒素量」が重要なチェックポイントになるので，腎不全用以外の通常の経腸栄養剤を使用する場合は「蛋白質量＝窒素量」を考慮して計算しなければならない．

　当然，リーナレンの使用時も常に，各種電解質量はもちろん，1日投与蛋白質量をチェックしなければならない．表17，18にリーナレンLOGIC1.0（現LP）とリーナレンLOGIC3.5（現MP）を組み合わせて（ブレンド）投与したときの1日投与蛋白質量と各種電解質量を示した．

　エレンタールは成分栄養剤（アミノ酸成分）であるが，蛋白質量は，4.4g/100kcal（100mL）との表示があるので，本症例での処方量の2袋/600kcal（600mL）/日では，26.4g/日と考える．

3．GFOの使用について

　ジー・エフ・オー（GFO）は，グルタミン（glutamine），ファイバー（fiber），オリゴ糖（oligo）の頭文字から命名された「粉末清涼飲料」である．小腸管粘膜（腸管上皮）細胞の機能回復を目的に使用されている．原材料としては，ポリデキストロース，ラクトスクロース，デキストリン，砂糖，グルタミン，グアーガム酵素分解物，酸味料，香料，甘味料（スクラロース）であり，栄養成分としては，1袋（15g）当たり熱量36kcal，蛋白質3.6g，脂質0g，

表17　リーナレンLoGIC1.0（LP）とLoGIC3.5（MP）の組み合わせ：投与例合計4缶（1,600kcal）の場合

リーナレン LoGIC1.0 (LP)	リーナレン LoGIC3.5 (MP)	熱量： エネルギー量 (kcal)	蛋白質 (g)	ナトリウム (mg)	カリウム (mg)	カルシウム (mg)	リン(mg)
0缶	4缶	1,600	56	960	480	480	560
1缶	3缶	1,600	46	840	480	480	500
2缶	2缶	1,600	36	720	480	480	440
3缶	1缶	1,600	26	600	480	480	380
4缶	0缶	1,600	16	480	480	480	320

表18　リーナレンLoGIC1.0（LP）とLoGIC3.5（MP）の組み合わせ：投与例合計5缶（2,000kcal）の場合

リーナレン LoGIC1.0 (LP)	リーナレン LoGIC3.5 (MP)	熱量： エネルギー量 (kcal)	蛋白質 (g)	ナトリウム (mg)	カリウム (mg)	カルシウム (mg)	リン(mg)
0缶	5缶	2,000	70	1,200	600	600	700
1缶	4缶	2,000	60	1,080	600	600	640
2缶	3缶	2,000	50	960	600	600	580
3缶	2缶	2,000	40	840	600	600	520
4缶	1缶	2,000	30	720	600	600	460
5缶	0缶	2,000	20	600	600	600	400

糖質6.01g，食物繊維5.0g，ナトリウム0.2〜1.2mg，ラクトスクロース1.45g，グルタミン3.0gを含んでいる．

　栄養成分中，特にグルタミンが大きな役割を果たしている．非必須アミノ酸であるグルタミンは，体内で最も豊富な遊離アミノ酸で，筋肉で合成され筋肉細胞内にプールされている．消化管粘膜上皮などで，グルタミン分解酵素によってグルタミン酸とアンモニアに分解されエネルギーを産生する．特に小腸はグルタミンを主なエネルギー源としており，主要なグルタミン消費臓器である．小腸管粘膜（腸管上皮）細胞はグルコースもエネルギー源として利用できるが，小腸の機能はグルコースだけでは維持できない．

　GFOの使用に際しても，腎不全の栄養管理では「蛋白質量＝窒素量」が重要なチェックポイントになるので，「蛋白質量＝窒素量」を考慮して計算しなければならない．GFOの蛋白質量は，3.6g/1袋（15g）であるので，本症例での処方量の3袋/日では，10.8g/日と考える．

レッスン：2　中心静脈栄養法（total parenteral nutrition；TPN）の処方内容

　病態別アミノ酸輸液として，以下の4つの病態に対してアミノ酸製剤が作られている．
①侵襲期：異化亢進のため，体内の分枝アミノ酸（branched chain amino acids；BCAA）が消費されるので，BCAA含有率30％以上のBCAA高含有（BCAA rich）アミノ酸製剤の投与が必要である．

例：アミニック，アミゼット，アミパレン

②肝不全：Fischer比は，BCAA（モル数）÷AAA（モル数）と定義される．BCAAはバリン，ロイシン，イソロイシン，AAAはフェニルアラニン，チロシンである．正常値は2～3である．肝不全の栄養管理では，BCAAを増加しAAAを減少させ，Fischer比を上げた栄養剤を投与する．なお，基本液には，肝疾患ではNaの貯留（水分貯留）が問題となるので，Naフリー（非含有）のハイカリック3号を選ぶべきである．

例：アミノレバン，テルフィス

③肝性脳症：高アンモニア血症が原因であり，尿素サイクル（オルニチン回路）でのアンモニアの処理能を上げるために，アルギニンを投与する．

例：モリヘパミン

④腎不全：腎不全時の栄養管理の特徴は，蛋白質制限，水分制限，カリウムおよびリンの制限である．

　一般的に，腎不全患者のTPN基本液としては，腎不全（renal failure；RF）用として作られた「ハイカリックRF」を用いる．この製品は，水分量を控えるためにブドウ糖濃度が高濃度（50％）で，カリウムとリンを含有していない．次に，アミノ酸製剤としては，腎不全用アミノ酸製剤の「ネオアミユー（ネオアミューではない）」あるいは「キドミン」を用いる．

例：アミユー（製造販売終了），ネオアミユー，キドミン

1．本症例の輸液処方内容での問題点

本症例の輸液処方内容は，

```
ハイカリック RF     750mL
ネオアミユー       400mL
ポタコール R       500mL
オーツカ MV        1セット
エレメンミック注    1セット
```

であり，ハイカリックRFとネオアミユーが使用されている．

（1）「蛋白質量＝窒素量」のチェック

　通常，ハイカリックRF 1,000mLにネオアミユー 400mLの組み合わせで使用されるので，ハイカリックRF 750mLにネオアミユー 400mLの組み合わせでは，窒素量が多くなると思われる．

　カロリーN比を計算してみると，ハイカリックRFのブドウ糖濃度は50％であるので，750mL中のブドウ糖量は375gとなり非蛋白熱量は1,500kcalである．一方，ネオアミユーは窒素量0.8g（100mL）であるので，

　　1,500kcal÷（0.8g/100mL×400mL）＝468.75kcal/g

となる．腎不全用のTPN輸液製剤のカロリーN比は，通常500～600kcal/gであるので，

それよりも少し低い（窒素量が多い）だけである．

次に，ネオアミユーとハイカリックRFの推奨投与方法から考えてみると，ネオアミユーの推奨投与方法は「投与窒素1.6g（本剤：200mL）あたり500kcal以上の非蛋白熱量を投与する」とある．ネオアミユー 400mLでは，投与する非蛋白熱量は1,000kcal以上が推奨量となり，ハイカリックRF 750mLでは非蛋白熱量は1,500kcalとなるため問題ではない．

逆に，ハイカリックRFの推奨投与方法は「本剤1,000mLに対して，5.9～12％アミノ酸注射液を200～600mLの割合で加えてよく混合し，1日1,200～1,600mLの維持量を24時間かけて中心静脈内に持続点滴注入する」とある．ハイカリックRF 750mLでは，5.9～12％アミノ酸注射液（ネオアミユーは5.9％濃度）を150～450mLを使用することになり問題にならない．

(2)「水分量」のチェック

本症例では，ポタコールRを負荷していることも，いたずらに水分量を増やすことになり，ハイカリックRFを使用する意味がなくなる．

(3) その他

最後に，「Lecture 09 肝硬変患者の輸液管理」の「B肝硬変の栄養管理」のなかの「レッスン5」でも述べたように，ビタミン，微量栄養素は，TPN輸液ラインのclosed systemの堅持のため，ビタミン，微量元素ともに「プレフィルドシリンジタイプ」のビタジェクトA液・B液，エレメンミック注を使用すべきである．

2．透析とTPN

透析を導入することにより，腎不全患者においても投与水分量の制限が緩和され，TPN管理によってより多くの熱量，アミノ酸の投与が可能となった．しかし透析患者の栄養管理で注意すべきことは，アミノ酸が透析液中に喪失（loss）することである．血液透析では6～9g/treatment，腹膜透析では0.3～0.5g/exchangeのアミノ酸が喪失されるとの報告がある．通常のアミノ酸投与量では，血中アミノ酸値が低下する傾向にあり注意を要する．

透析実施時はカロリーを十分に投与し，蛋白質量は透析で除去される分も考慮する．水溶性ビタミンも同様である．

まとめ

①リーナレンPro1.0（LP），リーナレンPro3.5（MP）をエレンタールに変更した処方は問題で，エンテミールかペプチーノを使用すべきであった．

②止瀉および整腸作用を期待してのキャロラクトFの投与や，小腸粘膜機能低下改善のためのGFOの投与は妥当だった．

③輸液処方内容では，「水分量」のチェックとTPN輸液ラインの「closed systemの堅持」がなされていなかったのが問題である．

④最大の問題点は，腎不全の栄養管理のなかでも「蛋白質量＝窒素量」が重要なチェックポイントであることを考慮していないことである．

1日投与蛋白質量は，ネオアミユーは窒素量0.8g（100mL），アミノ酸量5.90g/100mLであり，一般的な栄養学の考えでは「1g窒素量＝6.25g蛋白質量」あるいは「1g蛋白質量＝1.23gアミノ酸量」である．このため，1日投与蛋白質量は，

　0.8g/100mL×400mL×6.25g＝20g

あるいは

　5.90g/100mL×400mL×1.23g＝19.2g

となる．エレンタールから26.4g/日，GFOから10.8g/日投与されているので，総1日投与蛋白質量は，26.4g＋10.8g＋20g（あるいは19.2g）＝57.2g（あるいは56.4g）となる．体重は50.5kgであるので，体重当たりの1日投与蛋白質量は1.13g/kg（あるいは1.12g/kg）となり，蛋白質制限の必要な腎不全患者としては多いと考える．

【引用文献】

1) 日本胃癌学会・編：胃癌取扱い規約第13版，金原出版，1999
2) 岡田　正・監：臨床栄養治療の実践 病態別編，金原出版，2008, p107
3) 松野正紀・監：標準外科学 第11版，医学書院，2007, p598
4) 日本胃癌学会・編：胃癌治療ガイドライン，金原出版，2010, p7
5) 高野廣子・著：解剖生理学，南山堂，2003, p240
6) 松野正紀・監：標準外科学 第11版，医学書院，2007, pp605-607
7) 松野正紀・監：標準外科学 第11版，医学書院，2007, p590, p607
8) アイネット腎（http://jin.idechan.net/archives/2007/02/post_248.html）
9) Mehrotra R, Kopple J : Causes of protein-energy malnutrition in chronic renal failure. Nutritional Management of Renal Disease, 2nd ed (Kopple J, Massry S eds), Lippincott Williams & Wilkins, 2002, pp167-182
10) Bellomo R : How to feed patients with renal dysfunction. Blood Purif, 20 : 296-303, 2002
11) Druml W : Nutritional management of acute renal failure. Am J Kidney Dis 37（1 Suppl 12）: S89-S94, 2001
12) 平澤博之，他：肝，腎障害と代謝，栄養．集中治療，2 : 21, 1990
13) 比田井耕：腎不全と栄養．医学のあゆみ，120 : 474, 1982
14) Executive Summary of The Third Report of The National Cholesterol Education Program (NCEP) Expert Panel on Detection, Evaluation, And Treatment of High Blood Cholesterol In Adults (Adult Treatment Panel III). JAMA, 285 : 2486-2497, 2001
15) Wolfson M : Nutritional management of the continuous ambulatory peritoneal dialysis patient. Am J Kidney Dis, 27 : 744-749, 1996
16) 山東勤弥，岡田　正：XV. 治療栄養学，C. 経管栄養と静脈栄養．最新内科学大系第6巻 肥満症，臨床栄養（井村裕夫，他・編），中山書店，1995, pp289-307
17) 日本腎臓学会：腎疾患患者の生活指導・食事療法に関するガイドライン．日本腎臓学会誌，39 : 1-37, 1997

Lecture 11 褥瘡を有する糖尿病患者の栄養管理

Question
あなたはこの処方の問題点がわかりますか？

症例：68歳，男性

【既往歴】 60歳時，健康診断で糖尿病を指摘され，以後糖尿病外来で内服治療と栄養指導を受けていた．65歳頃から，通院を自己中断して内服薬も服用していなかった．

【現病歴】 約1カ月前に自宅で転倒しほとんど寝たきりとなり，食事量もお粥を少し食べる程度に減少していた．5日前から37℃台の発熱，1日数回の下痢が続き，オムツ着用となっていた．ある日の夜から呼びかけにも反応が鈍くなった．症状が改善しないので，その翌日救急外来を受診し，緊急入院となった．

【家族歴】 父親が糖尿病

【現症】 意識：JCS I-1，外観：活気乏しい，立位・座位不可
身長160.0cm，体重42.5kg，BMI 16.6kg/m^2（標準体重56.3kg，転倒前の体重は46kg前後）
血圧：122/82mmHg，脈拍：90/分，体温：37.4℃
眼瞼結膜：軽度貧血様，眼球結膜：黄疸なし，心音：正常（雑音なし），呼吸音：正常（ラ音聴取せず），腹部：平坦，軟，圧痛なし，肝・脾触知せず，腹水なし
皮膚：乾燥，皮下脂肪減少（上腕，前胸部），筋肉減少（大腿部，肩～前胸部），下腿浮腫なし
仙骨部浮腫あり，仙骨部褥瘡：DESIGN D4, e2, s4, I0, G4, N1, -P2 合計17

【入院後経過】 入院後は点滴（ソリタ-T3号液：1,000mL，熱量172kcal）にて脱水改善を行った．下痢は軽快し，食事は軟食が提供されたが2割程度しか摂取できず（300kcal，蛋白質10g程度），エンシュア・H 1缶/日（375kcal/250mL，蛋白質13.2g）を併用することにした．
　第3病日，褥瘡（仙骨部），体重減少，摂食量低下，高血糖値を認

めたため，担当看護師がNSTに栄養管理を依頼した．
【NST介入時の血液検査結果】白血球9,500/μL，総リンパ球数998/μL，CRP 9.8mg/dL，赤血球310万/μL，Ht 29.4%，Hb 9.5g/dL，血小板14.0万/μL，血清総蛋白5.7g/dL，血清アルブミン2.7g/dL，AST 24IU/L，ALT 19IU/L，ChE 97IU/L，BUN 20mg/dL，Cr 0.2mg/dL，HbA$_{1c}$ 8.0%，FBS 160mg/dL，Tf 130mg/dL，PA 5.7mg/dL，RBP 3.0mg/dL，Zn 50μg/dL
【NST介入後の経過】経口摂取量はソフト食で次第に600kcal程度まで増え，エンシュア・Hを2缶（750kcal/500mL）併用して，1日1,350kcal程度を摂取できるようになった．血糖は食前160～200mg/dL，食後250～300mg/dLと依然としてコントロール不良だった．

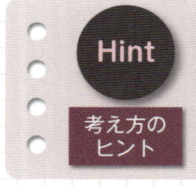

> **Hint** 考え方のヒント
> ● 褥瘡における栄養管理
> ● 熱量（蛋白質）投与と血糖管理

A 糖尿病の基礎的知識

まず，患者の状態を把握するうえで知っておかねばならない「糖尿病の基礎的知識」を解説する．ただし，非常に基礎的（常識的）な項目，例えば1型あるいは2型糖尿病の分類，病態や治療などは取り扱わない．

レッスン：1　2型糖尿病の成因

糖尿病は，インスリン作用不足による慢性の高血糖状態を主徴とする代謝疾患群である．日本人の糖尿病の大部分を占める2型糖尿病は，「インスリン分泌障害」と「インスリン抵抗性増大」が主たる病態である．日本人は欧米人に比べて糖負荷時の総インスリン分泌量が約1/2と少ない．すなわち膵β細胞機能の潜在能力が低いことが成因として重要であると考えられている．また日本人は「倹約遺伝子（thrifty gene）」を含めて多くの糖尿病感受性遺伝子をもつ可能性が指摘されている．

2型糖尿病は，次の3つ因子が加わり発症すると考えられている．
- 遺伝因子：インスリン分泌障害やインスリン抵抗性に関連するもの
- 環境因子：肥満，過食，運動不足，ストレスなど

- 加齢：膵β細胞機能障害の経時的進展

レッスン：2　糖尿病実態調査

「糖尿病が強く疑われる人」と「糖尿病の可能性を否定できない人」は，以下のように定義されている．
- 糖尿病が強く疑われる人：20歳以上のHbA$_{1c}$≧6.1％または現在糖尿病の治療を受けている人
- 糖尿病の可能性を否定できない人：5.6％≦HbA$_{1c}$＜6.1％の人

　1997年の「糖尿病実態調査」[1]および2007年の「国民健康・栄養調査」[2]での有所見数を比較すると，糖尿病が強く疑われる人は約690万人から890万人へ，糖尿病の可能性を否定できない人は約680万人から1,320万人へ，両者の合計が約1,370万人から2,210万人にも増加している．2006年の国民健康・栄養調査での集計では，予備軍を含めて1,800万人だったので，翌年の2007年にはそれを400万人以上も上回るという極めてハイペースで増加している．

　一方，有所見率を比較すると，糖尿病が強く疑われる人は男性では9.9％から15.3％へ，女性では7.1％から7.3％へ，糖尿病の可能性を否定できない人は男性では8.0％から14.0％へ，女性では7.9％から15.9％へとこの10年間で増加している．特に，糖尿病の可能性を否定できない人の割合の増加が著しい．

　また年齢別にみると，高齢になるにつれて有所見率は上昇しており，近年の生活習慣の変化による肥満者の増加に加え，超高齢社会の到来などを背景に，今後ますます糖尿病患者数およびその予備軍の数が増加することが危惧されている．

　さらに最近，高齢者だけではなく，全糖尿病患者の1～2％に若年発症2型糖尿病がみられ注目されている．「3代にわたる糖尿病家族歴」，「25歳未満の発症」，「肥満がない」，「従来のインスリン非依存性の2型糖尿病の病態をもつ」場合には「若年発症成人型糖尿病（maturity-onset diabetes of the young；MODY）」と診断される．

レッスン：3　糖尿病診断の進め方

　臨床的に糖尿病を診断するには，「病歴」の聴取と「身体所見」をとり，「臨床検査」として血糖検査，HbA$_{1c}$の測定などが行われる．75g経口ブドウ糖負荷試験（oral glucose tolerance test；OGTT）は，手間と費用の面から日常の診療時には必ずしも施行されないのが現状である．

1. 病歴

　病歴の聴取としては，「多尿」，「口渇」，「多飲」，「体重減少」，「易疲労感」などをチェックする．さらに合併症の症状としては，「視力低下」，「足のしびれ」，「歩行時下肢痛」，「勃起障害（erectile dysfunction：ED）」，「無月経」，「足潰瘍・壊疽」などがあげられる．

体重についても，「20歳時の体重」，「過去最高体重とそのときの年齢」，「体重経過」など聴取し，急激な体重減少があればそのときの状況を聞く必要がある．

既往歴としては，糖尿病と関連ある疾患，すなわち膵疾患，肝疾患，内分泌疾患，脂質異常症，高血圧，脳血管障害，虚血性心疾患などの有無を聴取する．

経産婦の女性の場合は，妊娠時尿糖陽性の有無，妊娠糖尿病，自然流産や奇形児出産の既往，また児の生下時体重，特に4,000g以上の巨大児やSFD（small for date）児だったかを確認する．

家族歴では，血縁者の糖尿病の有無と発症年齢や死因や肥満の家族歴を確認する．

2. 身体所見

身体所見では，以下の項目の検査があげられる．
- 身体計測：身長，体重（BMIの算出），腹囲
- 神経所見：感覚障害（疼痛，しびれ，こむら返り），振動覚，アキレス腱反射
- 自律神経障害：起立性低血圧，発汗異常，排尿障害，勃起障害
- 眼：視力低下
- 口腔：感染症（舌も含める），う歯・歯牙脱落・歯周病
- 下肢：足背動脈や後脛骨動脈の拍動，浮腫，潰瘍・壊疽

3. 検査

（1）診断のための検査

診断では「血糖測定」が最も基本である．糖尿病の診断は，1997年に網膜症発症頻度と血糖値およびHbA$_{1c}$値の疫学的対比により，空腹時血糖値140mg/dLより126mg/dL（7.0mmol/L）に変更改定され，「Report of the Expert Committee on the Diagnosis and Classification of Diabetes Mellitus」として報告された[3]．わが国では，その後2010年に日本糖尿病学会により以下の新しい診断基準が出された．

次の4項目いずれかが，別の日に行った検査で2回以上確認できれば，糖尿病と診断してよいとされている．ただし，HbA$_{1c}$のみの反復検査では診断できない．また，同日の初回検査で血糖値とHbA$_{1c}$が糖尿病型を示せば糖尿病と診断する．
- 空腹時（10時間絶食）血糖値≧126mg/dL
- 75gOGTT 2時間値≧200mg/dL
- 随時（食後1～3時間）血糖値≧200mg/dL
- HbA$_{1c}$（JDS値）≧6.1％

また，糖尿病型を示しかつ下記のいずれかの条件が満たされた場合は，1回だけの検査でも糖尿病と診断できるとされている．
- 糖尿病の典型的症状（口渇，多飲，多尿，体重減少）の存在
- 確実な糖尿病網膜症の存在

なお，血糖値やHbA$_{1c}$が糖尿病型を示していなくても，過去に糖尿病型を示した検査データがある場合や上記の症状の記録があれば，糖尿病の疑いをもって対応する．

糖尿病は,「尿に糖がおりる」ので,「高浸透圧性利尿」になり,「多尿」で「口渇」を感じて,「多飲」となる.「体重減少」は,せっかく消化吸収された炭水化物が同化されずに,糖として尿に排泄されるためであると勝手に考えられている.メタボリックシンドロームのイメージが強く,糖尿病患者は太っていると勘違いしている人も多いが,昔は今ほど検査が進歩しておらず,糖尿病患者は食べても痩せることで気づかれていた.

(2) 慢性合併症の検査

糖尿病の合併症は,全身に糖分が回り,「糖毒性」が引き起こされることで生じる.糖毒性の本態は,糖化反応（glycation）であると筆者は勝手に考えている.

糖化反応は,1912年にMaillardがアミノ酸と還元糖を加熱すると褐色の色素が生成することを発見したことからメイラード（Maillard）反応として知られるようになった.この反応は,食品の加熱中に着色したり,香り・風味の変化や保存期間中の栄養価低下などに関わることから,食品化学の領域で注目されてきた.

糖尿病の慢性合併症の細小血管障害や動脈硬化は,まさしく血管壁での糖化反応の結果であり,またHbA$_{1c}$は赤血球内のヘモグロビンの糖化反応の結果と赤血球の半減期が長いことを利用していると考えられる.

慢性合併症の検査としては,次のようなものがあげられる.

①細小血管障害

比較的小さな血管に生じる糖尿病の特異的血管障害で,主に腎臓,網膜,神経に出現する.
- 腎症：尿中アルブミン排泄量,尿蛋白定性・定量検査
- 網膜症：眼底検査,視力検査,視野測定,眼圧測定
- 神経障害：アキレス腱反射,感覚障害

②動脈硬化
- 高血圧：血圧測定（日内変動,早朝高血圧）
- 脂質代謝異常：LDLおよびHDLコレステロール,トリグリセリド
- 心疾患：胸部X線,心電図,
- 脳血管疾患：頸動脈エコー,脳MRI,脳MRA検査
- 閉塞性動脈疾患：API（ankle pressure index）,趾尖脈波,動脈造影検査を行う.

(3) 急性合併症の検査

急性合併症は,緊急の対応となり,血糖および尿中・血中ケトン体の測定をまず優先的に行うべきである.電解質（ナトリウム,カリウム,カルシウム）,動脈血ガス分析も測定する.

糖尿病患者に意識障害を認める場合には,糖尿病の代謝異常が著しい結果として起こる「非ケトン性高血糖高浸透圧昏睡」と「糖尿病性ケトアシドーシス昏睡」を鑑別しなければならない.

①非ケトン性高血糖高浸透圧昏睡

2型糖尿病に多く,インスリンの欠乏の程度はケトアシドーシスに比べればやや軽い.高齢者に起こりやすく,誘因としては,感染症（肺炎,尿路感染症,ウイルス感染など）,脱水（嘔吐,下痢などによる）,手術,脳血管障害（脳梗塞,脳出血）,クッシング症候群,バセドウ病,心筋梗塞,心不全などのほか,薬剤（ステロイドや利尿薬）,中心静脈栄養法な

ど医原性の場合も少なくない[5]．

　診断は，著明な高血糖（500mg/dL以上：ケトアシドーシスよりもはるかに高い1,500mg/dLといった値を示すこともある）と高浸透圧（350mOsm/L以上）で，ケトアシドーシスと異なり，尿中にケトン体の増加がみられない．身体所見では，意識障害（ボーッとする）と脱水が認められ，全身がだるい，熱っぽいなどの症状が現れる．放置しておくと極度の脱水症状で突然昏睡状態に陥り，急性腎不全や急性心不全などを引き起こすこともあり，死亡率は高い．

　本症の治療は，生理食塩水輸液による脱水の是正と速効型インスリンの静脈内持続注入療法が不可欠である．インスリン投与量の目安は，0.1単位/kg/時間または5単位/時間程度で，血糖値の低下は1時間で100mg/dL程度が望ましい．

②糖尿病性ケトアシドーシス昏睡

　ケトアシドーシスは，インスリンが「極度に不足した」場合に起こる．血糖値250mg/dL以上，動脈血pH7.3未満，尿検査で強いケトン体反応が認められる．1型糖尿病に多く，インスリン注射を減らしたり中止したときに起こる．完全に中止した場合2～3日で発症する．

　最近，ペットボトル飲料の飲み過ぎで起こる糖尿病性ケトアシドーシス「ペットボトル症候群」が話題になっている．ペットボトルの飲料は飲みやすいので多量の糖分を摂ることになる．そのために血糖が急上昇し，インスリン分泌がついていけなくなり，ますます血糖は高くなり500mg/dL以上という高血糖となり昏睡を起こしてしまう．

　ケトアシドーシスの治療でも，ただちにインスリンを注射し，また失われた体液の成分を調整するために，生理食塩水の点滴を行うことになる．

B 褥瘡ケアの基礎的知識

　前項で，糖尿病に関して患者の状態を把握するうえで知っておかねばならない「基礎的知識」の解説を行った．本項から褥瘡の栄養管理の解説を行うことにするが，ここでは特に「褥瘡創部のアセスメント・リスクアセスメント」と「褥瘡ケアのガイドライン」を中心に解説する．

レッスン：1　褥瘡とは

　褥瘡とは，英語では「pressure sore」あるいは「pressure ulcer」と呼ばれる．体重により生じる圧力により，特定の部位の皮膚組織が「寝たきり（不動）」状態のため長時間持続して圧迫され，挫滅して「不可逆的」な壊死に陥った状態である．

レッスン：2　褥瘡創部のアセスメント

　褥瘡ケアの第一歩は，褥瘡創部のアセスメントである．

1. 「深さ」によって分類

褥瘡は古くから「深さ」によって分類されており，Shea, Campbell, IAET(International Association for Enterostomal Therapy), NPUAP (National Pressure Ulcer Advisory Panel)[6]，大浦分類[7]などの報告がある．しかし，褥瘡は，熱傷とは違って，「浅い」褥瘡と「深い」褥瘡，「急性期」と「慢性期」，「初発」と「再発」など多様で，創面からの観察だけでは正しく分類することは困難であり，「総合的な病期分類」方法が必要である．

2. 治癒過程を表す方法として

「RYB color concept」と呼ばれるのは，「赤い（red：R）」創には適切な湿潤環境を与え，「黄色い（yellow：Y）」創は過剰な滲出液を除去し，「黒い（black：B）」創は湿潤させ壊死組織を除去する方法である．また，褥瘡病態を「黒色期」，「黄色期」，「赤色期」，「白色期」の4期に区分し，各病態でどのような治療法をすべきかを示した方法もある[8]．

病態を理解するには優れた方法であるが，点数化されていないため治癒評価を判断するうえで客観性に欠ける．

3. 点数化した創部アセスメント法

褥瘡の病態を点数化したアセスメント法には，PSST (Pressure Sore Status Tool)[9]や，PUSH (Pressure Ulcer Scale for Healing)[10]，PUHP (Pressure Ulcer Healing Process)[11]などがあるが，現在ではわが国で開発されたDESIGNが国内の褥瘡治療経過の評価に標準的に使用されており，諸外国でも徐々に評価されはじめている．

(1) DESIGN

臨床現場で職種の異なるスタッフが使用できるような統一したツールの必要性が認識されるようになり，日本褥瘡学会学術教育委員会が中心となり，簡便なツールとして2001年にDESIGNが考案され，2002年に公表された．

DESIGNとは，D：Depth（深さ），E：Exudate（滲出液），S：Size（大きさ），I：Inflammation/Infection（炎症/感染），G：Granulation tissue（肉芽組織），N：Necrotic tissue（壊死組織）の6つの項目の英語の頭文字のことで，これにPocket（ポケット）が存在すれば末尾に-Pをつける．軽度の病態はアルファベットの小文字（design）で，重度の病態は大文字（DESIGN）で表される．治療方針は，重症度分類の大文字を小文字に改善することで，wound bed preparation（創底管理）と呼ばれている．

また点数化して，「D」は5点，「E」は3点，「S」は6点，「I」は3点，「G」は5点，「N」は2点，ポケットは4点に細分され，合計点数が高いほど重症度が高い．最高点は28点で，改善にするに従って合計点数が低くなる．

このツールにより褥瘡の重症度の分類と治癒過程モニタリングを同一の項目で評価でき，経時的に評価することにより治療を効率よく行うことができる．しかし，他の褥瘡患者との重症度の比較ができないという欠点がある．

(2) DESIGN-R

改訂版褥瘡経過評価用として，DESIGN-R（Rはrating：評価・評点の頭文字）が2008

年に公表された．2002年版DESIGNの深さ以外の6項目に「重み得点」を導入することで妥当性を高めた．またDESIGNの深さの項目で，「D5」から「判定不能例」を分離し，新たに判定不能（unstageable）の頭文字をつけた「DU」の項目を追加して6項目から7項目とした．これにより「D5」のなかに軽症例がまぎれ込むことはなくなり，またDTI（deep tissue injury）の表面皮膚の障害がいつ生じたかなどもわかるようになった．

点数から個々の褥瘡が「良くなったか悪くなったか」の評価と，さらに患者間の重症度を比較することも可能となった．

レッスン:3　リスクアセスメントツール

褥瘡ケアの進歩に伴って，「いかに予防するか」が問われるようになった．褥瘡発生を予防するためには，「危険因子」を早期から把握し，褥瘡ケア（介入）することが重要である．このため，危険因子を把握するためのツールが必要になる．

各種リスクアセスメントツールには，次のようなものがある．

①Nortonスケール（1962年）[12]

Doreen Nortonらにより，老人施設での高齢者のスキンケアの処置方法を評価するために開発された．「意識レベル」，「身体状態」，「活動性」，「可動性」，「失禁」の5要因からなる．観察者の主観や判断力によって評価に差が生じやすく，急性期外科・内科病棟患者に対する予測妥当性は高くないという欠点がある．

②Bradenスケール（1987年）[13]

Barbara Bradenらにより開発された．「知覚の認知」，「湿潤」，「活動性」，「可動性」「栄養状態」，「摩擦とずれ」の6要因からなる．多くの症例・病期に使用でき，感度・特異度に優れ，信頼性の高いスケールである．

③OHスケール（2002年）[14]

大浦武彦らにより，日本人高齢者用に開発された．「自力体位変換能力」，「病的骨突出」，「浮腫」，「関節拘縮」の4要因からなる．褥瘡発生確率や治癒期間などが算出できる．

④K式スケール（1998年）[15]

真田弘美らにより，寝たきり高齢者用に開発された．「前段階項目」と「引き金項目」の2段階評価方法を導入している．前者は，「自力体位変換不可」，「骨突出」，「栄養状態不良」，「ギャッジアップ45°以上」，「足部の冷感有」の4要因と「カロリー追加有」，「体圧分散寝具の使用有」，「介護力有」の3要因で，後者の引き金項目は，「圧迫」，「全身状態」，「皮膚」，「アクシデント」の4要因である．感度・特異度は高く予測妥当性も高い．

⑤在宅版褥瘡発生リスクアセスメントスケール（2006年）[16]

村山志津子らにより，中規模都市在住の寝たきり在宅高齢者を対象として開発された．「前段階要因」として「自力体位変換不可」，「骨突出」，「低栄養状態」，「介護知識がない」の4要因と，「引き金要因」として「体圧」，「湿潤」，「ずれ」，「栄養」の4要因を設定している．また「療養者の要因（個体要因）」と「介護力（環境ケア要因）」が測定でき，「褥瘡発生リスク」が療養者の個体要因に起因するものか，介護者によるものかなど，介入方法を明確に

できる.
⑥Waterlowスケール（1987年）[17]

　英国のWaterlowによって，内科・外科病棟のターミナル期患者用に開発された．「体格」，「失禁」，「皮膚のタイプ」，「可動性」，「性/年齢」，「食欲」，「栄養不良」，「神経学的異常」，「大きな手術/外傷」，「服薬」の10要因からなる．緩和ケアにおける妥当性・信頼性は不明．日本語訳されていない．

⑦Hunters・Hillスケール（2000年）[18]

　Chaplinによって，WaterlowスケールとBradenスケールをもとにターミナル期の緩和ケア患者用に開発された．「知覚」，「活動性」，「湿潤」，「可動性」，「栄養/体重の変化」，「皮膚の状態」，「摩擦/ずれ」の7要因からなる．予測妥当性の確認がなされておらず，精度の高いスケールとはいいがたい．日本語訳されていない．

⑧Cubbin and Jacksonスケール（1991年）[19]

　Cubbinらによって，急性期状態（ICU）の患者の褥瘡発生予測用として開発された．「年齢」，「体重」，「皮膚の状態」，「体調」，「精神状態」，「可動性」，「栄養状態」，「呼吸状態」，「尿失禁」，「衛生状態」，「血行動感」の11項目からなる．高い妥当性がある．日本語訳されていない．

⑨SCIPUSスケール（1994年）[20]

　Salzbergらによって，脊髄損傷患者（慢性期）用として開発された．危険因子を15に絞りこんだ．予測妥当性については「後ろ向き調査」での検証であるため，アセスメントが不十分になる可能性がある．日本語訳されていない．

⑩SCIPUS-Aスケール（1999年）[21]

　Salzbergらによって脊髄損傷患者（急性期）用に開発された．上記のSCIPUSの15項目から急性期用に8項目に絞った．妥当性の検証では，WaterlowスケールやNortonスケール，Bradenスケールと比較し有効性が示されている．

⑪Braden Qスケール（1996年）[22]

　Quigleyらによって，Bradenスケールをもとに小児の褥瘡リスクアセスメントスケールとして開発された．「可動性」，「活動性」，「知覚の認知」，「湿潤」，「摩擦とずれ」，「栄養状態」，「組織灌流と酸素供給」の7項目からなる．「摩擦とずれ」は4段階で評価する．信頼性・妥当性の検証はない．褥瘡の主観的な評価および評価基準点を示している．

レッスン：4　褥瘡患者の栄養管理に関するガイドライン

　褥瘡ケアのうち，褥瘡の予防には，「減圧・除圧（体圧分散）管理」と「栄養管理」が重要で，褥瘡の治療には，これら2つに加えて「全身管理（失禁，リハビリテーションなど）」と「局所管理（外用抗菌薬，創傷被覆材，外科的処置など）」を含む多様なアプローチが必要となる．なかでも，「低栄養状態」が褥瘡の発生あるいは治癒遅延に対するリスク要因の一つにあげられ，近年わが国でも，褥瘡発生予防・治療における栄養管理が，nutrition support team（NST）や褥瘡対策チームにより行われるようになってきた．これに伴い，

褥瘡患者の栄養管理の実施方針に関するガイドラインがいくつか定められている.
　褥瘡患者の栄養管理に関するガイドラインは，大きく2種類に大別される.
①褥瘡予防・治療に関するガイドライン
　一つめは，褥瘡予防・治療に関するガイドラインのなかの「栄養管理」に関する項目である．栄養管理以外の「褥瘡の予防・治療方法」，「アセスメント方法や褥瘡リスクアセスメント」，「感染管理」などについて重点が置かれ，褥瘡以外の病態の栄養管理については述べられていない．海外に「European Pressure Ulcer Advisory Panel（EPUAP）：褥瘡予防・治療ガイドライン」（1998年）[23]や，「Wound Ostomy and Continence Nurses Society（WOCN）：褥瘡予防と管理のガイドライン」（2003年）[24]がある．この2つよりも前に公表された Agency for Health Care Policy and Research（AHCPR）の「Pressure ulcers in adults: prediction and prevention」（1992年）と「Treatment of pressure ulcers in adults」（1994年）の内容はWOCNガイドラインに包含されている．
②静脈・経腸栄養に関するガイドライン
　もう一つは，静脈・経腸栄養に関するガイドラインのなかの「褥瘡」に関する項目である．褥瘡以外の病態に対する栄養管理については詳細に記述されているが，褥瘡の一般的な予防・治療に関する記述はない．米国の静脈・経腸栄養に関するガイドラインの「American Society for Parenteral and Enteral Nutrition（ASPEN）：Guidelines for the use of parenteral and enteral nutrition in adult and pediatric patients」（2002年）[25]には褥瘡の項目はないが，欧州の「European Society for Clinical Nutrition and Metabolism（ESPEN）：Guidelines on Enteral Nutrition：Geriatrics」（2006年）[26]に記述がある．一方，わが国では「日本静脈経腸栄養学会（JSPEN）：静脈経腸栄養ガイドライン（2006年第2版）」[27]がある．
　高齢の褥瘡患者や難治性の褥瘡を有する糖尿病患者などのような複合病態患者の場合は，一方のタイプのガイドラインのみでは十分対応できないので，両タイプのガイドラインを併用しなければならない．すなわち，褥瘡対策チームとNSTが協力（コラボレーション）しあうことが必要となる．

C 褥瘡の栄養療法の基礎

　本項では，褥瘡の栄養療法の基礎として，栄養療法のプランニング（熱量，三大栄養素，水分量）を中心に解説する．

レッスン：1　栄養療法の重要性

　褥瘡患者では，栄養学的背景に何らかの問題が存在し，低栄養状態が褥瘡の発生に大きく関与している．一方，低栄養状態や各種栄養素の欠乏が創傷治癒を妨げる全身的要因でもあると考えられている（表1）．そのため，褥瘡の治療では，「局所管理」と「除圧・減圧」に加えて，「栄養療法」が重要となる．

表1　全身性の創傷治癒遅延因子

- 低栄養
  - 急性低栄養（クワシオルコル）
  - 慢性低栄養（マラスムス）
- 微量元素欠乏
- ビタミン欠乏
- 糖尿病
- 肝不全
- 腎不全
- がん悪液質
- 加齢
- 高度侵襲（重度外傷，大手術など）
- 貧血
- 低酸素血症
- 白血球減少
- 抗がん剤の使用
- 抗炎症薬の使用
- ステロイドの使用
- 低温
- 放射線照射

〔文献28）より引用〕

レッスン：2　栄養アセスメント

褥瘡発生の背景には，組織の脆弱性や創傷治癒遅延の原因となる複雑な病態が存在することが多い．栄養サポートチーム（NST）が早期に介入して，褥瘡患者に栄養療法を行う前に，全症例に的確な栄養アセスメントが施行されねばならない．

しかし，主観的包括的栄養評価（subjective global assessment；SGA）は，褥瘡の存在そのものが低栄養状態の存在を強く示唆しているので，それほど大きな意味はないと考えられる．栄養指標としては，身体計測値では体格指数（body mass index；BMI）や体重減少率，身体構成成分では筋肉量や脂肪量，その他では病的骨突出の有無などが重要である．

レッスン：3　栄養療法のプランニング

褥瘡患者の栄養療法では，栄養素の投与量は多いほどよいわけではなく，適切な投与量に設定する必要がある．栄養療法のプランニングでは，①アクセスルートの選定，②必要熱量と栄養素の量の算出——を行う．栄養素の過剰投与はよい結果をもたらさないので，プランニングの妥当性の評価という意味からも，特に栄養療法開始当初は適切なモニタリングが必要である．

1．アクセスルート

栄養管理の基本である「腸が使えたら，腸を使え！」に従って，経腸栄養を第一選択とする．経口での摂取が不能あるいは不十分な場合，経管経腸栄養法の適応となる．栄養チューブの挿入ルートは，単純に，①経口，②経鼻，③経食道，④経胃，⑤経十二指腸，⑥経小腸——の6通りが考えられる．

①経口は，苦痛であり，気管内挿管されている患者では不可能である．

②経鼻は，第一選択のルートとしてよく用いられる．挿入時の鼻出血や，1カ月以上の長期施行例には不向きであるという欠点がある．①経口および②経鼻では，軟らかいチューブ

であっても喉頭蓋の運動を妨げて誤嚥の原因となるので注意を要する．

　③経食道は，頸部食道からのアプローチとして，経皮経食道的胃瘻造設術（percutaneous transesophageal gastrostomy；PTEG）があり，手技が複雑で危険も伴うので，次の経胃ルートが適応できない症例に施行される．

　④経胃は，経皮内視鏡的胃瘻造設術（percutaneous endoscopic gastrostomy；PEG）があり，手技比較的に簡単で安全に行われるので，経管経腸栄養法の長期施行例での第一選択のルートである．しかし，胃切除術後や開腹術後で重度の腸管癒着がある患者では適応外となる．

　⑤経十二指腸および⑥経小腸は，開腹術で施行されていた．しかし，近年のPEGの施行症例数の増加により，チューブの先端を十二指腸，場合によってはトライツ靭帯を越えて挿入することもある．幽門輪あるいはトライツ靭帯を越えるので，逆流性（誤嚥性）肺炎を引き起こす可能性が高い胃食道逆流症（gastroesophageal reflux disease；GERD）の発症を防げる．またこの場合，経腸栄養剤（高濃度流動食）は間欠的投与ではなく，専用の注入ポンプを用いて持続注入されるべきである．

2．投与熱量（エネルギー量）

　褥瘡患者の投与熱量（エネルギー量）管理の基本は，次のようなものがあげられる．
- エネルギー補給と体重減少防止のために必要
- 食事制限を設けない
- 基礎疾患に糖尿病など代謝疾患がある場合には，基礎疾患のコントロールを優先的に行う

　一般に，「1日消費熱量（total energy expenditure；TEE）」と「必要熱量」は同等であるが，「投与熱量」とは必ずしも同等にはならないので注意を要する．すなわち，肥満患者では痩せさせるために少なめに，痩せ（るいそう）の患者では多めに設定する．TEEは，Longの式「TEE＝BEE×AI×SI」によって算出する．

　BEEは基礎消費熱量（basal energy expenditure）で，基礎代謝率（basal metabolic rate；BMR）とも呼ばれる．AIは活動係数（active index）で活動因子（active factor；AF）とも呼ばれ，SIはストレス係数（stress index）でストレス因子（stress factor；SF）とも呼ばれる．

　BEEは，患者の性別・年齢・身長・体重をもとに，Harris-Benedictの式（HBE）により求める．しかし，HBEに代入する体重としては，①現体重，②通常（健康）時体重（usual body weight；UBW），③理想体重（ideal body weight；IBW）が考えられる．患者が痩せている場合，①現体重を用いると痩せたままの「現状維持」となり問題である．また，金沢大学医学部付属病院NSTでは，現体重に体重減少の1/2～1/3を加えたものを体重として用いている[29]．②UBWあるいは③IBWを用いた場合，極度の低栄養状態（飢餓状態）では，refeeding syndromeに注意をしないと死亡してしまうこともある．

　次に，AIおよびSIは患者個々の状態を考慮して設定する（表2）．

　その他に，25～30kcal/kg/日の簡易計算式を用いる場合もある．褥瘡の評価法のDESIGNのdepthが，3未満の場合は25～30kcal/kg/日，3以上の場合は30～35kcal/

表2　活動係数（AI），ストレス係数（SI）の設定

活動係数（AI）		
寝たきり（意識低下）	1.0	
寝たきり（覚醒状態）	1.1	
離床可	1.2〜1.3	
積極的なリハビリ中	1.5以上	
ストレス係数（SI）		
慢性低栄養状態	0.6〜1.0	
術前および退院直前	1.0	
手術	1.1	（軽度侵襲）
	1.2〜1.4	（中等度侵襲）
	1.5〜1.8	（高度侵襲）
外傷	1.4	（長管骨骨折）
	1.6	（頭部外傷でステロイド投与中）
	1.2〜1.4	（内臓損傷を伴わない鈍的外傷）
感染症	1.2	（軽度）
	1.5	（重度）
熱傷	1.5	（体表面積の40%）
	2.0	（体表面積の100%）

〔文献28）より引用，一部改変〕

表3　高齢者における脱水の危険因子

- 感冒や肺炎などの発熱
- 糖尿病による多尿
- 尿濃縮能の低下（腎機能低下，ADHなど分泌低下）
- 塩分制限や利尿剤投与
- 口渇感の低下
- 意図的摂取制限（排尿，誤嚥の回避）
- 摂食・嚥下障害などによる食事摂取量の減少

kg/日という意見もある．またAHCPRガイドライン（米国医療政策研究局）では，予防には30kcal/kg/日，治療には30〜40kcal/kg/日とされている．

3．蛋白質必要量

　褥瘡において，蛋白質は組織の維持と修復に必要で，皮下組織のコラーゲンを作る線維芽細胞の増殖・新生など，創傷治癒には最も重要な栄養素である．蛋白質不足は創傷の治癒を妨げるだけでなく，摂取量が低下すれば低蛋白血症を来して浮腫が生じ，褥瘡発生的リスクとなりうる．

　基本的には，1日消費熱量（TEE）と蛋白質必要量は別々に決める．すなわち，TEEを決定して，その後「蛋白質必要量」を体重当たりの1日量で決定し，蛋白質量（g）×4（kcal/g）で蛋白質の投与熱量を算出する．その後，TEEからこの蛋白質の投与熱量を引いて，残りの熱量を炭水化物と脂質として投与することになる．

　蛋白質必要量は，健常者の場合は1.0g/kg/日とするのが基本的な数値である．代謝亢進

の病態や低栄養状態では，1.2～2.0g/kg/日で初期投与量を算出する．軽度～中等度栄養障害では1.0～1.5g/kg/日とする．褥瘡の評価法のDESIGNのdepthが3未満の場合は1.25～1.5g/kg/日，3以上の場合は1.5～2.0g/kg/日という意見もある．

また，ストレス係数（SI）と同じ値（g/kg/日）を用いて蛋白質必要量を算出する考えや，さらにクワシオルコル症例では侵襲が加わっているので，腎機能に問題がなければ，十分な窒素量を投与するために，このストレス係数（SI）に0.1を加えた値（g/kg/日）を用いるという考えもある．

褥瘡創面から蛋白質の喪失が多い場合には，漏出分を加味する必要がある．また蛋白質の付加に伴い，窒素，カリウム，リンなども付加されるので，腎機能の低下のみられる患者では注意が必要である．

4．脂肪投与量

細胞膜表面はリン脂質の層に覆われており，細胞膜にとって脂肪は必須の栄養素である．またリノール酸，リノレン酸，アラキドン酸，エイコサペンタエン酸，ドコサヘキサエン酸などの必須脂肪酸を摂取すれば皮膚病変は速やかに改善する．

脂肪必要量は1日消費熱量（TEE）の20～25％とされている．褥瘡患者には脂肪乳剤の投与を控える必要はないが，経腸栄養剤（高濃度流動食）を用いた場合，脂肪投与熱量がTEEの30％を超えることが多い．

5．グルコース投与量

1日消費熱量（TEE）から蛋白質および脂肪投与熱量を差し引いた残りが，グルコース（糖質）投与熱量である．この値を4（kcal/g）で割ると，グルコースの投与量が求められる．グルコース投与には，高血糖の発生には十分注意して，投与速度の上限の目安として非侵襲時には5mg/kg/分，侵襲時には4mg/kg/分とする．

6．水分投与量

高齢者では，筋肉量が減少して水分の貯留能が低下しており，脱水を起こしやすい．高齢者における脱水の危険因子を表3に示した．

必要水分量の確保を確実に行うことが重要で，スポーツ飲料やナトリウムの多い電解質飲料でこまめに補う．嚥下障害などがある場合にはとろみをつけたり，ゼリーなどで水分を摂取する．必要量としては，①TEEと同じ量，②30～35mL/kg/日，③1,500mL/m^2/日が推奨されている[28]．1,000mL/日以下や25mL/kg/日以下は要注意である．喪失がある場合はその分を加える．反対に水分過剰にも注意しなければならない．

三大栄養素以外に，ミネラル（特にカルシウム），微量栄養素（ビタミンと微量元素），アミノ酸のアルギニンが褥瘡の創傷治癒に及ぼす影響は大きい．

褥瘡を有する糖尿病患者の栄養管理　Lecture 11

D　アルギニンの重要な働き

前項の「熱量，三大栄養素，水分量」に続き，「栄養療法に特有な栄養素（特にアルギニン）」について解説する．

レッスン：1　褥瘡ケアの栄養療法に特有な栄養素[30]

褥瘡の治癒過程は，「炎症期」→「増殖期」→「成熟期」の3期を経る．
- 「炎症期」で必要な栄養素：白血球の機能維持と炎症の遷延防止のため，炭水化物と蛋白質である．
- 「増殖期」で必要な栄養素：線維芽細胞の機能維持とコラーゲンの合成機能維持のため，蛋白質，亜鉛，銅，ビタミンA，ビタミンCである．
- 「成熟期」で必要な栄養素：コラーゲンの架橋結合，コラーゲンの再構築と上皮形成のために，カルシウム，亜鉛，ビタミンAである．

三大栄養素の炭水化物と蛋白質，ミネラルのカルシウム，微量栄養素のビタミンではビタミンAとビタミンC，微量元素では亜鉛，銅が重要となる．

一般的な創傷治癒の考え方からも，ビタミンでは，ビタミンB_1の欠乏は食欲減退，ビタミンB_6の欠乏は蛋白合成の減少，ビタミンB_{12}の欠乏は貧血を引き起こす．また微量元素としては，鉄欠乏も貧血を引き起こすので重要である．これらの栄養素のほかに，アミノ酸のアルギニンが最近注目されている．

レッスン：2　アルギニンとは

アルギニンとは，蛋白質を構成するアミノ酸の一種であり，蛋白質を構成するアミノ酸は表4に示す20種類があげられる．また，アルギニンの示性式を図1に示す．

アルギニンは，健常成人においては生体内（主に腎臓・肝臓）において合成されるため，平常時には「非必須アミノ酸」である．しかし，侵襲時にはアルギニンの需要が高まるため「必須アミノ酸」として摂取する必要がある．このため「条件つきアミノ酸」と呼ばれている．

アルギニンの1日の必要量は，1985年のWHO（World Health Organization；世界保健機関）の報告によれば「体重50〜60kgあたり6〜7g」とされている．しかし，食事からのアルギニン摂取量は，1日あたり4〜5g程度と充足していないのが現状である．アルギニンを多く含む食べ物には，胡麻，カシューナッツ，アーモンド，落花生，大豆，凍り豆腐，車えび，鶏肉，レーズンなどがある．1回摂取量から算出した場合，アルギニン高含有で摂取しやすいものの代表としては，鶏肉，凍り豆腐，車えび，アーモンドなどがあげられる（表5）．

アルギニン含有サプリメントには，効率的にアルギニンを摂取できるという利点があるが，アルギニンと医薬品との相互作用も報告されているため，使用に際しては注意が必要である．また，ニトログリセリンなどの高血圧治療薬を使用している場合や，妊婦，授乳婦において

表4 蛋白質を構成するアミノ酸

1. グアニン 2. アラニン 3. バリン 4. ロイシン 5. イソロイシン 6. セリン 7. スレオニン 8. アスパラギン酸 9. アスパラギン 10. グルタミン酸 11. グルタミン 12. リジン 13. ヒスチジン 14. アルギニン 15. システイン 16. シスチン 17. メチオニン 18. フェニルアラニン 19. チロシン 20. トリプトファン

赤字は必須アミノ酸

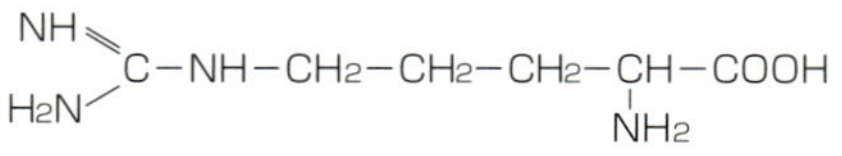

$$\mathrm{\underset{H_2N}{\overset{NH}{\diagdown}}C-NH-CH_2-CH_2-CH_2-\underset{NH_2}{CH}-COOH}$$

図1 アルギニンの示性式

表5 アルギニンを含む食べ物

食品名	100gあたりの アルギニン量	1回摂取量	
		全体重量	アルギニン量
鶏肉（もも皮なし）	1,200mg	80g	960mg
凍り豆腐	4,200mg	1個（20g）	840mg
車えび	1,900mg	2尾（30g）	570mg
アーモンド	2,100mg	10粒（15g）	315mg
胡麻	2,700mg	小さじ1（3g）	81mg

は，安全性に対する信頼度の高いデータがないため使用は避けるべきである．

　アルギニンは体蛋白を合成するだけでなく，表6に示すようにアルギニン自体が体内でさまざまな働きをする．特にアルギニンは，炎症過程および免疫能の賦活・調節を司る各種細胞とその相互機能の重要な役割を担っている．

　アルギニンは，体内では主に2つの経路で代謝される．一つは，一酸化窒素（NO）合成酵素（nitric oxide synthase；NOS）によるNO産生とシトルリンへの経路であり，NOを介した作用（血管新生，エンドセリン遊離，好中球接着，血小板凝集，活性酸素産生，接着分子発現，平滑筋細胞増殖阻害）である．もう一つは，アルギナーゼによるオルニチン，ポリアミンへの経路であり，NOを介さない作用（膜の脱分極，クレアチン・プロリン・ポリアミン合成，プラスミン産生，線維素分解，活性酸素消去，好中球接着阻害）である[31]．

　また，アルギナーゼには2つのタイプがある．細胞質内において作用しアンモニアの解毒に関与する「Type 1」と，ミトコンドリア内においてオルニチン，グルタミン，プロリンの合成に関与する作用する「Type 2」である（表7）．

　アルギニンがNOSの基質やアルギナーゼの基質となるか，またそのまま作用してインスリン，成長ホルモン，グルカゴンなどを誘導するかが重要なポイントとなる．

褥瘡を有する糖尿病患者の栄養管理　Lecture 11

表6　アルギニンの役割

- 核酸，ポリアミンの合成に必須
- グルタミン前駆物質
- 窒素平衡の改善，蛋白異化低下
- クレアチンリン酸（高エネルギーリン酸化合物），一酸化窒素の前駆物質
- リンパ球や免疫組織の賦活（過剰になると逆に低下）
- 成長ホルモン，インスリン，プロラクチン，カテコラミンなどのホルモン誘導
- コラーゲン合成の賦活

表7　アルギナーゼの2つのタイプ

- Type 1：細胞質内に存在して，アンモニア解毒に関与する
- Type 2：ミトコンドリア内に存在して，オルニチン，グルタミン，プロリンの合成に関与する

レッスン：3　アルギニンの働き

アルギニンの働きを，さらに以下の5点について詳しく述べることにする．
①尿素サイクルの構成要素で，アンモニアの解毒作用に関わる
②NOとなり，血管拡張，免疫反応増強，コラーゲン合成，創傷強度に関わる
③成長ホルモン，インスリン様成長因子-1（insulin-like growth factor-1；IGF-1）の分泌を促進し，細胞増殖に関わる
④ポリアミンを合成し，細胞増殖・分裂・再生に関わる
⑤オルニチンに変化し，コラーゲンの素となる

1．尿素サイクルの構成要素

　肝臓においてアルギニンは，尿素サイクルの中間体であり，尿素とオルニチンに分解される．哺乳類は，この尿素サイクルによって，生体内の過剰な窒素（アンモニア）の排出を尿素によって行っている．図2に示すように，尿素サイクルのアルギニンからシトルリンに合成される過程において，NOSを介してNOが産生される．

2．一酸化窒素（NO）に変化する

（1）NOの生体内での役割

　NOは，車の排気ガスやタバコの煙に含まれる汚染物質である．しかし一方，常温下において気体として存在し細胞膜間を移動することができるため，ほとんどすべての生体反応に関与し，免疫機能増強，血管拡張，細胞増殖，抗酸化作用などの重要な役割を果たすことがわかっている．
　NOは，1992年に"molecular of the year"となって基質としての役割が注目され，

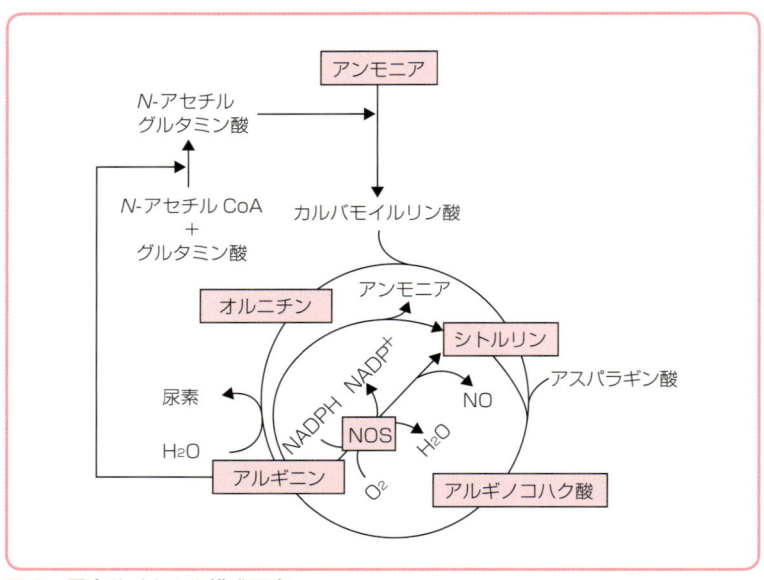

図2 尿素サイクルの構成要素

表8 NOSの3つのタイプ

- NOS Ⅰ（神経型）：神経細胞に存在し神経伝達に関与する
- NOS Ⅱ（内皮細胞型）：血管内皮細胞に存在し，血管を拡張させ，血圧を低下させる作用がある
- NOS Ⅲ（誘導型）：マクロファージなどに存在し細胞傷害作用に関与して生体防御反応に関わる

さらに1998年にはMurad F，Furchgott RF，Ignarro LJの3氏が，NOに関する研究によってノーベル生理学・医学賞を受賞している．

(2) アルギニンからNOへの変換

NOはさまざまな細胞において，NOSによってアルギニンと酸素を基質としてシトルリンに変換する過程で，内皮的に合成される．

NOSには，表8に示したように3つのタイプが存在し，神経細胞に存在し神経伝達に関与する神経型としてのNOSⅠ，血管内皮細胞に存在し，血管を拡張させ血圧を低下させる作用がある内皮細胞型としてのNOSⅡ，マクロファージなどに存在し細胞傷害作用に関与して生体防御反応に関わる誘導型（上皮型）としてのNOSⅢに分類される．

(3) アルギニンとラジカル

アルギニンは，NO，サイトカインなどのメディエーターを介して作用を発揮する．NO産生が適量の場合，過剰な活性酸素および過剰なサイトカイン産生の抑制を行い，また生体反応が低い病態では，サイトカイン産生の促進など生体に有利に働く．しかしNO産生が過剰な場合には，ラジカルとして組織傷害に関与する可能性がある．

すなわち，NOはラジカルとしての組織傷害作用もあり，「諸刃の剣」の性格を有する．

このため，アルギニンの投与は「いかなる傷病の，いかなる病態」で有用であるのかを考慮して使用する必要がある．

3．成長ホルモン，IGF-1の分泌促進

アルギニンは，脳の下垂体を刺激し細胞増殖因子のIGF-1の分泌を促進する．これにより細胞増殖が促進され，コラーゲンの合成・沈着が進み，創傷治癒につながる．

IGF-1は，身体中の細胞や器官において成長ホルモンとして細胞が増殖する作用をもつ物質である．一方，成長ホルモンは，細胞増殖，エネルギー代謝，蛋白質代謝（筋肉を作る），脂質代謝，免疫機能の維持などの重要な働きを担っている．

4．ポリアミンの合成

アルギニンは，体内でポリアミンに合成され，細胞分裂・増殖に関与する．ポリアミンとは，細胞内でアルギニンから合成され，生体内に広く分布し，細胞増殖，分裂，再生に必要な物質である．ポリアミンが減少することで細胞増殖が低下し，創傷治癒の遅延につながる．

5．オルニチンに変化する

オルニチンは，プロリン，グルタミン，ポリアミンの前駆体であり，尿素サイクルにおいて，シトルリンを生成するために使われる．

小腸から吸収されたアルギニンは，門脈を通って肝臓へ到達し，オルニチンに変換される．そして，創傷部位においてオルニチンはコラーゲンへと合成される．このように，創傷周辺にはコラーゲンを合成するためにオルニチンが大量に存在する．コラーゲン中に含まれるアミノ酸のヒドロキシプロリンは増加するので，コラーゲン合成の指標となる．

6．アルギニンの創傷治癒促進効果

図3に示すように，アルギニンの創傷治癒を促進する種々の効果が最近注目され，褥瘡の栄養管理で用いられるようになった．

レッスン：4　その他の病態とアルギニン

1．侵　襲

前述のように，侵襲下では大量のアルギニンが必要となるため，必須アミノ酸として摂取する必要がある「条件つきアミノ酸」である．

これには，基礎疾患がある場合にはアミノ酸の体内合成量が低下することや，術後や外傷時には肉芽細胞などの体蛋白質を作るために多くのアミノ酸が必要となり，体内合成分だけでは不足することが原因としてあげられる．よって，術後，外傷時などの侵襲下，重症患者（critically ill patients）では，アルギニンは必須アミノ酸として扱われる．

アルギニンと侵襲下の各種病態については，次のようなものがある．

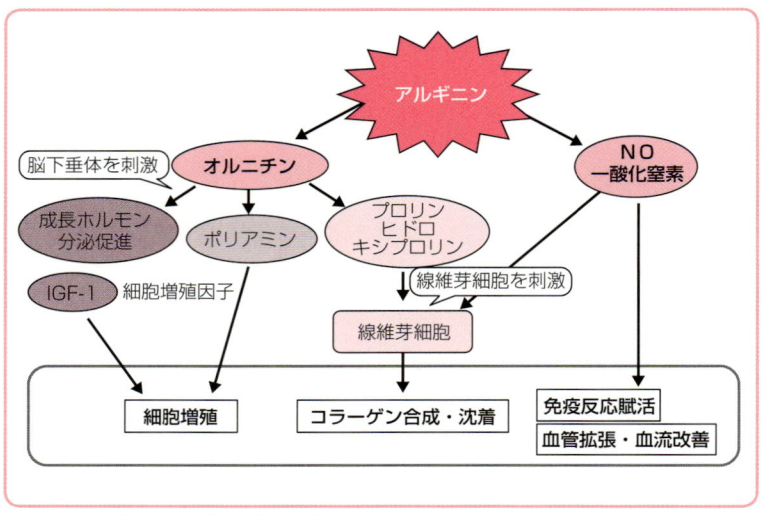

図3 アルギニンの創傷治癒促進効果

(1) 外科的侵襲期

アルギニンを含む経腸栄養による周術期栄養管理を行った胃がん，結腸がん患者で，術前では有意差はなかったが，術後にプレアルブミン，レチノール結合蛋白，IL-2Rαは高値で，IL-6，可溶性IL-1RⅡは低値であり，遅延型免疫反応も大きかった．アルギニンはサイトカイン産生を調節し，細胞性免疫の賦活，蛋白質合成の促進に寄与すると考えられた[32]．

多くの臨床試験の結果は，ほぼ一貫して外科周術期患者への免疫増強経腸栄養剤（immune-enhancing diet；IED）投与の有効性，特にアルギニンの強化IEDの有効性をサポートしている．しかしICUの重症患者では，その患者背景の多様性もあり，IED投与の是非について確立していないのが現状である．

(2) 熱傷

熱傷ラットモデルにおいて，アルギニン添加経腸栄養でTNF-α，IFN-γ，IL-1β，IL-6の各サイトカインのmRNA発現が低下し，リンパ球からのIFN-γの産生も低下しており，上清中のNO産生は増加していた．また死亡率はアルギニン添加群で0％，アルギニン非添加群で33％であり，アルギニンによる炎症性サイトカイン過剰産生の抑制が生体に有利に働いていたという報告がある[33]．

(3) 敗血症

敗血症の病態にはアルギニンを基質とするNOが関与するが，NOは二面性を有する．一般に，constitutive-type NOS（cNOS）を介して微量のNOが産生された場合とinducible-type NOS（iNOS）を介して多量のNOが産生された場合では，その代謝および生物学的活性が異なると考えられている．微量のNO〔<20μM（μmol/L）〕は，主にcGMP濃度を上昇させることで細胞傷害を抑制し，さらに組織修復や再生に関係する可能性がある．反面，大量のNO〔>20μM（μmol/L）〕の放出は，さまざまな機序を介して細胞，組織傷害や炎症を助長することが指摘されている[34]．

感染症を合併した重症例においては，ごく早期を除いた比較的早期ではNOの絶対量は多

くない．敗血症が重篤で免疫能が低下し，白血球の機能低下を来している場合には，アルギニン投与はNOの絶対量の多くない比較的早期において有用で病態改善に役立っている．しかし，NOの絶対量の多い比較的後期においては，アルギニンは免疫細胞の働きを増強するため，免疫細胞の過剰活性化が起こり，高度の炎症反応を呈して，病状を増悪してしまう．

重症敗血症患者を対象としたメタアナリシスでは，アルギニンを含むimmunonutritionにより死亡率の増加が示されるため，結果が明確となるまで栄養失調の回避のみに努めるべきであるとされ[35]，Suchnerら[36]は重症全身性炎症反応症候群（systemic inflammatory response syndrome；SIRS）患者ではimmune-enhancing substratesは使用すべきではないと結論づけている．通常の経管栄養においても，敗血症で呼吸不全，多臓器不全の患者では生存率の低下が認められている[37]．また，アルギニンの過剰摂取がNO産生による血管拡張作用を招き，血圧の異常低下を来し多臓器不全に陥る危険があることに注意が必要である．アルギニンの安全域は30g/日までとされるが，SIRS，敗血症，敗血症性多臓器不全症候群（septic multiple organ dysfunction syndrome；septic MODS）では，アルギニン投与は控えめが肝要と考えられる．

2．肝性脳症

高度肝機能障害時には，尿素サイクルでのアンモニア解毒作用が低下し，高アンモニア血症，意識障害が引き起こされる．アルギニンの投与により改善するとされているが，分枝アミノ酸（branched chain amino acids；BCAA）の役割も大きいとされている．

3．腎不全

吸収されたアルギニンは肝でシトルリンに変換され，腎でアルギニンに変換される．腎不全患者にアルギニン非含有のアミノ酸製剤を長期使用すると，血中オルニチン，シトルリン値が低下してオロト酸値が上昇し，高アンモニア血症となる．

4．悪性腫瘍

腫瘍増殖およびがん転移の抑制効果があり，この機序として，アルギニン投与による核酸合成抑制（ポリアミン合成抑制），全身免疫能賦活，アルギニンインバランス，NOによる腫瘍増殖阻止が考えられる．

5．短腸症候群

小腸は，アルギニン合成の前駆物質であるシトルリンの合成に必須の臓器である．小腸大量切除時では，アルギニンが合成されないので必須アミノ酸となる．

6．心疾患

アルギニン投与は，高脂血症，末梢動脈閉塞では有益で，安定虚血性心疾患ではある程度有益で，うっ血性心不全では効果は一定でなく，本態性高血圧では効果はみられなかった[38]．脂質異常症，喫煙，高血圧，糖尿病，肥満，高齢など心血管病変のリスク因子を有

する患者の血管内皮機能を改善した[31]．

7．低栄養患者

　体重減少が10％のがん患者に行った術前9日間のアルギニン強化経管栄養では，術後合併症発生率，免疫学的指標，生存率において有意の差はなかったが，単球上のヒト白血球抗原（HLA）-DRの発現，エンドトキシン誘発性のTNF-αとIL-6が認められた[39]．

E　本症例のまとめ

　本項では，いよいよ「褥瘡を有する糖尿病患者の栄養管理」のまとめを解説する．

レッスン：1　本症例の栄養状態の問題点

　本症例での栄養状態の問題点（経時的に）は，
①高血糖（糖尿病）
②栄養不良状態（低蛋白血症，貧血）
③褥瘡
である．
　このような褥瘡を有する低栄養状態の糖尿病患者の栄養はどうするか？　すなわち栄養病態的に，「糖尿病」と「褥瘡」の「複合病態」の状態の患者の栄養管理（褥瘡の原因となった低栄養状態の改善）をどのように行えばよいのかということになる．
　複合病態の状態の栄養管理において，複数の問題を簡単に同時に解決できることは少なく，「同時多発テロ」が発生したようなもので，常に担当者の頭を悩ませることになる．その解決策としては，緊急災害時の「トリアージ（triage）」的考えで，優先順番をつけて問題を一つずつ解決していく方法（戦略）がよいと思われる．この考えから，まず褥瘡の栄養管理を優先する．

レッスン：2　栄養管理の実際（「C　褥瘡の栄養療法の基礎」参照）

1．アクセスルート

　アクセスルートとしては経口摂取可能であるので，経口栄養とする．内容は，褥瘡の栄養管理を優先するといっても糖尿病食を提供し，各種栄養剤（病態別栄養剤，微量栄養素補給など）の併用となる．

2．投与熱量（エネルギー量）

　1日消費熱量（total energy expenditure；TEE）は，基礎消費熱量（basal energy expenditure；BEE），すなわち基礎代謝率（basal metabolic rate；BMR）をHarris-Benedictの式（男性）より求め，Longの式〔TEE＝BEE×活動係数（active index；AI）

×ストレス係数（stress index；SI）〕から算出する．

　なお，体重に関しての考え方として，痩せている場合はrefeeding syndromeの発生予防のために，安全に初期は「現体重」で計算し，その後の体重変化にあわせて「通常時体重」・「理想体重」・「目標体重」のいずれかを選択していくことなる．また，AIは入院患者の値（1.2〜1.3）の最低値の1.20とした．SIは入院時に持ち込みの褥瘡（Ⅱ度〜Ⅲ度）があるので，1.2〜1.6の中間値の1.4とした．

　以上から，1日消費熱量は，
　　BMR（BEE）＝66.5＋13.75×体重（kg）＋5.0×身長（cm）－6.76×年齢（歳）
　　　　　　　　＝66.5＋13.75×42.5＋5.0×160.0－6.76×68
　　　　　　　　＝991.2（kcal/日）
　　TEE＝991.2×1.2×1.4＝1,665.2（kcal/日）
となる．

　1日消費熱量と1日必要熱量は同じで，また本症例では体重は初期の設定の42.5kgにしているので，1日投与熱量は増減する必要はなく同一で1,665.2（kcal/日）とした．体重当たりでは，1,665.2÷42.5＝39.2kcal/kg/日となる．

　本症例では，食事は軟食が提供されたが2割程度しか摂取できず（300kcal，蛋白質10g程度），経腸栄養剤の併用として，エンシュア・H 1缶/日（375kcal/250mL，蛋白質13.2g）から開始した．次第に経口摂取量はソフト食で600kcal程度まで増え，エンシュア・Hも2缶（750kcal/500mL）まで増加し，1日1,350kcal程度を摂取できるようになった．体重当たりでは，1,350÷42.5＝31.8kcal/kg/日であった．

　褥瘡におけるエネルギー管理の基本方針として，創傷治癒補給と体重減少防止のために十分な熱量（エネルギー量）が必要で，食事制限を設けず，DESIGNのdepthが3未満で25〜30kcal/kg/日，3以上で30〜35kcal/kg/日とする．AHCPRガイドライン（米国医療政策研究局）では，予防目的では30kcal/kg/日，治療目的では30〜40kcal/kg/日となっている．

3．蛋白質必要量

　褥瘡症例での注意点を考慮して，基本的には，投与熱量（エネルギー量）と蛋白質必要量は別々に決めるのが原則である．

　蛋白質必要量を尿中尿素窒素から定量的に求める考え方として，1日の尿中尿素窒素×6.25で蛋白の崩壊を算出し，それに非尿素窒素による蛋白量4gをプラスする方法がある．

　褥瘡における蛋白質管理の基本方針として，蛋白質は組織の維持と修復に必要であり，蛋白質不足は創傷の治癒を妨げると考え，DESIGNのdepthが3未満で1.25〜1.5g/kg/日，3以上で1.5〜2.0g/kg/日とする．なお，健常者の蛋白質推奨量は，食事摂取基準（2005年版）では，0.9〜1.0g/kg/日（50歳以上の場合）であり，一般的に代謝亢進の病態や低栄養状態では1.2〜2.0g/kg/日，軽度〜中等度栄養障害では1.0〜1.5g/kg/日を初期投与量とする．本症例では2.0g/kg/日まで投与であるが，68歳の高齢者であるので，1.5g/kg/日を用いて，

表9 褥瘡の治癒過程と栄養管理

	栄養素	欠乏症状
炎症期 (黒色期・黄色期)	炭水化物 蛋白質	白血球機能低下 炎症期の遷延
増殖期 (赤色期)	蛋白質,亜鉛 銅,ビタミンA・C	線維芽細胞機能低下 コラーゲン合成能低下
成熟期 (白色期)	カルシウム,亜鉛 ビタミンA・C	コラーゲン架橋形成不全 コラーゲン再構築不全 上皮形成不全

$1.5 \times 42.5\text{kg}$(現体重)$= 63.75\text{g}$

よって蛋白質熱量(エネルギー量)は

$63.75\text{g} \times 4\text{kcal/g} = 255\text{kcal}/日$

とした.これは投与熱量の15.3%($255 \div 1,665.2 = 0.153$)である.

4. 脂肪投与量

総エネルギー投与量の20〜25%以上を脂肪で投与する.脂肪投与を控える必要はない.高濃度流動食を用いた場合は,脂肪の摂取熱量が総エネルギー投与量の30%を超えることがある.本症例のような糖尿病患者では脂肪の投与量の増加は悪くはない.

5. グルコース(糖質)投与量

1日投与熱量(エネルギー量)から,蛋白質および脂肪の投与熱量を差し引いた残りがグルコース(糖質)で投与される熱量(エネルギー量)になる.それを4(kcal/g)で除するとグルコース量に換算した投与量が算出される.

本症例のような糖尿病患者では血糖値の上昇に注意を要する.

6. 水分投与量

水の必要量は,総熱量(エネルギー量)と同じ値の量(mL),あるいは30〜35mL/kg/日,体表面積当たり1,500mL/m^2/日が推奨されている.

7. その他の栄養素

褥瘡の創傷治癒に重要な役割を果たす各種栄養素は表9に示したものがあげられる[30].また,一般的な創傷治癒の考え方からも,ビタミンとして,ビタミンB_1の欠乏は食欲減退,ビタミンB_6の欠乏は蛋白合成の減少,ビタミンB_{12}の欠乏は貧血を引き起こす.また微量元素としては,鉄欠乏も貧血を引き起こすので重要である.これらの栄養素のほかに,アミノ酸のアルギニンが最近注目されている(「Dアルギニンの重要な働き」参照).これらの各種栄養素の投与量は,1日推奨投与量の100%とする.

可能ならビタミンや微量元素などの血中濃度も測定するのが理想であるが,現実的ではないので,低栄養状態の患者は「欠乏前状態(marginal deficiency)」にあるという認識をもって,注意深く欠乏症が発生しないか観察しなければならない.

表10 血糖コントロールの目標（日本糖尿病学会2007年版）

指標	コントロールの評価とその範囲				
	優	良	可		不可
			不十分	不良	
HbA1c（%）	5.8未満	5.8～6.5未満	6.5～7.0未満	7.0～8.0未満	8.0以上
			6.5～8.0未満		
空腹時血糖値（mg/dL）	80～110未満	110～130未満	130～160未満		160以上
食後2時間血糖値（mg/dL）	80～140未満	140～180未満	180～220未満		220以上

〔文献40）より引用〕

8．まとめ

　以上2～7の項目でプランニングを行うが，これは「目標値」なので，また病院給食の内容や使用する補助食品については病院ごとで違いがあるので，患者に投与（提供）するメニューでの2～7の項目の値を算出しなければならない．そして，実際に患者が摂取した量を2～7の項目で把握しなければならない．

レッスン：3　その後の経過

　血糖は食前160～200mg/dL，食後250～300mg/dLと依然として血糖コントロールは不良だった．

　米国臨床内分泌協会（American Association of Clinical Endocrinologists）による糖尿病コントロール目標は，入院患者の食後血糖値は180mg/dL以下，ICU入室患者の血糖値は110mg/dL以下，その他の入院患者の食前血糖値は110mg/dL以下である．日本糖尿病学会（2007年版）による血糖コントロールの目標を表10に示した．血糖管理はインスリン（スライディング・スケールによる）にて管理したところ，血糖コントロールは良好となり，糖尿病治療は内用剤に変更することができた．

　さらに「難消化性ファイバー」の活用や「病態別栄養剤」の選択を考慮し，糖尿病食（軟菜）とイムン2袋/日（熱量500kcal，蛋白質26.4g，亜鉛2.4mg），アルジネード1袋/日（熱量500kcal，蛋白質26.4g，亜鉛2.4mg）の投与で1,400kcal，蛋白質55g程度の摂取が可能となり，1カ月で1kgの体重増加がみられた．褥瘡もDESIGN：D3，e2，s3，i0，g2，N1で合計11となり，サイズは4.5×7.5cmから2.5×6.0cmに縮小した．

補足：1　糖尿病になると創傷治癒がなぜ遅れるのか？

　創傷治癒が遅れる理由として，次のような点が考えられる．
①血液循環の悪化が，動脈硬化により血流量の低下し，HbA1cによる酸素供給量が低下して，

創面へ栄養素や酸素が行き届かない
②全身の知覚神経・運動神経の障害や糖尿性網膜症による視力低下で，傷が生じても痛みなどの症状がなく，深い傷になって気づく
③摂取した糖質がエネルギーとして使われず，蛋白質がエネルギー源として利用され，蛋白質合成が低下することになり，創面の肉芽組織が促進しない
④免疫系細胞（リンパ球，マクロファージ）のエネルギー源であるブドウ糖が不足して免疫能が低下し，創面は感染が助長され悪化する

したがって，褥瘡を有する糖尿病患者では適切な血糖コントロールが重要となる．

補足：2　糖尿病とアルギニン

アルギニンの働きとして，インスリン抵抗（感受）性の改善が報告されている[41]．機序として，アルギニンにより産生されるNOの血管拡張作用と血流増加作用により，ET-1（エンドセリン/血管収縮物質）が減少し，インスリン抵抗性の増大（感受性の低下）を改善することが考えられている．

【引用文献】

1) 平成9年糖尿病実態調査（http://wwwdbtk.mhlw.go.jp/toukei/kouhyo/indexkk_4_1.html）
2) 平成19年国民健康・栄養調査結果の概要について（http://www.mhlw.go.jp/houdou/2008/12/h1225-5.html）
3) Report of the Expert Committee on the Diagnosis and Classification of Diabetes Mellitus. Diabetes Care, 20：1183-1197, 1997
4) 葛谷　健，中川昌一，佐藤　譲，他：糖尿病の分類と診断基準に関する委員会報告．糖尿病，2：385-404, 1999
5) 日本糖尿病学会・編：糖尿病専門医研修ガイドブック 改訂第3版，診断と治療社，2006
6) National Pressure Ulcer Advisory Panel. National Consensus Conference, Washington DC, 1989
7) 大浦武彦：褥瘡治療のトータルケア第3回；創傷治癒から見た新褥瘡経過評価法．形成外科，42：389-400, 1999
8) 福井基成：褥瘡治療マニュアル．照林社，1993
9) Bates-Jensen BM, Vredevoe DL, Brecht ML：Validity and reliability of the Pressure Sore Status Tool. Decubitus, 5：20-28, 1992
10) Thomas DR, Rodeheaver GT, Bartolucci AA, et al：Pressure ulcer scale for healing: derivation and validation of the PUSH tool. The PUSH Task Force. Adv Wound Care, 10：96-101, 1998
11) 大浦武彦，菅原　啓，石崎達哉，他：創傷治癒からみた新褥瘡経過表（大浦）．日本褥瘡学会誌，2：275-294, 2000

12) Norton D : Calculating the risk: reflections on the Norton Scale. Decubitus, 2 (3) : 24-31, 1989
13) Braden BJ, Bergstrom N : Clinical utility of the Braden scale for Predicting Pressure Sore Risk. Decubitus, 2 (3) : 44-46, 50-51, 1989
14) 大浦武彦, 堀田由浩・編著：日本人の褥創危険要因〔OHスケール〕による褥瘡予防．日総研, 2005
15) 真田弘美, 須釜淳子, 他：褥創発生予測試作スケール（K式スケール）の信頼性と妥当性の検討．J Jpn WOCN, 2 (1) : 11-18, 1998
16) 村山志津子, 他：在宅版褥創発生リスクアセスメントスケールの開発．日本褥瘡学会誌, 9 (1) : 28-37, 2007
17) Waterlow J : Tissue viability. Calculating the risk. Nurs Times, 83 (39) : 58-60, 1987
18) Chaplin J : Pressure sore risk assessment in palliative care. J Tissue Viability, 10(1) : 27-31, 2000
19) Cubbin B, Jackson C : Trial of a pressure area risk calculator for intensive therapy patients. Intensive Care Nurs, 7 (1) : 40-44, 1991
20) Salzberg CA, Byrne DW, et al : A new pressure ulcer risk assessment scale for individuals with spinal cord injury. Am J Phys Med Rehabil, 75 (2) : 96-104, 1996
21) Salzberg CA, Byrne DW, et al : Predicting pressure ulcers during initial hospitalization for acute spinal cord injury. Wounds, 11 (2) : 45-57, 1999
22) Curley MAQ, Razmus IS, et al : Predicting pressure ulcer risk in pediatric patients: the Braden Q Scale. Nurs Res, 52 (1) : 22-33, 2003
23) European Pressure Ulcer Advisory Panel. Pressure ulcer prevention and treatment guidelines, 2003 (http://www.epuap.org)
24) Wound Ostomy and Continence Nurses Society. WOCN Pressure Ulcer Panel : Guideline for prevention and management of pressure ulcers, Wound Ostomy and Continence Nurses Society, 2003
25) ASPEN Board of Directors and the Clinical Guidelines Task Force : Guidelines for the use of parenteral and enteral nutrition in adult and pediatric patients. JPEN J Parenter Enteral Nutr, 26 : 1S-138S, 2002
26) European Society for Clinical Nutrition and Metabolism. ESPEN Guidelines on Enteral Nutrition: Geriatrics. Clin Nutr, 25 : 330-360, 2006
27) 日本静脈経腸栄養学会・編：静脈経腸栄養ガイドライン第2版, 南江堂, 2006
28) 大村健二：褥瘡管理のコラボレーション　NSTから学ぶ「栄養管理」．実践に基づく最新褥瘡看護技術（真田弘美, 須釜淳子・編), 照林社, 2007, pp250-258
29) 大村健二：褥瘡の栄養管理－栄養管理総論, 新褥瘡のすべて（宮地良樹, 真田弘美・編), 永井書店, 2006, pp119-124
30) 厚生省老人保健福祉局老人保健課・監：褥瘡の予防・治療ガイドライン, 照林社, 1998
31) Wu G, Meininger CJ : Arginine nutrition and cardiovascular function. J Nutr, 130 :

2626-2629, 2000

32) Gianotti L, Braga M, Fortis C, et al : A prospective, randomized clinical trial on perioperative feeding with an arginine-, omega-3 fatty acid-, and RNA-enriched enteral diet: effect on host response and nutritional status. JPEN J Parenter Enteral Nutr, 23 (6) : 314-320, 1999

33) Cui XL, Iwasa M, Iwasa Y, Ogoshi S : Arginine-supplemented diet decreases expression of inflammatory cytokines and improves survival in burned rats. JPEN J Parenter Enteral Nutr, 24 (2) : 89-96, 2000

34) 渡部直行, 黒瀬　巌：腫瘍免疫とNO. 別冊 医学のあゆみ 消化器疾患とNO － Friend or Foe?（石井裕正・編）, 医歯薬出版, 1997, pp98-102

35) Stechmiller JK, Childress B, Porter T : Arginine immunonutrition in critically ill patients: a clinical dilemma. Am J Crit Care, 13 : 17-23, 2004

36) Suchner U, Heyland DK, Peter K : Immune-modulatory actions of arginine in the critically ill. Br J Nutr, 87 : S121-S132, 2002

37) Borum ML, Lynn J, Zhong Z, et al : The effect of nutritional supplementation on survival in seriously ill hospitalized adults: an evaluation of the SUPPORT data. Study to Understand Prognoses and Preferences for Outcomes and Risks of Treatments. J Am Geriatr Soc, 48 : S33-S38, 2000

38) Herbaczyńska-Cedro K : Positive and negative outcomes of L-arginine therapy in cardiovascular diseases. J Physiol Pharmacol, 50 (4) : 653-660, 1999

39) van Bokhorst-De Van Der Schueren MA, Quak JJ, von Blomberg-van der Flier BM, et al : Effect of perioperative nutrition, with and without arginine supplementation, on nutritional status, immune function, postoperative morbidity, and survival in severely malnourished head and neck cancer patients. Am J Clin Nutr, 73 (2) : 323-332, 2001

40) 日本糖尿病学会：科学的根拠に基づく糖尿病診療ガイドライン（改訂第2版）, 南江堂, 2007, p19

41) Lucotti P, et al : Beneficial effects of a long-term oral L-arginine treatment added to a hypocaloric diet and exercise training program in obese, insulin-resistant type 2 diabetic patients. Am J Physiol Endocrinol Metab, 291 : E906-E912, 2006

Lecture 12 食道がん患者の栄養管理

Question
あなたなら，どのように栄養管理しますか？

症例：68歳，男性
【主訴】嚥下・通過障害（水も飲みこめない）
【既往歴】60歳 高血圧症（内服治療中）
【家族歴】父　高血圧症，母　胃がん
【生活歴】45年間以上，毎日日本酒3～4合/日飲み，タバコを30本/日以上吸っている．長年，体重は50kgだったが，最近急に痩せはじめ，約1カ月前に体重を測定すると45kgに減少していた．
【入院時現症】
血圧：134/84mmHg，脈拍：80/分（整），体温：36.4℃，眼瞼結膜：貧血なし，眼球結膜：黄染なし，体表リンパ節：左鎖骨上，頸部リンパ節硬く，母指頭大に腫大
浮腫・腹水：なし，筋肉：四肢，体幹やや少なめ
【入院時身体計測値】身長160.0cm，体重42.5kg，BMI 16.6kg/m^2，IBW 56.3kg（%IBW 75.5%）
TSF 4mm（%TSF 40.0%），AC 19.0cm，AMC 17.7cm（%AMC 73.9%）
【入院時臨床検査値】（赤字は異常値）
〈血算〉WBC 12,000/μL〔分画：リンパ球14%，好中球66%，好酸球11%，好塩基球2%，単球7%〕，RBC 420万/μL，Hb 13.6g/dL，Ht 41.0%，血小板 23.4万/μL
〈生化学〉TP 7.5g/dL，Alb 3.2g/dL，AST 23IU/L，ALT 18IU/L，LDH 23IU/L，ALP 335IU/L，γ-GTP 124IU/L，ChE 183IU/L，CK 73IU/L，アミラーゼ 47IU/L，T-Chol 188mg/dL，血糖値 88mg/dL，BUN 31mg/dL，Cr 0.7mg/dL，Na 143mEq/L，K 4.4mEq/L，Cl 103mEq/L，CRP 0.7mg/dL，Fe 41μg/dL，Zn 55μg/dL，Cu 123μg/dL，RBP 1.3mg/dL，Tf 166mg/dL，PA 9.1mg/dL，CEA 9.1ng/dL，SCC 5.4ng/dL，NSE 14.4ng/dL

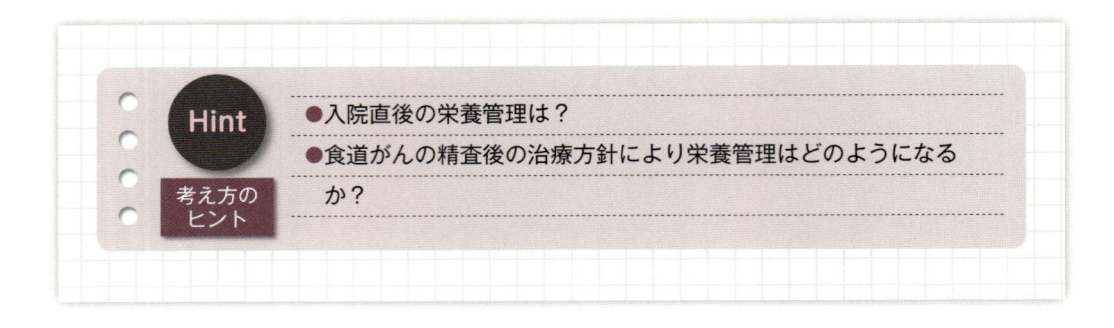

> **Hint** 考え方のヒント
> - 入院直後の栄養管理は？
> - 食道がんの精査後の治療方針により栄養管理はどのようになるか？

A 病態・治療の理解と術前栄養管理

まず，患者の状態を把握するうえで知っておかねばならない医学的項目ならびに術前栄養管理の解説を行う（Questionの赤字部分も参照のこと）．

レッスン：1　食道がんの主症状

初期には，「しみる」感じを訴える患者もいる．進行がんになると嚥下困難や「つかえ感」などの通過障害を訴え，体重減少が現れる．がんの浸潤による背部痛や肋間神経痛，咽頭半回神経浸潤による嗄声を訴える．さらにがんが進行すると，気道穿通による肺炎，縦隔への穿孔による膿胸，大動脈への穿孔による大出血などを来す．

正常の食道は，図1左に示したような滑らかな管状の臓器である．本症例では，食道X線造影検査の写真（図2）の矢印のように狭窄しており，これにより食物の通過障害が引き起こされ，水も飲み込めなくなる．

なお，本症例の食道がんの占拠部位は，胸部食道（Te）の下部（Lt）になる（図1右）．

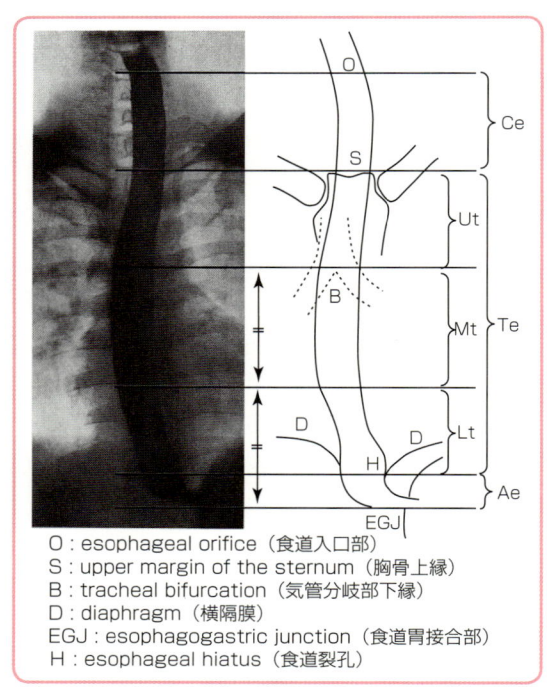

O：esophageal orifice（食道入口部）
S：upper margin of the sternum（胸骨上縁）
B：tracheal bifurcation（気管分岐部下縁）
D：diaphragm（横隔膜）
EGJ：esophagogastric junction（食道胃接合部）
H：esophageal hiatus（食道裂孔）

図1 食道がんの占拠部位　〔文献1）より引用〕

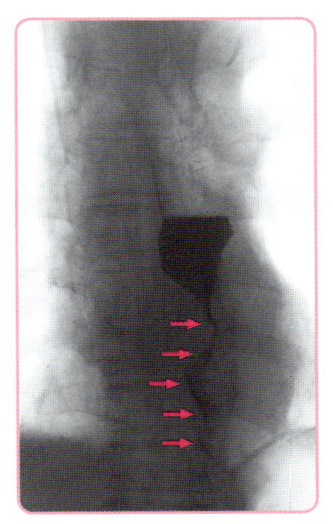

図2 食道X線造影検査法

レッスン：2　食道がんの疫学

　わが国では，年間1万人弱（男：女＝6：1）が食道がんで死亡している（1999年人口動態統計）．発生は，年齢的には60歳代がピークである．

　危険因子は喫煙と飲酒，低栄養（微量元素欠乏），慢性刺激などがあげられる（表1）．食道がん死亡においては，喫煙と飲酒で交互作用があるといわれており，1日1合未満の飲酒者は喫煙量が増えてもリスクは増さないが，1日21本以上の喫煙者が3合以上飲酒した場合のリスクは6.3倍である（図3）．

表1　食道がんのリスク要因・予防要因

要因		W＆A判定*	日本人**
リスク	喫煙	＋＋－	＋＋＋
	多量飲酒	＋＋＋	＋＋＋
	Barrett食道	＋＋＋	？
	シリアル	＋	？
	熱い飲み物	＋	？
	N-ニトロソ化合物	＋	？
予防	野菜・果物	－－－	－－
	緑黄色野菜	－－－	－－
	緑茶	？	？

＋＋＋：確実なリスク，＋：可能性があるリスク
－－－：確実に予防，－－：ほぼ確実に予防
？：データが不十分または記載なし
＊：World Cancer Research Fund/American Institute for Cancer Research, 1997
＊＊：日本がん疫学研究会がん予防指針検討委員会, 1999

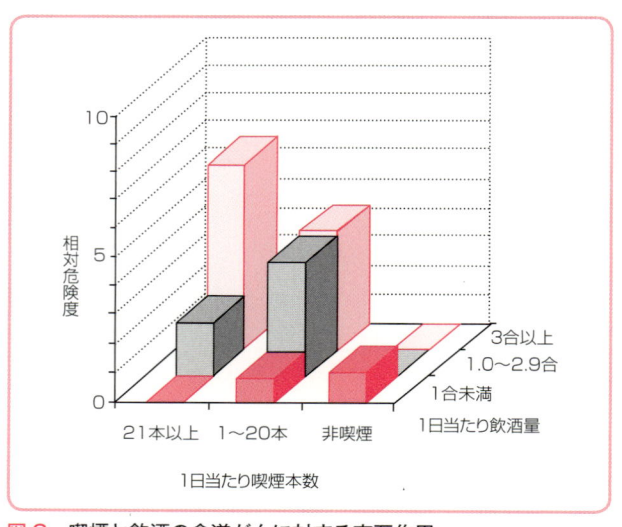

図3　喫煙と飲酒の食道がんに対する交互作用

　病理型は，発展途上国では扁平上皮がん，先進諸国では腺がんが多いとされている．わが国では，原発性食道がんの90〜96％は扁平上皮がんである．

レッスン：3　食道がんの進行度分類（Staging）

1．進行度分類のための検査
　食道がんの進行度分類（Staging）のためには，以下のような検査がある．
- 食道X線造影検査（図2）
- 食道内視鏡検査：食道内腔の全周を全長にわたり観察できる．1.5〜3.0％濃度のルゴールの散布により正常粘膜が褐色に染まり，異型上皮やがんは不染部として境界が鮮明に残ることから，がんの範囲を診断できる．ルゴール散布法で自覚症状のない早期がん，表在がんを発見できるようになった．
- 病理検査：食道内視鏡検査施行時の検体（生検）により病理診断ができる．
- 内視鏡的超音波検査法（endoscopic ultrasonography；EUS）：がんの深達度，リンパ節転移の有無の判定に有用である．
- CT：肺や肝臓への転移，リンパ節の腫脹，他臓器への浸潤の診断に有用である．

2．食道がんの進行度分類（Staging）（表2）
　食道がんの進行度（Stage）は，壁深達度（T）とリンパ節転移の程度（N）と遠隔臓器への血行性転移の有無（M）で分類される．さらに壁深達度（T）は以下のように分けられる．
　Tis：粘膜層内
　T1a：粘膜筋板を越えない
　T1b：粘膜筋板を越える
　T2：固有筋層に達する

T3：外膜に達する
T4：周囲臓器に浸潤あり

リンパ節転移の程度（N）は，がん占拠部位別（図1右図）にリンパ節群分類されている．例えば，T2N2M0はStage Ⅲ，T3N1M1はStage Ⅳbとなる．

「早期食道がん」は，がんが粘膜層にとどまりリンパ節転移のない場合で，TisN0M0あるいはT1aN0M0でStage 0とする．粘膜下層までにとどまる場合を「表在がん」とする．

表2　食道がんの進行度（Stage）

壁深達度＼転移	N0	N1	N2	N3	N4	M1
Tis	0	—	—	—	—	—
T1a	0	I				
T1b	I	II	II	Ⅲ	Ⅳa	Ⅳb
T2						
T3						
T4	Ⅲ					

〔文献1）より引用〕

リンパ節の診察

リンパ節腫の大きさ，数，硬さ，圧痛の有無，リンパ節相互または周囲との癒着などについて触診する．
- 化膿性リンパ節炎：自発痛と圧痛を伴う．
- 悪性リンパ腫：弾性軟〜弾性硬の腫大したリンパ節である．圧痛および周囲との癒着もない．
- 結核性リンパ節炎：リンパ節がいくつかまとまって，腫大し，相互に癒着していることが多い（腺塊形成）．
- がんのリンパ節転移：石のように固いリンパ節を触知できる．胃がんなどの消化器がんでは，「Virchow（ウィルヒョウ）リンパ節」と呼ばれる左鎖骨上窩リンパ節の腫大に注目する．

レッスン：4　食道がん治療

食道がん治療は「食道癌診断・治療ガイドライン」により，アルゴリズム化されている（図4）．

前述の食道がんのStagingにより，Stage 0，Stage Ⅰ〜Ⅲ（T1b〜T3），Stage Ⅲ（T4）およびStage Ⅳa，Stage Ⅳbに分け，それぞれ内視鏡的治療，外科的治療（術前療法），化学放射線療法・放射線療法，切除不能症例（化学療法・放射線療法）に振り分けられる．

1．内視鏡的治療

前述のように，ルゴール散布法によって自覚症状のない早期がんや表在がんを発見できるようになった．またEUSにより，がんの深達度，リンパ節転移の有無の判定ができるよう

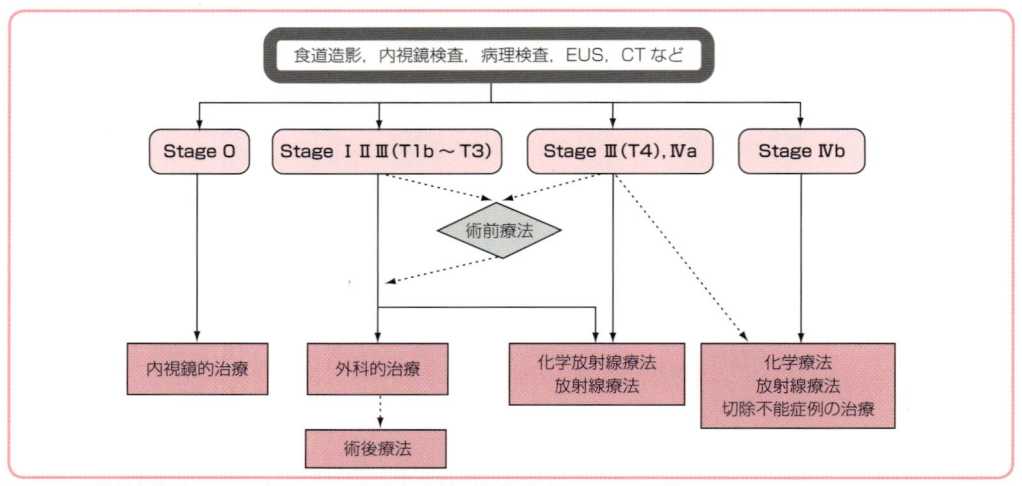

図4 食道がん治療のアルゴリズム（食道癌診断・治療ガイドラインより） 〔文献2）より引用〕

になった．

　上皮内がん（m）や粘膜固有層に少し浸潤したがん（sm1）は，リンパ節転移が少ないので，内視鏡的治療が適応される．内視鏡的粘膜切除術（endoscopic mucosal resection；EMR）と内視鏡的粘膜下層剥離術（endoscopic submucosal dissection；ESD）がある．

2．外科的治療

　食道切除術の手技には以下の方法がある．
- 切除法（進入路）
  　右開胸，開腹
  　右開胸，開腹，頸部切開
  　左開胸，開腹（胸腹連続切開）
  　胸膜外（開腹のみ）食道抜去術
  　胸腔鏡下切除
- 再建法
  　再建臓器：胃管，結腸，空腸，皮膚管，代用食道
  　再建経路：胸壁前，胸壁後，後縦隔，胸腔内

　胸部下部食道がんの代表的な根治手術術式としては，右開胸開腹食道亜全摘・胃管再建術がある．

3．術前化学放射線療法

　術前化学放射線療法（neoadjuvant chemoradiation therapy）では，化学療法としてシスプラチン（CDDP），5-フルオロウラシル（5-FU），ビンデシン（VDS），アドリアマイシン（ADM）などの抗がん剤を投与し，放射線療法としてはT字型照射，原発巣追加照射を行う．その後，根治術式を施行する．

4. 切除不能症例

外科的切除が不可能で，化学療法や放射線療法で治療しながら積極的に栄養療法を行う場合と，がん末期で悪液質（cachexia）状態であるため，積極的な栄養療法は行わない場合がある．

レッスン：5　術前栄養管理

1．術前栄養アセスメント
（1）栄養病態
　本症例では，体重減少が著明であるが，血清総蛋白値は正常で，総リンパ球数（total lymphocyte count；TLC）は1,680/μLと正常で，血清アルブミン値は低下しているが，栄養病態としてはマラスムス（Marasmus）と考える．
（2）予後判定指数
　手術との関連で術前栄養状態と術後合併症の発生率，術後の回復過程を推測するため，各種予後判定指数（prognostic nutritional index；PNI）を計算することになる．
　小野寺のPNIを用いると，
　　PNI＝（10×Alb）＋（0.005×TLC）
　　　　＝（10×3.2）＋（0.005×1,680）＝40.4
となる．PNIが40以下は切除吻合禁忌であるので，本症例は切除吻合可能となる．
（3）体重減少
　体重減少率の評価では，1週間：2％，1カ月：5％，3カ月：7.5％，6カ月：10％以上の体重減少は高度の体重減少である．本症例では，入院前の約1カ月間で45kgから42.5kgまでと5.6％減少しており，高度の体重減少となる．なお，入院時のBMIも16.6kg/m^{2}まで減少し，異常低値になっている．
（4）入院時臨床検査値
　白血球数増加とCRP上昇があることから，何らかの感染がありそうである．赤血球数は正常であり，Hb値，Ht値と血小板が軽度減少しているが「耐術能」的には問題ないと考える．血清Alb値，RTP（RBP，Tf，PA）値が低値で，またFe，Zn，Cuなどの微量元素も低値であるため「低栄養状態」と考える．
　γ-GTP値上昇は飲酒の影響と考える．BUN値が高値であるが血清Cr値が正常なので腎機能としては「耐術能」的には問題ない．
　腫瘍マーカーのCEA，SCC，NSEはすべて高値である．切除後にどこまで低下するか興味がある．なお食道がんが産生する「副甲状腺ホルモン（PTH）様物質」によって高カルシウム血症がみられることがあるが，本症例では不明である．

2．入院時の栄養管理（栄養プランニング）
（1）アクセスルート
　食道がんのStagingのための検査を行い，前述のアルゴリズムに基づいて治療方針を決定

することが先決であるが，まず末梢輸液ルートを確保して脱水補正を行う．このとき，本症例は経口摂取不能状態であるので，末梢静脈栄養法（peripheral parenteral nutrition；PPN）を施行することになる．

術前栄養療法の選択基準のHillのフローチャートより，手術前に体重減少が15％以上で著明な機能障害がある症例であり「生理的機能の回復」と「体内蛋白質量の獲得」を目標とするので，7〜14日間の栄養サポートを行うことになる．またStagingのための検査に時間を要し，手術まで2週間以上の時間があると予測されるので，中心静脈栄養法（total parenteral nutrition；TPNあるいはcentral parenteral nutrition；CPN）にて，できるだけ速やかに低栄養状態の改善を行わねばならない．もし経管栄養法のチューブが食道内腔（狭窄部）を通過でき，出血のおそれも少ないと考えるのなら，なるべく早く経管経腸栄養法へ移行する．

食道がんのStagingのための検査後に決定される治療方針によっては，アクセスルートは違ってくる．外科的治療を行う場合は，免疫強化経腸栄養剤（immune enhancing diet；IED）の術前投与を考慮する．一方，進行がんで外科的治療を断念する場合は，胃管作製の必要はないので経皮内視鏡的胃瘻造設術（percutaneous endoscopic gastrostomy；PEG）を含めた経腸栄養アクセスルートの確保も検討しなければならない．

（2）1日投与熱量の算出

BMR（basal metabolic rate：基礎代謝率）はHarris-Benedictの式から求め，現体重は42.5kgであることから，

$$BMR = 66.5 + 13.75 \times 42.5 + 5.0 \times 160 - 6.76 \times 68 = 991 \text{ kcal}$$

このBMR値をLongの式（$TEE = BMR \times AI \times SI$）に代入し，TEE（total energy expenditure；総エネルギー消費量）を求める．活動係数（active index；AI）は入院患者なので1.2〜1.3（1.25とする），ストレス係数（stress index；SI）は進行がんであるので1.1〜1.3（1.2とする）として，

$$TEE = 991 \times 1.25 \times 1.2 = 1,487 \text{ kcal}$$

となる．ただし，このTEEは現状維持の熱量である．本症例は手術前で栄養状態の改善（catch up）が必要であるので，この算出したTEEの1.2倍量 $TEE \times 1.2 = 1,784 \text{ kcal}$〔①〕を投与することとなる．

一方，健康時体重50kgと理想体重56kg（22kg/m² × 1.60m × 1.60m）から求めたBMR値は，

健康時体重から：
$$BMR = 66.5 + 13.75 \times 50 + 5.0 \times 160 - 6.76 \times 68 = 1,094 \text{ kcal}$$

理想体重から：
$$BMR = 66.5 + 13.75 \times 56 + 5.0 \times 160 - 6.76 \times 68 = 1,177 \text{ kcal}$$

となり，同様に算出したTEE値は，

健康時体重から：$TEE = 1,094 \times 1.25 \times 1.2 = 1,641 \text{ kcal}$ ──②

理想体重から：$TEE = 1,177 \times 1.25 \times 1.2 = 1,766 \text{ kcal}$ ──③

となる．

食道がん患者の栄養管理　Lecture 12

「現体重からcatch up分を考慮した①」，「健康時体重から算出した②」，「理想体重から算出した③」の1,641〜1,784kcalの値になる．今回は，①の1,784kcalを採用することする．

本症例は，食道がんのStagingのための検査の結果，T3N1M0のStage Ⅲであり，治療方針として，術前化学放射線療法を行った後，根治術として右開胸開腹食道亜全摘・胃管再建術を施行することになった．

B　化学療法時の栄養管理

本項では，食道がん患者の栄養管理として，化学療法時の栄養管理を中心に解説する．なお本症例では，化学放射線療法後に，根治術として右開胸開腹食道亜全摘・胃管再建術を予定しており，手術侵襲が大きく，その後の栄養管理においても注意を要する患者ではある．しかし，一般的な周術期の栄養管理に準ずるので，本項ではこれについての解説は行わないこととする．

レッスン：1　入院時の栄養管理の方針

まず，末梢輸液ルートを確保して脱水補正を行う．経口摂取不能状態であるので，末梢静脈栄養法（peripheral parenteral nutrition；PPN）を施行することになる．その後，食道がんの状態の把握，すなわち進行度分類（Staging）の検査を行う．

術前栄養療法の選択基準のHillのフローチャート（図5）より，手術前に体重減少が15％以上で著明な機能障害がある症例なので，「生理学的機能の回復」と「体内蛋白質量の獲得」を目標とし，7〜14日間の栄養サポートを行うことになる．そのため，引き続いて中心静脈栄養法（total parenteral nutrition；TPN，あるいはcentral parenteral nutrition；CPN）のアクセスルートの確保を行わねばならない．

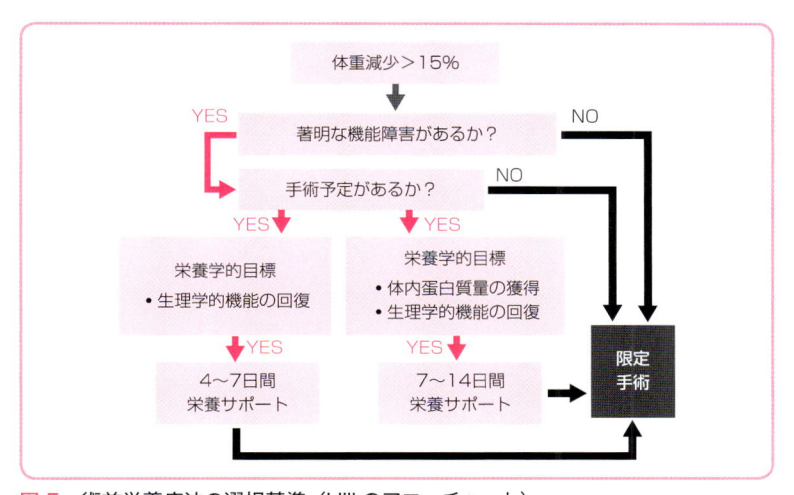

図5　術前栄養療法の選択基準（Hillのフローチャート）

もし，経管栄養法のチューブが食道内腔（狭窄部）を通過でき，出血や穿孔の恐れがないと考えるのなら，なるべく早く経管経腸栄養法への移行を考慮しなければならない．

本症例では，術前化学放射線療法（化学療法：ドセタキセル25mg週1回，放射線療法：T字型照射週5日45Gy）を術前に施行する方針となった．その期間は1カ月以上に及び，化学放射線療法の副作用によって経口摂取が長期間困難となることが予想されるため，経静脈的に「確実に栄養素が投与できる」TPNによる栄養療法の適応となる．

レッスン：2　低栄養のリスク――悪性サイクル

化学療法を施行される患者はがん患者であるため，「悪性腫瘍自体の影響」と「化学療法の影響」を受けることが考えられる．前者では，抑うつ状態，がん性疼痛，消化管閉塞などがあげられ，摂食量低下の原因となる．後者は，副作用による消化器障害であり，嘔吐中枢刺激による悪心・嘔吐，亜鉛欠乏による味覚変化，粘膜障害による口内炎・下痢，食欲低下，抑うつ状態などが考えられる．

食欲低下などにより食事摂取量が低下すると，常に低栄養状態になる危険性がある．その低栄養状態が化学療法を受けている患者に悪影響を及ぼし，すなわち「低栄養状態」→「元気がなくなる」→「副作用の出現」→「化学療法の中止」とならざるをえなくなり，その結果として，がんが悪化するという「悪性サイクル」に陥ることになる．

レッスン：3　食道がんに対する化学放射線療法

現在では，食道がんに対する根治的化学放射線療法の「奏効率」は，外科的切除に匹敵するようになり，より長い生存期間が得られる可能性のある治療法として期待されている．

併用される化学療法は，シスプラチン/5-FUが中心だが，パクリタキセル，ドセタキセル，イリノテカン，オキサリプラチンなども検討されている（表3）．非奏効例に対する「救済手術のタイミング・種別」と放射線治療後の「晩期毒性」が問題である．晩期毒性として，放射線性肺臓炎，心嚢液・胸水貯留，心不全，心筋梗塞などがあり，心肺毒性で死に至ることもある．

化学療法の主な副作用としては，表4に示したものがあげられる．このうち，自覚できる副作用を表5に示した．

レッスン：4　化学療法時の食事摂取について

本症例では，食道の進行がんのため経口摂取不能状態であるが，化学療法によってがんが縮小・消退して食事摂取が可能となることもあるので，一般的な化学療法時の食事摂取について述べる．

表3 食道がんの化学療法

① FP療法（1クール28日）　奏効率：35.0%

一般名	投与量・投与法	1日目	2	3	4	5	6	7
シスプラチン（CDDP）	70mg/m²・点滴	●						
フルオロウラシル（5-FU）	700mg/m²・点滴	●	●	●	●	●		

シスプラチン投与時，投与量に応じて500〜1,000mL程度の生理食塩水またはブドウ糖に混和し2時間以上かけて点滴静注する．
シスプラチン投与前後1,000〜2,000mL以上の輸液を4時間以上かけて投与する．
シスプラチンの投与量300〜500mg/m²以上になると末梢神経障害の頻度が高くなる．

② ネダプラチン（1クール28日）　奏効率：51.7%

一般名	投与量・投与法	1日目	2	3	4	5	6	7
ネダプラチン	80〜100mg/m²・点滴	●						

投与量に応じて300mL以上の生理食塩水を5%キシリトール注射に溶解し，60分以上かけて点滴静注する．
本剤の投与に引き続き1,000mL以上の輸液を点滴静注する．

③ ドセタキセル（1クール21日）　奏効率：20.4%

一般名	投与量・投与法	1日目	2	3	4	5	6	7
ドセタキセル（DOX）	70mg/m²・点滴	●						

60分以上120分以内で点滴静注する．

表4 化学療法の副作用

1. 消化器症状（悪心・嘔吐，下痢，口内炎）
2. 骨髄抑制（好中球減少症，血小板減少，貧血）
3. 皮膚症状，脱毛，粘膜障害
4. 神経症状
5. 浮腫
6. 肝障害・腎障害
7. その他（間質性肺炎，心毒性）

表5 自覚できる化学療法の副作用

1. 消化器症状：悪心・嘔吐，下痢，便秘，口内炎（味覚障害，嚥下障害）
2. 発熱（好中球減少：10〜15日後）
3. 脱毛
4. 浮腫
5. 排尿障害
6. 神経障害
7. 筋力低下

1. 食べられるもの，食べられないもの

　荒金の調査によると，化学療法時に食事摂取が減る理由としては，「食事のにおい」が最多で90%，続いて「満腹感」80%，「嘔気」43%，「味覚異常」30%の順である[1]．気になる食事のにおいの具体的内容としては，「炊きたてのご飯」，「魚の生臭さ」，「具の多い煮物」などがあげられる．また，味覚異常の35%は亜鉛欠乏が原因である．

　化学療法時に食べられるものとして，表6に示したようなものがあげられる[1]．特徴としては，①食べ慣れた和食は品目により摂取率に大きく差が出る，②果物，麺類などの摂取率は高く，洋食，経腸栄養剤の摂取率は低い，③香辛料を使用し，塩味を強くした品目が比較的多くの患者で摂取可能——などである．また，「さっぱりとした」，「喉ごしのよい」，「臭みがない」，「濃い目の味付けの」，「量は少なめな」ものが好まれるようである．

表6　化学療法時に食べられるもの

1．香辛料を使用し味付を濃くした食事	45%
カレーライス，焼きそば，カップラーメン，マーボー豆腐，たこ焼き　など	
2．果物	65%
バナナ，イチゴ，スイカ，みかん　など	
3．喉ごしを重視した食事	75%
うどん，アイスクリーム，ゼリー，ラーメン，冷奴　など	
4．和食	30%
梅干，かやくご飯，天丼，煮魚，刺身　など	
5．洋食	10%
ビーフシチュー，ハンバーグ，カツレツ　など	
6．経腸栄養剤	10%
エンシュア，ラコール　など	

〔文献3）より引用〕

2．対策と工夫

（1）「食事のにおい」対策

前述のような気になる食事のにおいに対しては，一般的に「室温あるいは冷たい食事を提供する」，「主食をパンや麺に変更してみる」，「においの少ない食品（豆腐，ささみ，白身魚）に変更する」などの工夫がなされている．

（2）口内炎に対する工夫

物理的刺激の少ない食事（熱い，硬い，酸味の強いものを避ける）にしたり，食形態の検討（ペースト，とろみをつける）をしたり，ストローを使用するなどの工夫がある．

（3）食欲不振時の食事の工夫

濃い目の味付け（塩味）にする，香辛料を使用する，喉ごしのよいものにする，冷やした食事などを提供する，食べた満足感を味わえるように少量盛りで多品目にする，主食をパンや麺，おにぎりにする——など変化をつけてみる．また，間食（アイスクリーム，バナナセーキなど）を補ったりするなどの工夫もある．気分のよいときに食べられるものを食べるようにすることも重要である．

（4）経口・経管からの補助

少量で高熱量の経腸栄養剤・濃厚流動食（1.5〜2kcal/mL）の補給も選択肢の一つである．また今後は，がん患者専用のオンコロジー用栄養剤の開発も考えられている．経口摂取が進まない場合，胃瘻や腸瘻を用いる経管経腸栄養も必要となる．

ただ本症例では，前述のように根治術として右開胸開腹食道亜全摘・胃管再建術を予定しているため，内視鏡的胃瘻造設術（percutaneous endoscopic gastrostomy；PEG）などによる胃瘻作製はできない．

（5）支持薬物療法

化学療法時の悪心・嘔吐，食欲不振，下痢，口内炎などの消化器症状に対する支持薬物療法としては，表7に示したようなものがあげられる．

表7 化学療法時の消化器症状に対する支持薬物療法

1. 悪心・嘔吐
    5-HT₃ 拮抗薬（カイトリル，ゾフラン，セロトーン，ナゼア，ナボバン）
    メトクロプラミド（プリンペラン）
    ドンペリドン（ナウゼリン）
    ステロイド剤
2. 食欲不振
    ステロイド剤
    プロゲステロン製剤（ヒスロン H）
    抗不安薬
3. 下痢
    止痢薬：抗コリン薬，ロペラミド・漢方薬など
4. 口内炎
    うがい液　ステロイド軟膏

【引用文献】
1）日本食道学会・編：臨床・病理 食道癌取扱い規約，金原出版，2008
2）日本食道学会・編：食道癌診断・治療ガイドライン，金原出版，2007
3）荒金英樹：どうしたら食べられる？　がん患者の食欲不振への対応. エキスパートナース, 22(3)：16-18, 2006

Lecture 13 骨髄移植患者の栄養管理

Question
あなたなら，どのように栄養管理しますか？

症例：38歳，男性

【主訴】全身倦怠感，全身リンパ節腫大（悪性リンパ腫再発）

【現病歴】1年7カ月前に全身倦怠感と全身リンパ節腫大を認め，当院血液内科を受診，鼠径部リンパ節の生検にて悪性リンパ腫（濾胞性リンパ腫）と診断され，入院化学療法を行った．治療効果は一時的で再発・再燃を繰り返し，以後数回の入院化学療法の治療効果も完全寛解ができず，部分寛解であった．
今回，同種骨髄移植を目的に入院となった．

【入院時現症】血圧：128/78mmHg，脈拍：78/分（整），体温：37.3℃，眼瞼結膜：貧血なし，眼球結膜：黄染なし，全身リンパ節腫大

【入院時身体計測値】身長180cm，体重62kg，BMI 19.1kg/m^2，理想体重（IBW）71.3kg，％IBW 70.0％，通常（健康）時体重（UBW）68kg，％UBW 91.2％

【入院時臨床検査値】
〈血算〉
WBC 24,300/μL〔分画：好中球11％，リンパ球76％，単球4％，好酸球9％，好塩基球0％〕，RBC 286万/μL，Hb13.2 g/dL，Ht 40.0％，血小板 16.6万/μL

〈生化学〉
TP 7.0g/dL，Alb 4.2g/dL，AST 28U/L，ALT 18U/L，LDH 202U/L，T-Chol 134mg/dL，TG 67mg/dL，BUN 12.4mg/dL，Cr 0.7mg/dL，Na 141mEq/L，K 4.2mEq/L，sIL-2R 6,923

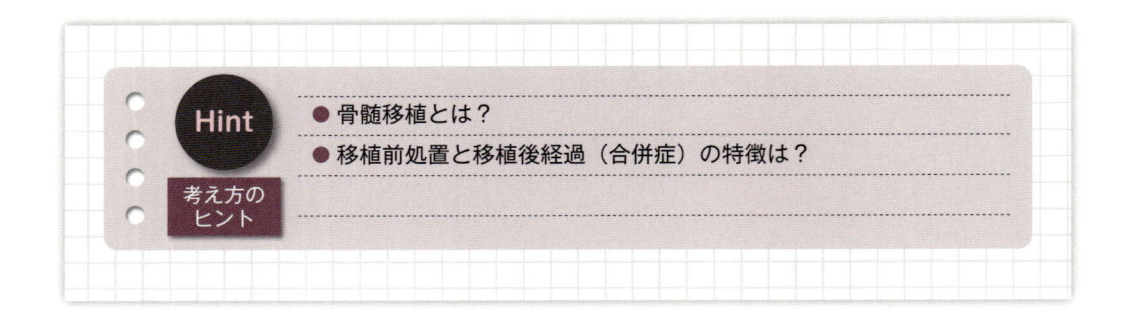

> **Hint** 考え方のヒント
> ● 骨髄移植とは？
> ● 移植前処置と移植後経過（合併症）の特徴は？

A 造血幹細胞移植の概要と感染対策

レッスン：1 造血幹細胞移植の概要

1．造血幹細胞とは

　造血幹細胞は骨髄に存在して多能性造血幹細胞と呼ばれ，血球成分のもとになる分化能と自己複製能の2つの能力をもっている（図1）．化学療法後や顆粒球コロニー刺激因子（granulocyte-colony stimulating factor；G-CSF）の投与により，造血幹細胞が末梢血中に流出してくることがわかっており，これを利用して末梢血幹細胞の採取が行われる．また臍帯血にも造血幹細胞が存在することがわかっている．

　造血幹細胞はどのような細胞であるかは現時点で不明である．しかし，造血幹細胞の膜表

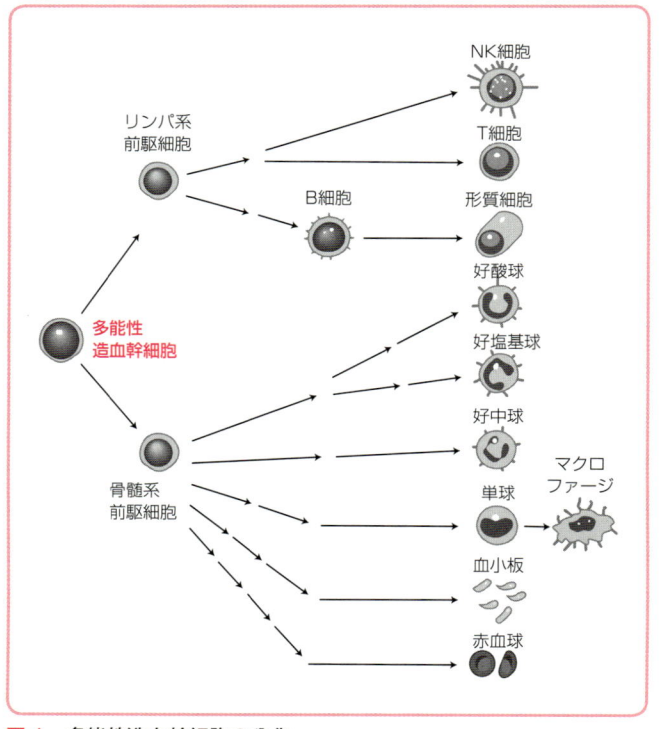

図1　多能性造血幹細胞の分化

面には糖蛋白であるCD34抗原の発現が高いことから，CD34陽性細胞に造血幹細胞が含まれると考えられ，CD34抗原は造血幹細胞のマーカーとして用いられている．

2．造血幹細胞移植とは

　造血幹細胞移植（hematopoietic stem cell transplantation；HSCT）とは，白血病や悪性リンパ腫などの患者を対象に，大量化学療法や放射線療法などによる移植前処置によって骨髄を破壊して自己の病的細胞を消失させ，骨髄造血機能および免疫機能を強力に抑制した後，事前に骨髄，末梢血中，臍帯血中から採取した正常な造血幹細胞を静脈から輸注移植し，新たに骨髄造血機能および免疫機能を回復させ，治癒を目指す治療法の総称である．

3．造血幹細胞移植の種類

　HSCTは，造血幹細胞の供給源（stem cell source：幹細胞源）から，下記の3種類に分類される．
①骨髄移植（bone marrow transplantation；BMT）：正常な自己の骨髄またはHLA型が適合する他人の骨髄を移植
②末梢血幹細胞移植（peripheral blood stem cell transplantation；PBSCT）：主に自己の末梢血幹細胞を移植
③臍帯血移植（cord blood transplantation；CBT）：臍帯血を移植
　骨髄移植は50年近い歴史があるが，PBSCTやCBTにはまだ10年前後の歴史しかない．

レッスン：2　造血幹細胞採取の実際

　造血幹細胞採取の実際は以下のとおりである[1]．

1．骨髄採取

　骨髄移植の場合，安全に生着するためには，一般的に患者体重1kgあたり$2～3×10^8$個の有核細胞を移植する必要がある．成人に対する移植では，800mL～1Lくらいの骨髄液を採取しなければならない．ドナーはあらかじめ自己血を採取・貯血しておき，出血量に見合った量の自己血輸血をすることになる．

　骨髄採取は全身麻酔下で腹臥位の状態で行う．両側の腸骨から，直径約2.5mmの穿刺針を用いて，1回10mL程度ずつ，100回程度，穿刺・吸引する．採取時間は麻酔時間も含めて3～4時間かかり，ドナーの入院期間は3～4日である．

2．末梢血幹細胞採取

　末梢血幹細胞は血液成分分離装置によりアフェレーシスし，濃縮，血小板を除去する．自家移植の場合には，採取した細胞を一時凍結保存する必要がある．具体的には，採取した細胞にDMSO（dimethyl sulfoxide）やHES（hydroxyl ethyl starch）といった凍害保護液を加えて$-80～-196℃$（液体窒素中）に保存する．細胞は半年以上からほぼ永遠に保存可能である．

3. 臍帯血幹細胞採取

分娩直後に臍帯を新生児に最も近い部分でクランプ・切断し，胎盤側に残った新生児由来の血液を採取する．胎盤から臍帯血管を垂らし，臍帯にある臍帯静脈に，抗凝固剤であるCPD入り採血バッグに付属した針を刺し，臍帯と胎盤の中にある血液を落下式に採取する．主に50〜100mL程度が実際に移植に使用できる．

レッスン：3　造血幹細胞移植の前処置

造血幹細胞移植の流れは，白血病や悪性リンパ腫などの患者を対象に，前処置として大量化学療法と全身放射線療法を行って腫瘍細胞を破壊した後，造血幹細胞を移植する．生着すれば健康な幹細胞が新たに健康な血球を作るようになり，治癒したと考える（表1）．

表1 造血幹細胞移植の流れ

対象：白血病や悪性リンパ腫などの患者
　　↓
大量化学療法と全身放射線療法（前処置）
　　↓
造血幹細胞移植
　　↓
生着：治癒

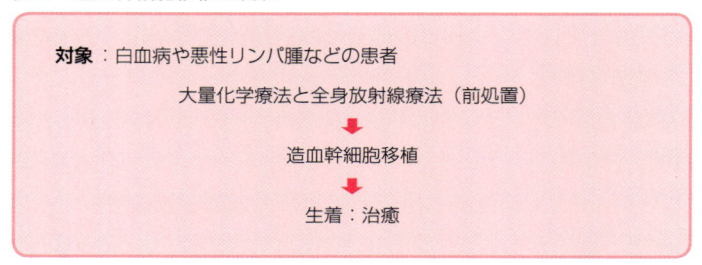

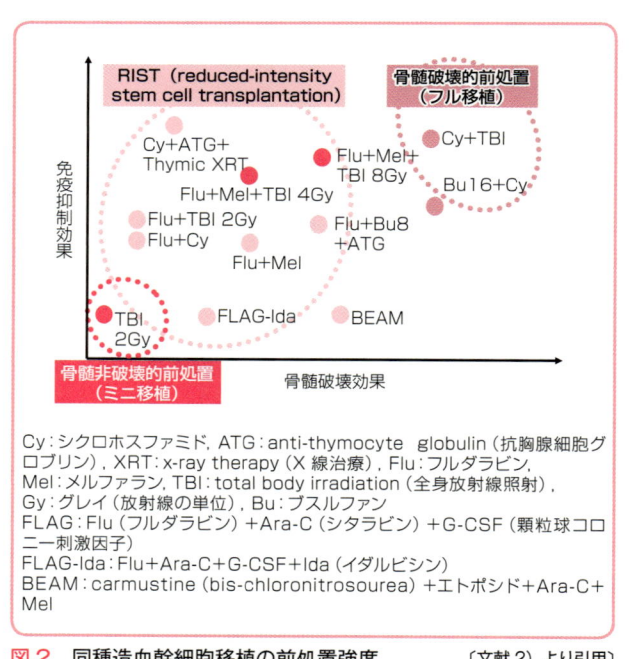

Cy：シクロホスファミド，ATG：anti-thymocyte globulin（抗胸腺細胞グロブリン），XRT：x-ray therapy（X線治療），Flu：フルダラビン，Mel：メルファラン，TBI：total body irradiation（全身放射線照射），Gy：グレイ（放射線の単位），Bu：ブスルファン
FLAG：Flu（フルダラビン）+Ara-C（シタラビン）+G-CSF（顆粒球コロニー刺激因子）
FLAG-Ida：Flu+Ara-C+G-CSF+Ida（イダルビシン）
BEAM：carmustine（bis-chloronitrosourea）+エトポシド+Ara-C+Mel

図2 同種造血幹細胞移植の前処置強度　〔文献2〕より引用〕

表2　前処置の主な副作用

- Ara-C　2g/m²（大量キロサイド）
  … 発熱，アレルギー，強い嘔気，肝障害
- CY　60mg/kg（シクロホスファミド）
  … 出血性膀胱炎，肝障害，嘔気
- TBI　3Gy（放射線照射）
  … 全身倦怠感，嘔気，下痢，口腔粘膜障害，色素沈着，脱毛，発育障害，性腺機能障害

表3　抗がん剤による主な副作用の発現時期

```
  投与日：アレルギー反応，嘔気・嘔吐，血管痛，発熱，血圧低下
 2～ 7日：疲労感，食欲不振，嘔気・嘔吐，下痢
 7～14日：口内炎，下痢，食欲不振，胃もたれ，骨髄機能の抑制（貧
         血・白血球減少・血小板減少）
14～28日：脱毛，皮膚の角化やしみ，手足のしびれ，膀胱炎
```

1．前処置の強度

同種造血幹細胞移植の前処置強度は，骨髄破壊作用を横軸に，免疫抑制作用を縦軸に展開すると図2に示したようになる．前処置は，強度の違いにより「フル移植」と「ミニ移植」に分けられる．さらに，ミニ移植は，①骨髄非破壊的な最低限の前処置（狭義のミニ移植：全身放射線照射2Gy），②比較的骨髄破壊が強い前処置軽減移植（reduced-intensity stem cell transplantation；RIST）──に分けられる．

ミニ移植の前処置では，細胞を壊滅させるのではなく，患者リンパ球機能を抑えて拒絶させないようにすることが目的であり，フルダラビン，クラドリビン，抗胸腺細胞グロブリン（anti-thymocyte globulin；ATG），減量した全身放射線照射などをベースとした前処置療法が用いられる．

2．主な副作用

前処置の主な副作用については，表2に示した．また，抗がん剤による主な副作用の発現時期については，表3に示した．

レッスン：4　造血幹細胞移植時の感染管理

造血幹細胞移植後に発症しやすい合併症には，感染症，移植片対宿主病（graft versus host disease；GVHD）などがある（図3）．栄養学的には，嘔気・嘔吐や粘膜障害（口内炎や下痢の出現）による食欲低下も問題となる．今回は，まず感染管理について解説を行うことにする．

1．感染管理の基本

造血幹細胞移植における感染管理の基本は，まず第一に，一般的な「感染予防の基本」

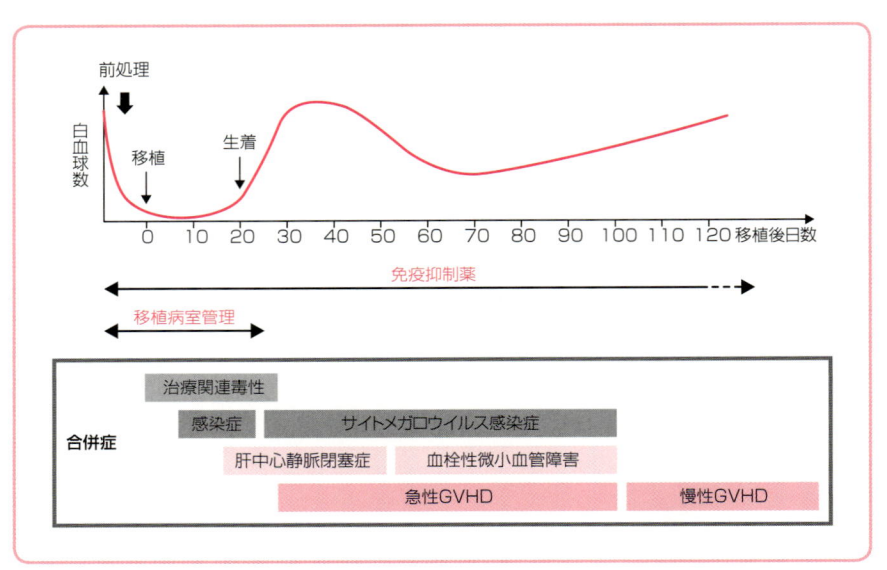

図3 造血幹細胞移植後の経過と発症しやすい合併症

である「標準予防策（standard precautions）」と，空気感染，飛沫感染，接触感染などの「感染経路別予防策（transmisson-based precautions）」の遵守である．続いて，compromised hostである造血幹細胞移植患者への感染対策「compromised hostにおける感染対策」である．

compromised hostにおける感染対策では，まず体の外からの感染（空気感染）を予防するために，HEPA（high efficiency particulate air）フィルターおよびLAF（laminar air flow）を完備した移植病室（生着までクラス5,000または100の部屋）に入室させる．

HEPAフィルターとは空気中の0.3μm以上の塵埃を99.97％除去できる高性能フィルターのことで，LAFとはHEPAフィルターで浄化した空気を天井や側壁の前面から垂直ないし水平の層流させることをいう．クラス5,000または100とはNASA規格で空気1立方フィート中に含まれる0.5μm以上の粒子数をいう．

また，手を介した感染を予防するために手洗いの徹底も重要である．

2．食事制限

次に，食事を介した感染を予防するために食事制限を行う．特に，サルモネラや病原性大腸菌は食事を介して感染するので，安全な食品の選択・調理過程の管理を徹底する．具体的な対策としては以下のとおりである[3]．

- 同種移植の好中球減少期の食事は，基本的に加熱処理したものとする．
- 調理後は落下菌混入を防ぐため，すべての食事に蓋やラップをして提供する．
- 補食はすぐに食べることを条件に，缶詰など確実にパッキングされたものとし，生着後は家庭でつくってから2時間以内の食事を差し入れ可能としている．
- 管理栄養士による移植前の嗜好調査や定期訪問によって，できる範囲内で食事内容への個別対応を行っている．

3. 造血幹細胞移植時期に応じた食事制限

造血幹細胞移植時期と食事制限については，以下のようになっている[3]．

（1）入院時から移植前処置を行う前まで

一般病院食（普通食）で特に制限は設けない．化学療法や放射線療法の開始後は，吐き気や口内炎などで，食事が食べにくくなることがあるので，食事提供には工夫を要する．生ものは禁止とし，すべて加熱調理して，落下細菌の混入防止を施したもの（蓋やラップのついた食器）で配膳する．果物は次亜塩素酸で消毒するので皮の厚いものや缶詰などは許可している．飲み物はお湯でつくるものやペットボトル飲料（開封後24時間以内）など，また飲料水は国内産のペットボトル飲料は加熱処理されているので許可される．また，ペットボトルやパックから直接飲むのではなく，できる限りコップに移してから飲むよう指導する（表4）．

生ものや病院以外で調理されたものなどは禁止される．差し入れは，個別包装や無菌充填してある食品（ゼリーやプリンなど），缶詰，新鮮な皮の厚い果物，しっかりパックされた菓子類などは許可される．ただし一度開封して，その場で食べきれないものは保存せずに捨

表4　造血幹細胞移植時期（生着前）と食事制限

入院〜化学療法・放射線療法開始前
- 病院食（普通食）

化学療法・放射線療法開始後
- 病院食（加熱食，無菌食）
- 果物（皮の厚いもの，缶詰）
- 飲み物：お湯でつくるもの（ティーバッグや粉末状のスープ，カップのみそ汁），ペットボトル飲料（開封後24時間以内），缶ジュース
- 飲料水：ペットボトル（国内産，500mL以下）
- 紙パック飲料：賞味期限が60日以上，または無菌充填している飲料

表5　造血幹細胞移植時期（生着後）と食事制限

- **生着後，常食が食べられるようになったら**
  病院食（普通食），家庭から持ってきた生野菜，皮の薄い果物は食べられない
- **禁止が解除される食物**
  家庭でつくったもの（ただし2時間以内に調理し，しっかり加熱処理した食品），納豆
- **病棟外に出られるようになったら**
  院内レストランでの食事（生野菜も含む）ができる
- **外泊できるようになったら**
  ファーストフード，コンビニやデパートの弁当・総菜・売店のおにぎり，清潔なレストランでの食事が可能になる
- **退院後（移植後6カ月以上経過）**
  生卵，半熟卵，生肉，生ハム，刺身，すし，井戸水，ナチュラルチーズ，アルコール，はちみつ（低温殺菌されていない）などの食品については，外来受診時に医師と相談してもらう

てることとする.

(2) 生着後

　生着後,常食が食べられるようになったら一般病院食に戻す.この場合でも,差し入れされた生野菜や皮の薄い果物はまだ食べられない(病院の生野菜・生果物は200ppmの次亜塩素酸液で殺菌後,十分な流水洗浄を行っている).一方,2時間以内に調理し,しっかり加熱処理してあれば,家庭でつくったものの差し入れが許可され,納豆も食べられる.

　病棟外に出られるようになったら,院内のレストランでの食事が許可されるが,お粥を食べているときはレストランでもお粥にする.

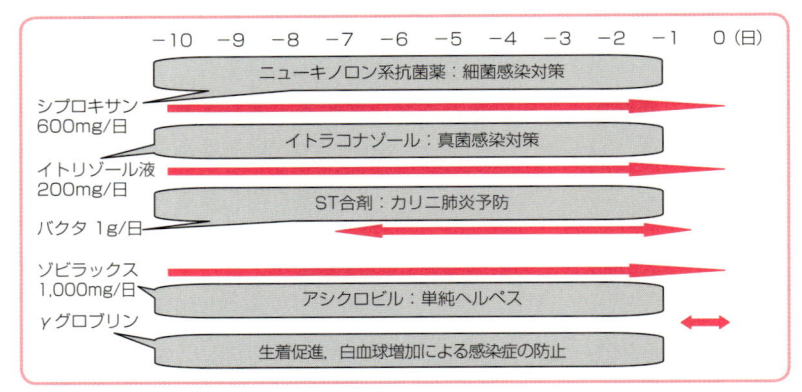

図4 日和見感染予防薬の投与法

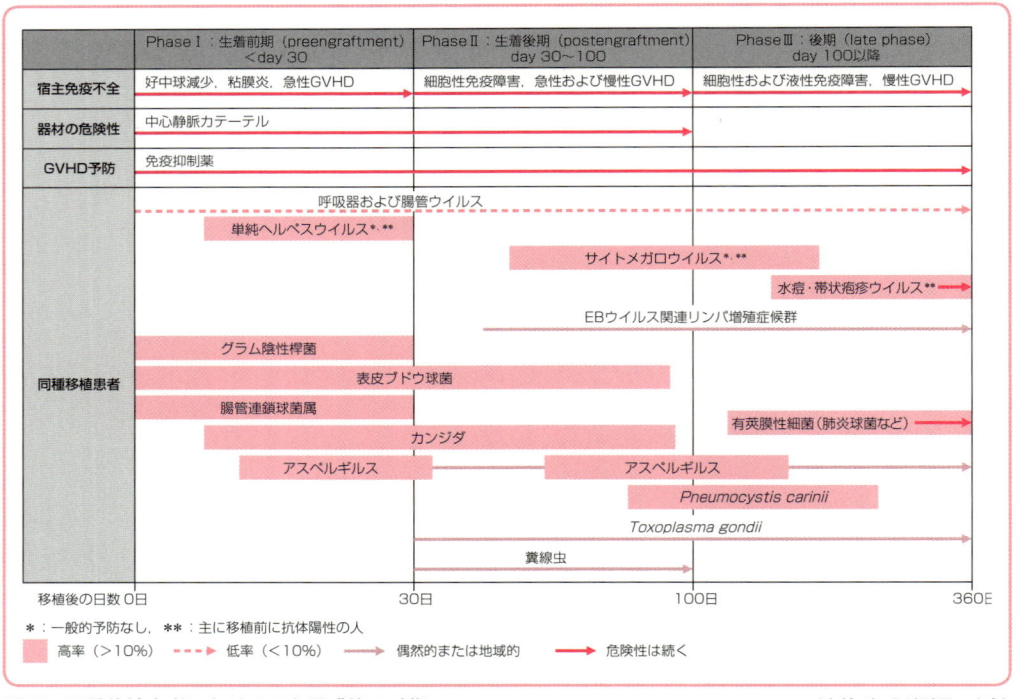

図5 同種移植患者における日和見感染の時期　　　　〔文献4)より引用,改変〕

さらに外泊ができるようになったら，ファーストフードやコンビニの食べ物，清潔なレストランを選んでの外食も可能となる．

　退院後（移植後6カ月以上経過）は，外来受診の際に医師と相談してもらうことになる（表5）．

4．日和見感染予防薬の投与

　体の中からの感染（常在菌による日和見感染）を予防するために前処置前に行う感染予防薬の投与法を図4に示した．また，造血幹細胞移植における日和見感染の時期に関して，各時期の感染症における主な起炎菌を図5に示した．

- Phase Ⅰ：生着前期（＜day 30）で多くみられるのは真菌のカンジダ属で，好中球減少が遷延するにしたがってアスペルギルス属が増加し，さらに単純ヘルペスウイルス感染症も増加する．また口腔，消化管および皮膚の常在細菌叢も感染源となることがあり，グラム陰性桿菌や表皮ブドウ球菌，腸管連鎖球菌属などによる感染症もみられる．
- Phase Ⅱ：生着後期（day 30〜100）では，ヘルペスウイルス，特にサイトメガロウイルスが重要な病原体となる．サイトメガロウイルスは肺炎，肝炎，大腸炎を引き起こし，特に急性GVHD発症例では，日和見病原体による重複感染を起こすことがある．このほかにも，カリニ肺炎やアスペルギルス症にも注意が必要である．
- Phase Ⅲ：後期（day 100以降）では，サイトメガロウイルスや，水痘・帯状疱疹ウイルス感染症，EBV（Epstein-Barrウイルス）関連リンパ増殖性疾患，呼吸器ウイルスの市中感染，肺炎球菌感染などの危険がある．

B　造血幹細胞移植後の合併症

　本項では，造血幹細胞移植時後の合併症であるGVHDと粘膜障害（口内炎）について解説を行うことにする．

　造血幹細胞移植移植後の合併症としては，以下のものがある．
①拒絶反応
②移植片対宿主病（graft versus host disease；GVHD）
③血栓性微小血管障害（thrombotic micro-angiopathy；TMA）
④肝中心静脈閉塞症（veno-occlusive disease；VOD）

レッスン：1　移植片対宿主病（GVHD）

　GVHD[5]とは，ドナーと移植対象患者（宿主側：レシピエント）との間で完全には適合しないヒト同種BMT（allogeneic bone marrow transplantation；allo-BMT）において，移植した移植細胞中の免疫細胞（ドナーTリンパ球）が，白血球の血液型であるHLA型の違いを認識して，レシピエントの組織を「非自己」つまり自分以外の異物として，各種臓器を攻撃する反応である．また，宿主側の免疫低下によって発症するとされ，非常に重篤となる．

表6 急性GVHDのStageとGrade分類

Stage	皮膚 皮疹（%）	肝 総ビリルビン（mg/dL）	消化管 下痢（mL/日）
1	25未満	2.0以上〜3.0未満	500〜1,000未満 または持続する悪心
2	25以上〜50未満	3.0以上〜6.0未満	1,000〜1,500未満
3	50以上	6.0以上〜15.0未満	≧1,500
4	全身性紅皮症（水疱・びらん・落屑）	15.0以上	高度の腹痛（イレウス）・出血

Grade	皮膚 Stage	肝 Stage	消化管 Stage
Ⅰ	1〜2	0	0
Ⅱ	3	1	1
Ⅲ	— or	2〜3 or	2〜4
Ⅳ	4 or	4 or	

〔文献6〕より引用，改変〕

　GVHDは，急性GVHDと慢性GVHDに分かれる．急性GVHDは，生着が始まる移植後2週間頃より生じ，100日までに発症する．慢性GVHDは，100日以降に出現する．

1．急性GVHD

　急性GVHDは，移植後2〜8週間，特に2〜3週目に起こることが多いのが特徴である．また，免疫抑制薬を投与していない場合，移植後数日から出現することもあり，hyperacute GVHDと呼ばれている．

　急性GVHDの症状として，皮膚症状，肝臓症状（黄疸），消化管症状（下痢や下血）が3主徴である．急性GVHDのStageとGradeは表6に示したように分類されている．

　典型的な症状は，まず白血球が増加しはじめる2〜3週目ごろ皮疹が出現し，次いで肝障害や水様性の下痢がみられる．肺症状は発症の頻度は少ないが発症すると致命的である．これら皮膚・肝臓・消化管・肺はいずれも宿主側の免疫細胞が豊富な場所であるため，ドナーの移植細胞がレシピエントの全身の細胞を攻撃することになる．

　また，非定型な症状として，微熱ないし中等度の発熱がでることが少なくない．

（1）皮膚症状

　斑状丘疹の形態をとり，顔面・手掌・足底に好発する．発赤，痒感を伴い，重症化すると全身に及び，水疱表皮剥離へと進展することもある．これらの皮膚症状は，化学療法や放射線療法による皮膚障害と間違えやすいので，鑑別する必要がある．

（2）肝臓症状

　黄疸や全身倦怠感などがある．また血清ビリルビン値が上昇し，AST（GOT），ALT（GPT）などの肝臓系酵素，またALPやγ-GTPの値が増加する．

（3）消化管症状

　主な症状は水様性下痢で，溶き卵のような粘膜が浮かんだり，血液が混じることもある．

重症例では，腹痛や悪心・嘔吐，麻痺性イレウスを伴うこともある．

2. 慢性GVHD

慢性GVHDは，移植後100日（3カ月）以降に起こり，ドナーTリンパ球から分化・成熟したTリンパ球による反応と考えられている．通常，Tリンパ球が成熟する過程で，自己に対する攻撃性をもったTリンパ球は排除されている．この過程が障害された結果，自己に対する攻撃性をもつTリンパ球が排除されずに成熟し，血液中に出てくるために起こると考えられている．

症状は，一見，自己免疫疾患によく似た臨床像を呈する．軽度なものから，多臓器にわたり障害される重篤なものまでさまざまで，重症化した場合，治療は非常に困難である．

全身型と限局型に分かれる．具体的には，かゆみや皮疹などの皮膚症状，肝障害，目の乾燥や角膜浮腫などの眼症状，口内炎，また慢性閉塞性肺疾患などもみられる．消化管に症状が持続すると長期間にわたり経口摂取が困難となる．

レッスン：2　GVHDの予防

重症の急性GVHDの予後は不良であり，同種造血幹細胞移植では，何らかの予防策を行わないと高率に重症のhyperacute GVHDを発症する．しかし一方で，GVHDを発症した場合は「移植片対白血病（graft-versus-leukemia/lymphoma；GVL）効果」により長期生存が得られる．「GVHDは必要悪である！」ともいえる．したがって，過剰な予防や治療も逆効果で，個々の条件をよく考えなければならない．

GVHDの予防法[7]は，①移植直前または直後からの免疫抑制薬の投与，②移植幹細胞中のT細胞を除去する方法——の2つがある．

HLA適合同胞間移植での成人の標準的なGVHD予防法は，短期MTX（メトトレキサート）＋CYA（シクロスポリンA）である．次いで，mPSL（メチルプレドニゾロン）もよく使用される．最近，特に非血縁者間移植で，CYAの代わりにFK-506（タクロリムス）が用いられることも多い．このほか同種移植では，ATG（抗胸腺細胞グロブリン）を追加することもある．これらの薬剤の主な作用は，次のとおりである．

- MTX：活性化T細胞の分裂や増殖を抑制する
- CYA：T細胞のIL-2の産生やIL-2レセプターの発現を抑制する
- mPSL：リンパ球を傷害し，マクロファージからのIL-1の産生を抑制する

レッスン：3　免疫抑制薬の作用機序

ヒトの免疫機構は，病原菌や移植臓器などの外部からの異物を拒絶する働きをしている．移植された骨髄を守るためにこの拒絶作用を抑えなければならない．副作用の程度，拒絶反応抑制効果をみながら，血液中の濃度をモニターして適当な濃度を保つように投与する（コラム参照）．

> **薬物血中濃度モニタリング（therapeutic drug monitoring；TDM）**　コラム
>
> 　適正な薬物治療を実施する目的に，患者の血液中の薬物濃度を測定してそれをもとに，薬物の最適の用法用量（使用量，使用間隔）などを決定することをいう．対象となる薬剤には，免疫抑制薬のほかに抗てんかん薬，心不全治療薬，不整脈治療薬，気管支喘息治療薬，抗菌薬などがある．TDMを行うべき薬剤は次のような特徴をもつものである．
> - 薬の治療域が狭く，治療域と中毒域が近い
> - 過剰投与による危険性が極めて高い
> - 投与量から血中濃度を予測しにくい
> - 薬が効いているかどうかが明らかでない
> - 「血中濃度がこれ以上であれば副作用が出る」とわかっている

　免疫抑制薬の副作用は，次のとおりである．
- 病原菌に対する抵抗力が弱くなる
- 腎障害（クレアチニンの上昇）
- 水分貯留による浮腫，体重増加，高血圧
- 脳症
- 高血糖
- 高カリウム血症
- 脱毛あるいは多毛

　免疫抑制薬の相互作用にも注意を払わなければならない．以下，CYAについて述べる．
- 併用禁忌（併用しないこと）：生ワクチン，タクロリムス（プログラフ），ピタバスタチン（リバロ），ロスバスタチン（クレストール），ボセンタン（トラクリア）
- 併用注意（併用に注意すること）
　食物：グレープフルーツジュース
　サプリメント：セントジョーンズワート（セイヨウオトギリソウ）
　など

レッスン：4　腸管GVHDに対するケア

　腸管GVHDに対するケアの内容は，次のとおりである．
①食欲不振，嘔気・嘔吐などの症状が出現したら，腸管GVHDを念頭に置いて注意深い観察を続ける
②下痢が出現したら，下痢の回数・量と色や腹痛などの随伴症状の観察を行う
③腹痛などの苦痛の軽減として，湯たんぽなどで患部を温める「温罨法」や体位の工夫，食事変更に加え，鎮痛薬や麻薬などの薬物投与を考慮する
④排便後はウォシュレットで肛門部分を洗浄し，清潔を保つ
⑤腸管への刺激が少なく消化のよいものなど摂取可能なものを探す
⑥GVHDと診断されて，腹痛，血便などがなければ，GVHD食について「よく説明して」

から開始する
⑦入院や食事制限が長期化すると苦痛やストレスが大きくなるため，その対応としてゆっくり話を聞く．「患者の話をよく聞く姿勢」が重要である

レッスン：5　標準的な口腔ケア

標準的な口腔ケア[8]の内容は，次のとおりである．
まず，移植前期からケアを開始する．
①移植前は，まず口腔内診査を受け，う歯，歯周病などのチェックと治療を行う
②歯科衛生士によって，正しいブラッシング方法を指導し，使用する歯ブラシの消毒方法を説明する
③実際に正しく効果的なブラッシングが行えているか評価する．この際「歯垢染め出し剤」などを使うのもよい

また，以下のように患者自身による自己管理が行えるように支援する．
①日中は2時間ごとに（あるいは起床時・毎食前後・眠前の計8回），夜間は覚醒時に含嗽を行う
②含嗽には，イソジン・ファンギゾンを使用する．嘔気や嘔吐がある場合は，滅菌水や生理食塩水など使用しやすいものを使用する
③少なくとも1日3回はブラッシングを行う
④口唇の乾燥を防ぐ（リップクリームまたは軟膏使用）
⑤嘔吐後は必ず含嗽する

そのほかの注意事項として，義歯を装着している場合は，口腔内ケアを行う際と就寝時には義歯をはずし，義歯もブラッシングして手入れする．また，ケアを継続するために，疼痛コントロールは十分に行われるべきである．

レッスン：6　口内炎対策

1. 口内炎の原因

造血幹細胞移植では，口内炎は非常に高頻度にみられる副作用であり，悪化すれば，痛みで食事が摂りにくくなり，またコミュニケーション機能が低下して，患者のQOLを低下させる．

口内炎の原因は，表7に示したように多岐にわたり，う歯や歯周病，刺激物に加え，化学療法薬や放射線療法，免疫抑制薬，外科的手技なども原因となる．

増殖の激しい口腔粘膜は，敏感に代謝拮抗薬の細胞毒性の影響を受ける．化学療法薬はフリーラジカルを発生させ，口腔粘膜の細胞を破壊し再生を遅らせる．細胞の再生力が低下すれば，組織が破壊され強度の炎症や感染を引き起こす．また免疫抑制されているため感染が重篤化しやすく，敗血症を起こすこともある．

表7　口内炎の原因

①不十分な口腔衛生
②以前からある歯科的問題
　・う歯
　・歯周病
　・智歯
③刺激物
　・化学物質（柑橘類，からい食物）
　・物理的（硬い食物，あわない義歯，熱い食物）
④脱水
⑤栄養不良
⑥薬物
　・抗菌薬
　・抗悪性腫瘍薬
　・ステロイド
⑦放射線療法（特に頭頸部）
⑧外科的手技
⑨免疫抑制
　・がん
　・がんの治療

〔文献9）より引用，一部改変〕

表8　肝中心静脈閉塞症の診断基準

【McDonaldらの基準】
　移植後30日以内に下記の2つ以上の所見を認める
　　a）黄疸（総ビリルビン値2.0mg/dL以上）
　　b）肝腫大と右上腹部痛
　　c）腹水あるいは原因不明の体重増加
　　　（2%以上）
【Jonesらの基準】
　移植後3週間以内に2.0mg/dL以上の黄疸を認め，以下の3つの所見のうち2つ以上を認める
　　a）肝腫大
　　b）腹水
　　c）5%以上の体重増加

2．口内炎出現時のケア

口内炎出現時のケアは，次のとおりである．
①含嗽の励行
②疼痛のコントロール
　・イソジンではなく，アズノールに局所麻酔薬（キシロカイン）を入れたものを使用する
　・NSAIDsを使用し，軽減がなければ麻薬を使用する
　・食事を工夫する
③軟膏塗布や貼付錠（アフタッチ）を使用する

レッスン：7　その他の合併症

造血幹細胞移植後のその他の合併症としては，次の2つがある．
①血栓性微小血管障害（thrombotic micro-angiopathy；TMA）：免疫抑制薬などによって細動脈の内皮細胞が障害を受け，その結果，血小板血栓が生じ循環不全が起こる病態である．皮疹や下痢，肝障害などGVHDと似た症状を示すことが多くGVHDとの鑑別が難しい病態である．
②肝中心静脈閉塞症（veno-occlusive disease；VOD）：移植後1カ月以内に肝中心静脈が閉塞することによって肝臓の腫大が起こる病態である．急激な体重増加，腹痛，黄疸，腹水などを特徴とする（表8）．しばしば重症化して多臓器不全（multiple organ failure；MOF）を合併することがあり，その場合はクリティカルな栄養管理を余儀なくされる．

C 造血幹細胞移植の栄養療法のまとめ

　本項では，造血幹細胞移植（hematopoietic stem cell transplantation；HSCT）時の栄養療法の「まとめ」の解説を行うことにする[6, 10, 11]．

レッスン：1　栄養療法が必要な理由

　HSCTは難治性血液病の有力な治療法であるが，前処置として大量化学療法と全身放射線療法を行うので，抗がん剤・放射線の副作用や合併症により早期に栄養障害が起こる．HSCT前に栄養障害がなくても，治療開始後早期に栄養療法を開始すべきである．
(1) 抗がん剤・放射線の影響
　抗がん剤投与や放射線照射などは，腫瘍細胞のみだけに選択的に作用するのではなく，体内で増殖が著しい消化管粘膜上皮などの細胞にも作用する．この結果，食欲低下，悪心・嘔吐，味覚障害などの消化器症状，粘膜障害（口内炎，下痢など），消化吸収障害などが生じたり，粘膜障害に伴う疼痛，粘膜障害が潰瘍化して進展することによる粘膜出血（吐血・下血）が生じて，摂食障害も起こる．また，免疫能が低下していることから腸内細菌叢の異常も生じやすく，重篤な感染性腸炎に至る場合もある．
(2) 免疫抑制薬の影響
　免疫抑制薬の点滴によって血中マグネシウムや亜鉛濃度が低下する．
(3) 移植片対宿主病
　移植片対宿主病（graft versus host disease；GVHD）については，Bで詳述している．消化管のStage 3以上では激烈な下痢・腹痛が続き，経口摂取および消化管よりの消化吸収が困難となり，栄養障害が助長される．重症例では，蛋白漏出性胃腸症を呈し，クワシオルコル状態に陥りやすい．
(4) その他
　Bで述べたように，血栓性微小血管障害（thrombotic micro-angiopathy；TMA）と肝中心静脈閉塞症（veno-occulusive disease；VOD）があり，その場合はクリティカルな栄養管理を余儀なくされる．

レッスン：2　栄養療法の原則と実際

1. 栄養アセスメント
　HSCT患者は栄養学的なリスクをもっているので，もちろんルーチンの栄養アセスメントを必ず行う．
　入院病歴聴取時には，SGA（subjective global assessment：主観的包括的栄養評価）を行い，移植施行日が決定したら，身体計測に加え，表9にあげるような項目の栄養評価を行う[12]．

2. 栄養プランニング

（1）一般的な栄養管理

　経口摂取を持続することは，少量であっても，bacterial translocation予防の観点から重要である．原則的には，投与熱量などは食事の摂取不足分を補助的に，経腸栄養剤や静脈栄養輸液などで補うこととする．また，栄養成分の大部分が中心静脈栄養法（TPN）から投与している場合であっても，可能なら経口から本人の好きなものを少量でも食べさせることは，閉塞感の強い移植治療期間中の精神的援助となる．しかし，経口摂取を優先した場合，患者の急激な経口摂取量の変化に対して，TPNによる十分な栄養支持療法をリアルタイムに行うことが困難で，目標摂取量の投与を完遂できず，患者の栄養状態が低下することもあるので，注意を要する[13]．

表9 HSCT施行時の主な客観的栄養評価項目

検査項目	臨床栄養学的な意義	各検査の特徴および注意点
アルブミン	静的栄養アセスメントの代表的指標 3g/dL以下は要注意	炎症反応の影響を受ける
RTP（プレアルブミン，トランスフェリン，レチノール結合蛋白）	動的栄養アセスメントの指標	アルブミンより半減期が短い 炎症反応の影響を受ける トランスフェリンは貧血の影響を受ける レチノール結合蛋白は腎機能低下で高値となる
CRP	炎症反応の指標，感染徴候の指標	感染の初期から上昇 発熱時にはチェックする
白血球数	炎症反応の指標	HSCT施行中は骨髄抑制のため炎症が存在しても反応不良
リンパ球数	1,500/μL以下が低栄養の指標 免疫能力評価の指標	HSCT施行時など骨髄抑制のある場合は栄養状態の評価としては必ずしも適切ではないので，ほかの指標と総合的に判断する　HSCT時には可能ならCD4/CD8も同時に測定
ALT/AST	肝機能障害の指標	抗がん剤（代謝拮抗薬）投与で上昇することが多い
ビリルビン	肝機能障害の指標 GVHD，肝中心静脈閉塞症（VOD）の重要な指標	短期間で2mg/dL以上の上昇がある場合はVODを疑う
クレアチニン	腎機能障害の指標であるが尿中クレアチニン身長係数（CHI）は全身骨格筋量の栄養評価指標となる	白金製剤やメトトレキサート投与にて腎障害が起こる場合がある
BUN	腎機能評価の指標	化学療法中には組織崩壊による急な上昇を来すことがある
尿酸	抗がん剤治療後に腫瘍細胞の急激な崩壊で急上昇することがある	治療時に十分な水分供給（hydration）をすることが必要
電解質（Na, Cl, K, Mg）	下痢や嘔吐が続く場合，異常値を呈する	免疫抑制薬にて低マグネシウム血症となる場合がある
微量元素（Cu, Zn, Se）	下部消化管の粘膜障害で吸収障害を起こす	長期TPNなどで欠乏症に注意
血糖	耐糖能の低下に注意する TPN時のモニタリングは必須	L-アスパラギナーゼ投与後は膵炎による高血糖を来す場合がある ステロイド投与にて高血糖を来す

〔文献12）より引用〕

消化管粘膜障害やGVHDによる下痢などの場合は，炎症性腸疾患の急性期に準じる[12]．

食物繊維は，腸管運動を刺激し，消化管の分泌作用を亢進し，下痢を増長するので，原則として食事は「低残渣・低脂肪」とする．アミノ酸のグルタミンや不溶性食物繊維などは小腸粘膜の修復に寄与するとされているので，GFOなどを補助栄養剤として使用する[12]．

（2）TPNによる栄養管理

経口摂取が理想であるが，以下の理由から，TPNを選択して十分な栄養補給を行う必要がある場合が多く，実際には前処置施行前（入院直後）に中心静脈カテーテルを挿入して，いつでもTPNを行えるようにしている[12]．

- 移植前処置に大量のシクロホスファミドを使用する場合，副作用である出血性膀胱炎を尿量増加により予防するため，1日4,000mL以上の水分負荷を行う．このときの輸液ルートが必要である．
- 前処置の影響による嘔気・嘔吐，口内炎，味覚異常，唾液分泌低下などによる経口摂取困難が生じる．
- 消化管GVHD急性期や重症度が高いときは，消化管の安静を保つため原則絶食とする．

中心静脈カテーテルとしては，シリコーン製のカフ付カテーテルのHickman-Broviacタイプカテーテル（図6）を選択するのが望ましい．このカテーテルは，Dacronカフがついており，この部分を皮下に埋め込むことにより結合組織が増生し強固に固定され，さらに皮下トンネルを介しての感染を予防するのに有用である．Dacronカフが皮下組織と強く癒合しているため，引っ張っても容易には抜けない．また，体外に出ている部分が破損してもリペアキットが用意されており修復することが可能で，長期間留置に有用なカテーテルである．

カテーテル挿入時には，高度バリアプレコーション（清潔手袋，マスク，帽子，大きな清潔覆布など）を用い，原則として剃毛は行わない．皮膚消毒剤としてはクロルヘキシジンアルコールを用いるのがよい．挿入方法は，「鎖骨下静脈穿刺法」では気胸など挿入時の合併症を起こすことがあり，「橈側皮静脈切開挿入法」を第一選択とする．またマルチルーメン（多腔式）カテーテルを使用すると，感染の危険が高くなるので慎重に管理する必要がある[14]．

3. 栄養モニタリング

適切な栄養管理を計画的に行う際はモニタリングも重要である[12]．

HSCT後は，下痢などによる体重減少，VODなどに伴う体重増加が生じるので，必ず毎日（場合によっては数時間おきに），体重，尿量測定および水分出納チェックなどのモニタリングを施行する．白血球減少に起因する発熱にしばしば遭遇するが，カテーテル関連血流感染症との鑑別を行う必要がある（表10）．

免疫抑制薬の点滴によって血中マグネシウムや亜鉛濃度が低下するので，随時，電解質や微量元素濃度を測定して，必要に応じて補充療法を行わなければならない．低マグネシウム血症では痙攣などが出現する可能性もあるので，非経口的な補充が必要である．

下部消化管の粘膜障害が強いときには，脂溶性ビタミンや微量元素（亜鉛，セレン，銅など）の吸収が阻害される．管理期間が長期化する場合は，これらの血中濃度の定期モニタリングと補給が必要である．

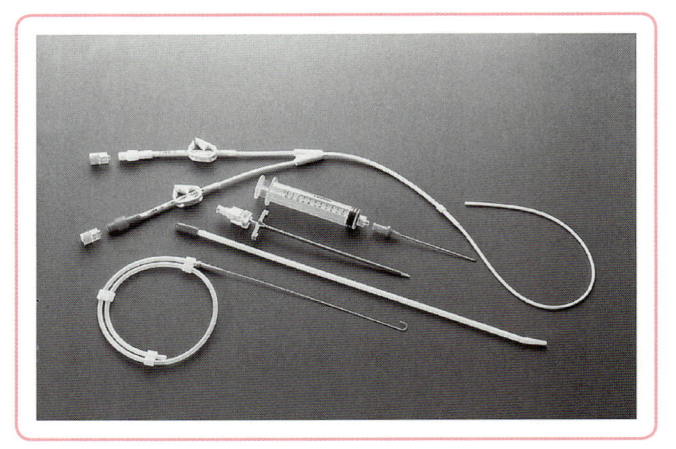

図6 Hickman-Broviacタイプカテーテル　（写真提供：メディコン）

表10 抗がん剤投与による白血球減少に伴う発熱とカテーテル関連血流感染症の鑑別

	抗腫瘍薬による発熱	カテーテル関連血流感染症
発熱出現時期	投与後1～2時間	カテーテル留置後3週間以降
白血球数	1,000/μL以下	増加傾向にある
投与熱量に対する反応	熱量を下げても解熱しない	熱量を下げると解熱する

〔文献12）より引用〕

　食事に関しては，かつては移植前処置の数日前から無菌室退出まで絶食としTPNによる栄養管理を行うか，経口摂取を行うにしても完全無菌食を提供していることがある．感染予防のための「食事制限」に関しては，Aに詳述している．

【引用文献】

1) 田野崎隆二:第Ⅴ章　細胞採取と保存の実際．細胞医療（高上洋一・編），医薬ジャーナル社，p116, 200
2) Champlin R, et al：Haploidentical 'megadose' stem cell transplantation in acute leukemia : recommendations for a protocol agreec upon at the Perugia and Chicago meetings. Leukemia, 16（3）：427-428, 2002
3) 国立がんセンター中央病院 12B 病棟：患者向け配布資料「造血幹細胞移植病棟に入院される方へ─造血幹細胞移植療法」，国立がんセンター中央病院
4) 矢野邦夫・訳：造血幹細胞移植患者の日和見感染予防のための CDC ガイドライン．INFECTION CONTROL 臨時別冊，2001
5) 和気　敦：造血細胞移植 now&future，第 2 号：2, 2005
6) Przepiorka D, et al：1994 Consensus conference on acute GVHD grading. Bone Marrow Transplant, 15：825-828, 1995
7) 小寺良尚，他・監，森下剛久，他・編，名古屋 BMT グループ・著：第 3 版改訂新版 造血細胞移植マニュアル．日本医学館，p295, 2004
8) 造血幹細胞移植看護ネットワーク：造血幹細胞移植における口腔ケア，2003
9) 山田真由美：造血幹細胞移植患者の口腔ケア．がん看護，9（5）：408, 2004
10) 日本造血細胞移植学会ガイドライン委員会 GVHD 作業部会・編：造血細胞移植ガイドライン─ GVHD の診断と治療に関するガイドライン．JSHCT monograph, 1：21-50, 1999
11) ASPEN Board of Directors and the Clinical Guidelines Task Force：Guidelines for the use of parenteral and enteral nutrition in adult and pediatric patients. J Parenter Enteral Nutr, 26（suppl 1）：1A, 2002
12) 保木昌徳：第 1 章　癌・化学療法　4. 造血幹細胞移植時の栄養療法．NST のための臨床栄養ブックレット 6　疾患・病態別栄養管理の実際─癌，化学療法，褥瘡，AIDS（山東勤弥，他・編），文光堂，2010
13) 内山里美，他：造血幹細胞移植施行患者の移植前後における栄養状態の変動．静脈経腸栄養，18（3）：69-73, 2003
14) テルモ株式会社：CV カテーテル管理に関するスタンダード化を目指したガイドライン（http://www.terumo.co.jp/medical/login.html　要登録）

Index

欧文索引

A
AAA 7
ABG 50
active energy expenditure 73
active factor 162
active index 73,74,162
acute lymphocytic leukemia 43
adjust body weight 76
adjuvant chemotherapy 126
AEE 73
AF 162
AHCPR 160
AHCPR ガイドライン 163
AI 73,74,162
ALL 43
allo-BMT 201
allogeneic bone marrow transplantation 201
ALS 82
AMA 40
American Medical Association 40
amyotrophic lateral sclerosis 82
anaerobic metabolism 53
anchoring fixation suture 21
APD 131
ASPEN 160
automated peritoneal dialysis 131

B
balloon occluded retrograde transvenous obliteration 107
basal energy expenditure 73,162,172
basal metabolic rate 73,162,172,186
BCAA 7
BE 50
BEE 73,162,172
Bifidobacterium longum 117
Billroth Ⅰ法 128
Billroth Ⅱ法 128
blood urea nitrogen 131
BMI 161
BMR 73,162,172,186
BMT 195
body mass index 161
bone marrow transplantation 195
Borrmann 分類 125
Braden スケール 158
Braden Q スケール 159
breakthrough pain 95
B-RTO 107
BUN 131
BUN/Cr 比 133

C
C 型肝炎 104
cachexia 185
CAPD 131
cardiac overloading 52
cardiac thoracic ratio 52
catheter related blood stream infection 23,45,79,89
CBT 195
CD34 抗原 195
CDD 141
central parenteral nutrition 53,109
central venous catheter 20,79,89
central venous catheterization 101,109
chemical defined diet 141
chronic kidney disease 137
CKD 137
closed system 24,39,45,148
cNOS 170
compromised host 198
confusion 85
constitutive-type NOS 170
continuous ambulatory peritoneal dialysis 131
cord blood transplantation 195
CPN 53,109
Cr 132
CRBSI 23,45,49,79,89
creatinine 132
critically ill patients 169
CTR 50,52
Cubbin and Jackson スケール 159
cutdown 21
CVC 20,79,89,101,109

D
Dacron カフ付カテーテル 20
death with dignity 80
DESIGN 157
DESIGN-R 157
diet induced thermogenesis 73
dimethyl sulfoxide 195
distal gastrectomy 127
DIT 73
DMSO 195
dry weight 134

E
E 109
Eastern Cooperative Oncology Group 126
EBM 17
ECOG 126
ECS 103
ED（elemental diet） 140
ED（erectile dysfunction） 153
EIS 101,107
elemental diet 57,140
Emergency Coma Scale 103
EMR 127,184
EN 19
E/N 比 109
endoscopic injection sclerotherapy 101,107
endoscopic mucosal resection 127,184
endoscopic submucosal dissection 127,184
endoscopic variceal ligation 101,107
enteral nutrition 19
EPUAP 160
erectile dysfunction 153
ESD 127,184

213

ESPEN 112,160
essential amino acids 109
ET-1 176
EUS 183
euthanasia 82
EVL 101,107

F
fat overload syndrome 59
FFM 66
Fischer 比 7

G
gastroesophageal reflux disease 162
gastrojejunostomy 128
gastrostomy 128
GCS 103
G-CSF 194
GERD 49,162
GFO 145
GFR 133
Glasgow Coma Scale 103
glomerular filtration rate 133
glucose alanin cycle 53
glycation 155
good death 83
graft versus host disease 197,201
graft-versus-leukemia/lymphoma 203
granulocyte-colony stimulating factor 194
Groshong タイプ 20
GVHD 197,201
GVL 203

H
H_2 ブロッカー 106
Harris-Benedict の式 162,172,186
Hassab 術 108
HbA_{1c} 152,154
HD 129
hematopoietic stem cell transplantation 207
hemodialysis 129
hemofiltration 130
HEPA 198
hepatic encephalopathy 108,116
HES 195
HF 130
Hickman-Broviac カテーテル 43
Hickman-Broviac タイプ 20
high efficency particulate air 198
high output heart failure 52
Hill のフローチャート 186

home parenteral nutrition 15,17,79,92
HPN 15,17,49,79,92
HSCT 207
hydroxyl ethyl starch 195
hyperacute GVHD 202
hypodermoclysis 79,89

I
IBW 162,193
ICU 65
ideal body weight 162
IDPN 136
IED 170
IFN-γ 170
IGF-1 134,167,169
IL-1β 170
IL-2Rα 170
IL-6 170
immune-enhancing diet 170
immunonutrition 171
inducible-type NOS 170
iNOS 170
insulin-like growth factor-1 134,167
interventional radiology 107
intradialytic parenteral nutrition 136
iron restriction diet therapy 113
IVR 107

J
Japan Coma Scale 101
JCS 101
Jones らの基準 206
JSPEN 160

K
K 式スケール 158
K/DOQI ガイドライン 138
Kwashiorkor 18

L
LAF 198
laminar air flow 198
laparoscopic surgery 127
late evening snack 113
LCT 15,140
LES 113
living will 80
long chain triglyceride 15,140
Long Term Survival Study 120
Long の式 73,172
Long の式「TEE ＝ BEE × AI × SI」 162
LOTUS 試験 119,120
low output heart failure 52

low residue diet 139
LRD 139

M
Maillard 反応 5
Marasmus 18,185
marginal deficiency 38,174
maturity-onset diabetes of the young 153
McDonald らの基準 206
MCT 140
measured resting energy expenditure 73
medium chain triglyceride 140
mislodging 39
MODY 153
MOF 45,115
mREE 73
mRNA 170
multiple organ failure 45,115

N
N 109
n-6 系 15
neoadjuvant chemoradiation therapy 184
neoadjuvant chemotherapy 126
nitric oxide synthase 166
NO 166
NO 合成酵素 166
non-essential amino acids 109
non-protein nitrogen 131
non-steroidal anti-inflammatory drugs 94
Norton スケール 158
NOS 166
NOS Ⅰ 168
NOS Ⅱ 168
NOS Ⅲ 168
NPC/N 比 32
NPN 131
NRS 92,93
NSAIDs 94
NST 23,50
number connection test 108
Numeric Rating Scale 92,93
nutrition support team 23
nutritional deficiency 38
nutritional support 18

O
OGTT 153
OH スケール 158
open-ended question 92
opioid substitution 95
opioid switching 95

oral glucose tolerance test 153

P
palliative care 84
palliative care team 84
palliative operation 127
pancreaticoduodenectomy 127
parenteral nutrition 19
PBSCT 195
PCT 84
PD 127,129,130
PEG 162
PEM 38,111
percutaneous endoscopic gastrostomy 109,162
percutaneous transesophageal gastrostomy 162
percutaneous transesophageal gastrotubing 57
percutaneous transhepatic obliteration 108
performance status 81,88
peripheral blood stem cell transplantation 195
peripheral parenteral nutrition 56,89
peritoneal dialysis 129,130
PHG 106
PN 19
PNI 185
Port 20
portal hypertensive gastropathy 106
PPN 49,56,89
PPPD 127
predicted resting energy expenditure 73
pREE 73
pressure sore 156
Pressure Sore Status Tool 157
pressure ulcer 156
Pressure Ulcer Healing Process 157
Pressure Ulcer Scale for Healing 157
prognostic nutritional index 185
protein intolerance 111
protein-energy malnutrition 38,111
proximal gastrectomy 127
PSST 157
PTEG 57,162
PTO 108
PUHP 157
puncture 21
PUSH 157
pylorus preserving pancreaticoduodenectomy 127

R
radical operation 127
reduced-intensity stem cell transplantation 196,197
REE 73
refeeding syndrome 162,173
renal failure 147
resting energy expenditure 73
RIST 196,197
Roux-en Y 吻合再建 123,127
Roux-en Y 吻合法 128
Roux-en Y 法ρ吻合再建 49
RTP 208
RYB color concept 157

S
S-B チューブ 101,107
SCIPUS スケール 159
SCIPUS-A スケール 159
sedation 85
self intubation 57
Sengstaken-Blakemore tube 101,107
septic MODS 171
septic multiple organ dysfunction syndrome 171
SF 162
SFD 154
SGA 161
SI 73,74,162,173
SIRS 171
small for date 154
Stage 128,182
standard precautions 198
Stanley J. Dudrick 139
STAS-J 92
stem cell source 195
stress factor 162
stress index 73,74,162,173
subjective global assessment 161
Support Team Assessment Schedule 92
surgical diabetes 53
systemic inflammatory response syndrome 171

T
%TBF 66
TBF 66
TBP 66
TBW 66
TDM 204
TEE 73,162,172
therapeutic drug monitoring 204
thrifty gene 152
thrombotic micro-angiopathy 201,206
TIPS 107
TLC 185
TMA 201,206
TNF-α 170
total energy expenditure 162,172
total gastrectomy 128
total lymphocyte count 185
total parenteral nutrition 5,17,53,79,86,136
TPN 5,17,53,79,86,136
transjugular intrahepatic portosystemic shunt 107
transmisson-based precautions 198

U
UBW 162,193
urea cycle 116
usual body weight 162

V
VAS 93
veno-occlusive disease 201,206
Verbal Rating Scale 93
Virchow リンパ節 183
Visual Analogue Scale 93
VOD 201,206
VRS 93

W
W＆A判定 181
Waterlow スケール 159
Wernicke 脳症 50
WHO 165
WHO 方式がん疼痛治療（法） 85,93
WOCN 160
World Health Organization 165

Y
Y字脚 123,128

和文索引

あ
亜鉛　165
悪液質　185
悪性リンパ腫　193
アシドーシス　53
アナフィラキシー　103
アミノカルボニル反応　5
アミノグリコシド系抗菌薬　118
アミロイド　130
アルギナーゼ　166
αグルコシダーゼ阻害薬　114
安静時消費熱量　73
アンモニア　116
アンモニア産生菌　117
安楽死　82
安楽ポジション　86

い
胃角　126
異化亢進時　8
胃がん進行度　128
胃空腸吻合術　128
胃酸分泌抑制剤　106
維持液　4
維持輸液　2,44
異常行動　116
胃食道逆流症　49,162
移植片対宿主病　197,201
移植片対白血病　203
胃切除後合併症　129
胃全摘（出）術　31,49,123,127
1日消費熱量　162,172
1日総消費熱量　73
一酸化窒素合成酵素　166
一般病院食　199
胃底部　125
胃壁深達度　125
イレウス　129
胃瘻造設術　128
インスリン　166
インスリン抵抗性　134,136
インスリン抵抗性増大　152
インスリン分泌障害　152
インスリン様成長因子-1　167
インフォメーションドレーン　129

う
ウイルス性肝炎　104
ウィルヒョウリンパ節　183

え
栄養管理　159
栄養欠乏　38
栄養サポートチーム　23
栄養療法　18
エストロゲン　105
遠位脾腎静脈吻合術　108
嚥下障害　88
エンドセリン　176
延命効果　126
延命措置　80
延命治療　80

お
嘔気　95
欧州静脈経腸栄養学会　112
黄色期　157
嘔吐　125
小野寺のPNI　185
オピオイド　87,91
オピオイドローテーション　95
オルニチン　167,169
オルニチン回路　8,116

か
開始液　4
咳嗽　89
回腸瘻造設術　65
ガイドライン　17
開復術　127
界面活性作用　140
角膜浮腫　203
脚気　50
喀血　125
活動因子　162
活動係数　73,74,162
活動時消費熱量　73
褐変反応　5
カテーテル関連血流感染（症）　23,45,49,79,89
カテーテル破損　28
顆粒球コロニー刺激因子　194
カルシウム　165
簡易計算法　75
肝壊死　114
がん緩和ケアガイドブック2008年版　95
眼球運動障害　50
眼球結膜　101
眼瞼結膜　101
肝硬変　101
肝再生　114
幹細胞源　195
肝障害　15
肝小葉　106
眼振　50
肝性口臭　108
がん性疼痛　85
肝性脳症　8,106,108,116
がん性腹膜炎　79
間接カロリメトリ　74
間接的安楽死　82
間接ビリルビン　105
感染経路別予防策　198
乾燥体重　134
肝中心静脈閉塞症　201,206
肝転移　124
肝不全　8,114
緩和医療　84
緩和ケアチーム　84
緩和療法　127

き
気管内挿管　86
奇静脈　108
基礎消費熱量　73,162,172
基礎代謝率　73,162,172,186
気道穿通　180
逆流性食道炎　56,129
キャリア　104
急性GVHD　202
急性肝不全　114
急性腎不全　134
急性リンパ性白血病　43
急変　85
局所管理　159
筋萎縮性側索硬化症　82

く
空腸間置法　128
クッシング症候群　155
クモ状血管腫　101,105
クラス100　198
クラス5,000　198
クリーンベンチ　24
グリセリン　15
グルカゴン　166
グルクロン酸抱合　105
クレアチニン　132
グレープフルーツジュース　204
クワシオルコル　161

け
経静脈栄養法　19
経腸栄養法　19
経皮経食道的胃内チューブ留置術　57
経皮経食道的胃瘻造設術　162
経皮内視鏡的胃瘻造設術　109,162
傾眠状態　116
外科周術期　170
劇症肝炎　114
血液凝固異常　15
血液透析　123,129
血液濾過　130
血管拡張　167
血漿ビルビン酸濃度　50
血清アルブミン　66

Index

血栓性微小血管障害　201,206
血中尿素窒素　131
結腸全摘　65
血糖コントロール　175
血糖値　154
欠乏前状態　38,174
ケトアシドーシス　155
下痢　143,197
減圧・除圧管理　159
健康時体重　162,193
倦怠感　52
腱反射消失　50
健忘症状　50
倹約遺伝子　152

こ

高アンモニア血症　8,106
口渇　87,153
高カロリー輸液　5,56
口腔ケア　205
高グルカゴン血症　134
高度バリアプリコーション　21
口内炎　43,197
口内炎対策　205
高拍出性心不全　50,51
ゴールドスタンダード　92
呼気ガス分析　74
黒色期　157
黒色吐物　125
姑息的手術　127
骨髄移植　195
骨髄破壊作用　197
骨代謝異常　130
骨代謝障害　129
骨転移　127
骨盤骨折　102
5％ブドウ糖水溶液　1
コラーゲン　163
コラーゲン合成　167
コラーゲンの架橋結合　165
コラーゲンの再構築　165
コルチコステロイド　86
混合調製　10,44
昏睡　116
根治的手術　127
混乱　85

さ

サイクラー　131
再生結節　106
臍帯血移植　195
在宅中心静脈栄養（法）
　　15,17,49,79,92
在宅版褥瘡発生リスクアセスメントスケール　158
細動脈拡張　51
サイトカイン　133,168
細胞外液　44
細胞外液製剤　1
細胞外液補充液　4

酢酸リンゲル液　2
坐骨　102
嗄声　180
サブイレウス状態　49
サプリメント　142
サルモネラ　198
残胃がん　129

し

痔核　106
糸球体濾過率　133
嗜好調査　198
四肢腱反射　50
脂質異常症　15,171
止瀉　144
持続携帯式腹膜透析　131
実測REE　73
自動腹膜透析　131
シトルリン　167,171
指南力　116
自発的安楽死　82
慈悲殺　83
死亡直前期　81
脂肪乳剤　15
嗜眠状態　116
若年発症成人型糖尿病　153
重症患者　169
重症全身性炎症反応症候群　171
就寝前軽食摂取療法　113
重炭酸リンゲル液　2
集中治療部　65
終末期医療　80,83
主観的包括的栄養評価　161
手根管症候群　130
手掌紅斑　101,105
出血性胃炎　106
出血性ショック　102
術後回復液　4
術後出血　129
術前化学放射線療法　184
循環呼吸管理　68
循環動態　65
消化態栄養剤　140,141
消極的安楽死　82
常在菌　201
脂溶性ビタミン　122
漿膜浸潤　124
静脈切開法　21
静脈穿刺法　21
小彎　125
食事誘発性熱産生量　73
褥瘡　151
食道胃X線造影検査　125
食道X線造影検査　182
食道胃内視鏡検査　125
食道胃吻合法　128
食道小腸吻合部縫合不全　31
食道静脈瘤　108
食道静脈瘤破裂　101
食道内視鏡検査　182

食道離断術　108
植物状態　81
ショック　103
シリコーン製　20
心拡大　51
心過負荷状態　52
心胸郭比　50,52
真菌性眼内炎　45
心筋張力　51
神経因性疼痛　79
進行度　182
腎後性　134
深昏睡　116
腎実質性　134
侵襲期　8
腎前性　134
心臓外科手術後　10
心臓マッサージ　86
心電図モニター法　21
心不全　103
腎不全　9

す

推定REE　73
膵頭十二指腸切除術　127
水分貯留　8
水疱表皮剥離　202
睡眠 - 覚醒リズム　116
ストレス因子　162
ストレス係数　73,74,162,173
スピリチュアル　84

せ

生検　125
生前の意思　81
生着　196
整腸作用　144
成長ホルモン　166,169
成分栄養剤　57,140
生命維持治療　80
セイヨウオトギリソウ　204
生理食塩水　1
世界保健機関　165
赤色期　157
積極的安楽死　82
赤血球トランスケトラーゼ　50
線維増生　106
腺がん　124
穿孔性腹膜炎　65
仙骨　102
仙骨部　151
潜在的欠乏症　38
潜在的ビタミンB_1欠乏状態　52
前処置　196
全身管理　159
全身放射線照射　197
セントジョーンズワート　204
せん妄　95

217

そ

造血幹細胞　194
造血幹細胞移植　207
造血幹細胞の供給源　195
造血幹細胞のマーカー　195
創傷強度　167
総腸骨動脈　102
総リンパ球数　185
側副血行路　106
側方視　50
蘇生術　86
ソフト食　152
ソリタシリーズ　4
尊厳死　80

た

ターミナルケア　80,83
ターミナルステージ　81
体圧分散管理　159
ダイアライザー　130
体格指数　161
対光反射　50
代謝性アシドーシス　134
大豆油　15
大彎　125
多飲　153
多幸気分　116
多臓器不全　45,115,136
脱水補充液　4
多尿　153
多発神経炎　50
ダブルバッグ製剤　10,60
ダブルルーメン　20
胆汁排泄障害　121
胆石症　129
蛋白・エネルギー低栄養状態　111
蛋白不耐症　111
ダンピング症候群　129

ち

チアミン　50
恥骨　102
窒息感　89
窒素係数　7,32
窒素負荷　111
窒素平衡　136
中鎖脂肪酸トリグリセリド　140
中心静脈栄養（法）
　　5,17,19,53,86,136
中心静脈カテーテル　20,79,89
中心静脈カテーテル挿入　101
チューブ空腸瘻　123
チューブの自己挿入　57
腸管GVHD　204
長骨　102
長鎖脂肪酸トリグリセリド
　　15,140
腸上皮　124
調整体重　76

腸内細菌叢　143
腸溶性ビフィズス菌　117
直接ビリルビン　105
直腸静脈　106
鎮静　85

つ

通常時体重　162,193

て

低残渣食　139
低テストステロン血症　134
低拍出性心不全　51,52
低分子ペプチド栄養剤　141
滴下速度　71
デキストリン　140
鉄制限食療法　113

と

銅　165
糖化反応　155
同種骨髄移植　193
同種造血幹細胞移植　196
透析アミロイドーシス　130
透析器　130
透析時非経腸栄養　136
等張ナトリウム　2
等張輸液　44
動的栄養評価　18
糖尿病　151
糖尿病ケトアシドーシス　15
糖尿病性ケトアシドーシス昏睡　155
動脈血液ガス　50
突出痛　95
ドナー　201
ドパミン　110
トライツ靱帯　162
トランスフェリン　66,208
トリプルルーメン　20
ドレナージ術　123,129

な

内視鏡的静脈瘤結紮術
　　101,107
内視鏡的静脈瘤硬化療法
　　101,107
内視鏡的粘膜下切開剥離（切除）術　127
内視鏡的粘膜下層剥離術　184
内視鏡的粘膜切除術　127,184
内シャント　130
内腸骨動脈　102
75g経口ブドウ糖負荷試験　153
難消化性ファイバー　175

に

肉眼型分類　125
ニトログリセリン　165
日本学術会議　81

日本静脈経腸栄養学会　160
日本人の栄養所要量（2010年）　111
日本尊厳死協会　81
日本病態栄養学会　111
乳酸　51,53
乳酸リンゲル液　2
尿素　167
尿素回路　116
尿素サイクル　8,167
尿中尿素窒素　173
尿毒症　134
妊娠糖尿病　154

ね

熱傷　73,103
熱量液量比　70
粘膜障害　197

の

脳血液関門　110
脳血管障害　155
脳梗塞　155
脳出血　155
望ましい死　83
ノルアドレナリン　110

は

肺うっ血　89
敗血症　73,103,136
敗血症性多臓器不全症候群　171
バイパス　106
背部痛　180
白色期　157
バセドウ病　155
バソプレシン　106
羽ばたき振戦　108
パラチノース　144
バランスシート　136
ハルトマン液　2
反自発的安楽死　82
半消化態栄養剤　139
斑状丘疹　202

ひ

皮下埋込み式カテーテル　20
皮下持続輸液　79,89
非ケトン性高血糖高浸透圧昏睡　155
非言語的コミュニケーション　86
非自発的安楽死　82
脾腫　106
脾静脈　106,108
非代償性肝硬変　114,121
ビタミンA　137,165
ビタミンB_{12}　174
ビタミンB_{12}の欠乏　165
ビタミンB_6　174
ビタミンB_6の欠乏　165
ビタミンB_1　46,50,174

ビタミン B₁ 欠乏症　33
ビタミン B₁ の欠乏　165
ビタミン C　46, 165
ビタミン D　46, 137
ビタミン K　122
左胃静脈　108
左腎静脈　108
非蛋白カロリー N 比　7, 32
非蛋白窒素　131
必須アミノ酸　7, 109, 136
必須脂肪酸の欠乏　137
必要熱量　162
ヒドロキシプロリン　169
非必須アミノ酸　7, 109, 136
ヒポクラテスの誓い　80
病原性大腸菌　198
標準予防策　198
病態別栄養　67
病態別栄養剤　175
日和見感染　200, 201
開かれた質問　92
ピルビン酸　51
脾彎曲部　65

ふ

フェイススケール　93
腹腔鏡下手術　127
腹腔内出血　102
腹腔内膿瘍　65
副甲状腺機能亢進症　134
複視　50
腹部膨満　88
腹壁静脈怒張　106
腹膜炎　73
腹膜透析　129, 130
腹膜播種　124
普通食　199
不定愁訴　52
ふらつき　52
フラッシュ　26
ブラッシング方法　205
ブラッドアクセス　130
フル移植　197
プレアルブミン　66, 170, 208
フレーバー　140
プレフィルドシリンジ　24, 148
プレフィルドシリンジタイプ製剤　12
ブレンド　145
吻合部狭窄　129
分枝アミノ酸　7
噴門　125
噴門側胃部分切除術　127
噴門部　125

へ

β ブロッカー　106
ペットボトル症候群　156
ヘパリンロック　24
ペプチド栄養剤　57
ヘモグロビン　105

ほ

芳香族アミノ酸　7
抱合ビリルビン　105
縫合不全　128, 129
放射線感受性　127
補充輸液　3, 44
補助療法　126
ホスピス　87
勃起障害　153
ポリアミン　169
ポリウレタン製　20

ま

マクロファージ　176
末期状態　81
末梢血幹細胞移植　195
末梢静脈栄養（法）　49, 56, 89
マラスムス　161, 185
慢性 GVHD　202
慢性腎臓病　137

み

ミニ移植　197

め

メイラード反応　5, 60
メディエーター　168
メドゥーサの頭　106
めまい　52
免疫増強経腸栄養剤　170
免疫反応増強　167
免疫抑制作用　197

も

盲管症候群　129
門脈圧亢進症　116
門脈圧亢進症性胃症　106

ゆ

幽門　125
幽門前庭部　125
幽門側胃部分切除術　127
幽門部　125
幽門輪温存膵頭十二指腸切除術　127
輸液総量　71
輸入脚症候群　129

よ

抑うつ状態　88, 116

ら

ラ音　151
ラジカル　168
卵黄レシチン　15

り

リーク　31, 128
リスクアセスメントツール　158
リスクマネジメント　63
リスボン宣言　83
理想体重　162, 193
リノール酸　15
リビング・ウィル　80
リペアキット　28
リンゲル液　1, 44
臨死期　81
リンパ球　176
リンパ節転移　124

る

ルゴール散布法　183

れ

0.5％以上の濃度のクロルヘキシジンアルコール　21
レシピエント　201
レスキュー　95
レセプト　54
レチノール結合蛋白　66, 170, 208
レプチン　134
肋間神経痛　180
ロック　26

わ

ワンバッグ製剤　11

検印省略

これでわかる！もう怖くない！
輸液・栄養療法レクチャー
処方から学ぶ must/must not

定価（本体 5,000 円＋税）

2012年2月14日　第1版　第1刷発行
2020年2月16日　同　　　第3刷発行

編集者　山東　勤弥（さんどう　きんや）
発行者　浅井　麻紀
発行所　株式会社 文光堂
　　　　〒113-0033　東京都文京区本郷7-2-7
　　　　TEL　(03)3813-5478（営業）
　　　　　　(03)3813-5411（編集）

© 山東勤弥, 2012　　　　　　　　　印刷・製本：広研印刷

ISBN978-4-8306-6061-0　　　　　　　　Printed in Japan

・本書の複製権，翻訳権・翻案権，上映権，譲渡権，公衆送信権（送信可能化権を含む），二次的著作物の利用に関する原著作者の権利は，株式会社文光堂が保有します．
・本書を無断で複製する行為（コピー，スキャン，デジタルデータ化など）は，私的使用のための複製など著作権法上の限られた例外を除き禁じられています．大学，病院，企業などにおいて，業務上使用する目的で上記の行為を行うことは，使用範囲が内部に限られるものであっても私的使用には該当せず，違法です．また私的使用に該当する場合であっても，代行業者等の第三者に依頼して上記の行為を行うことは違法となります．
・JCOPY〈出版者著作権管理機構 委託出版物〉
本書を複製される場合は，そのつど事前に出版者著作権管理機構（電話03-5244-5088，FAX 03-5244-5089，e-mail：info@jcopy.or.jp）の許諾を得てください．